THÉRAPEUTIQUE

DES

MALADIES DU CŒUR

ET DE L'AORTE

THÉRAPEUTIQUE

DES MALADIES

DU CŒUR

ET

DE L'AORTE

PAR LE Dr Ernest BARIÉ
Médecin de l'hôpital Tenon

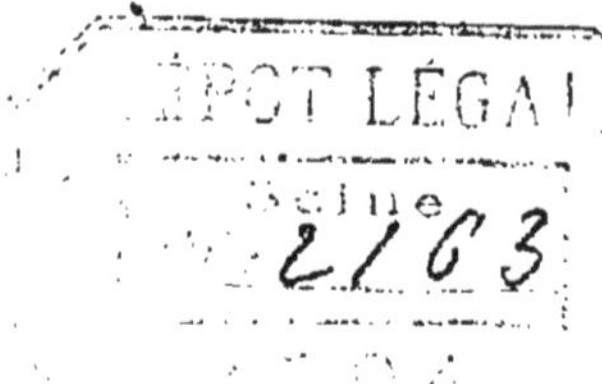

PARIS
OCTAVE DOIN, ÉDITEUR
8, PLACE DE L'ODÉON

1894

BIBLIOTHÈQUE

DE

THÉRAPEUTIQUE MÉDICALE

ET CHIRURGICALE

PUBLIÉE SOUS LA DIRECTION DE MM.

DUJARDIN-BEAUMETZ	O. TERRILLON
Membre de l'Académie de Médecine Médecin de l'Hôpital Cochin etc.	Professeur agrégé à la Faculté de Médecine de Paris Chirurgien de la Salpêtrière

---

PARTIE MÉDICALE

Art de formuler. 1 volume, par DUJARDIN-BEAUMETZ.

Thérapeutique des maladies du cœur et de l'aorte. 1 volume, par E. BARIÉ, médecin de l'hôpital Tenon.

Thérapeutique des maladies des organes respiratoires. 1 volume, par H. BARTH, médecin de l'hôpital Broussais.

Thérapeutique de la tuberculose. 1 volume, par H. BARTH, médecin de l'hôpital Broussais.

Thérapeutique des maladies de l'estomac et de l'intestin. 1 volume, par A. MATHIEU, médecin des hôpitaux.

Thérapeutique des maladies du foie. 1 volume, par L. GALLIARD, médecin des hôpitaux.

Thérapeutique des maladies de la peau. 2 volumes, par G. THIBIERGE, médecin des hôpitaux.

Thérapeutique des maladies du rein. 1 volume, par E. GAUCHER, médecin de l'hôpital Saint-Antoine, agrégé à la Faculté.

Thérapeutique de la diphtérie. 1 volume, par E. GAUCHER, médecin de l'hôpital Saint-Antoine, agrégé à la Faculté.

Thérapeutique du Rhumatisme et de la goutte. 1 volume, par W. OETTINGER, médecin des hôpitaux.

Thérapeutique de la fièvre typhoïde. 1 vol., par P. LE GENDRE, médecin des hôpitaux.

Thérapeutique des maladies vénériennes. 1 volume, par F. BALZER, médecin de l'hôpital du Midi.

Thérapeutique du diabète. 1 volume, par L. DREYFUS-BRISAC, médecin de l'hôpital Tenon.

Thérapeutique des névroses. 1 volume, par P. OULMONT, médecin de l'hôpital Laënnec.

Thérapeutique infantile. 1 volume, par A. JOSIAS, médecin des hôpitaux.

Prophylaxie des maladies infectieuses. 2 volumes, par A. CHANTEMESSE, médecin des hôpitaux, agrégé à la Faculté, et M. BESANÇON.

Thérapeutique des maladies infectieuses. 1 volume, par A. CHANTEMESSE, médecin des hôpitaux, agrégé à la Faculté, et M. BESANÇON.

Thérapeutique des maladies de l'oreille, du larynx et du nez. 2 volumes, par LERMOYEZ, médecin des hôpitaux.

PARTIE CHIRURGICALE

Asepsie et Antisepsie chirurgicales. 1 volume, par O. TERRILLON ET H. CHAPUT, chirurgien des hôpitaux.

Thérapeutique chirurgicale des maladies de la tête. 1 volume, par P. SEBILEAU, agrégé à la Faculté de Paris.

Thérapeutique chirurgicale des maladies du rachis. 1 volume, par P. SEBILEAU, agrégé à la Faculté de Paris.

Thérapeutique oculaire. 1 vol., par F. BRUN, agrégé à la Faculté, chirurgien de Bicêtre.

Thérapeutique chirurgicale des maladies de la poi-

trine. 1 volume, par Ch. Walther, chirurgien des hôpitaux.

Thérapeutique chirurgicale des maladies de l'estomac et du foie. 1 volume, par H. Chaput, chirurgien des hôpitaux.

Thérapeutique chirurgicale de l'intestin et du rectum. 1 volume, par H. Chaput, chirurgien des hôpitaux.

Thérapeutique chirurgicale de l'urètre et de la prostate. 1 volume, par J. Albarran, agrégé à la Faculté de Paris.

Thérapeutique chirurgicale de la vessie et du rein. 1 volume, par J. Albarran, agrégé à la Faculté de Paris.

Thérapeutique obstétricale. 1 volume, par A. Auvard, accoucheur des hôpitaux.

Thérapeutique gynécologique. 1 volume, par Ch. Picqué, chirurgien des hôpitaux.

Thérapeutique chirurgicale des maladies articulaires. 1 volume, par Ch. Picqué, chirurgien des hôpitaux.

Thérapeutique des maladies osseuses. 1 volume, par O. Terrillon et P. Thiéry, chef de clinique chirurgicale.

LA COLLECTION SERA COMPLÈTE EN 34 VOLUMES

Tous les volumes sont publiés dans le format in-18 jésus; ils sont reliés en peau pleine et comportent chacun de 200 à 400 pages avec figures.

Prix de chaque volume indistinctement : **4 fr.**
Ils se vendent tous séparément.

VOLUMES PARUS LE 1er MAI 1894 :

Dujardin-Beaumetz : Art de formuler.
H. Barth : Organes respiratoires.
A. Mathieu : Estomac et intestins.
L. Dreyfus-Brisac : Diabète.
P Oulmont : Névroses.
F. Barié : Cœur et Aorte.
Terrillon et Chaput : Asepsie et Antisepsie chirurgicales
A. Auvard : Thérapeutique obstétricale.

PRÉFACE

Ce livre est divisé en cinq parties.

La PREMIÈRE PARTIE est consacrée à l'étude des **médicaments cardiaques**. J'y ai donné quelque développement, car il m'a semblé que le médecin appelé à traiter une maladie du cœur devait d'abord bien connaître les agents médicamenteux qu'il va employer, et tous les effets qu'il est en droit d'en attendre. Dans ce chapitre, sont étudiés, en premier lieu, les toniques du cœur; et un développement tout spécial a été attribué à la *digitale*, à ses dérivés et à la *digitaline*, qui restent toujours nos médicaments cardiaques les plus précieux. Vient ensuite l'étude de la *caféine*, du *strophantus*, du *muguet*, de la *spartéine*, de l'*adonis*, de l'*ergot de seigle* et de la *strychnine*. Les développements qui suivent sont consacrés aux modérateurs du cœur : aux *bromures alcalins*, au *chloral*, à la *vératrine*, à la *valériane*, à la *duboisine*, à l'*antimoine*, etc. Puis viennent les médicaments dépresseurs de la tension vasculaire : les *iodures*, l'*opium*, le *nitrite d'amyle*, la *trinitrine*, le *nitrite de sodium*, l'*atropine*, l'*aconit*, la *quinine*, etc. ; ainsi que les agents diurétiques, tels que le *lait*, la *scille*, la *lactose*, la *théobromine*, la *diurétine*, le *calomel*, le *chimaphila*, etc. Enfin une courte mention est consacrée à certains agents médicamenteux nouveaux ou encore à l'étude, tels que la saponine, l'antiaris, l'ellébore, la thévétine, l'apocynine, le laurier-rose, la coronille, le cactus grandiflora, l'iodocaféine, l'iodothéine, l'iodothéobromine, etc. L'étude particulière de chaque médicament comprend son action physiologique, ses effets thérapeutiques, ses indications dans les différentes maladies du cœur, enfin la pharmacologie et la posologie.

Depuis que j'ai été chargé de la rédaction de ce volume, je me suis donné pour tâche de vérifier, au lit du malade, les effets thérapeutiques des médicaments cardiaques ; la plupart des formules ont été contrôlées, et la posologie modifiée dans bon nombre d'entre elles ; enfin plusieurs formules nouvelles ont été créées, et les résultats qu'elles m'ont fournis me permettent de les recommander avec confiance aux cliniciens attentifs.

La SECONDE PARTIE étudie l'**hygiène des cardiaques.** Elle soulève de nombreux problèmes pratiques, car elle a pour but de régler méthodiquement les conditions concernant l'*alimentation*, le *séjour*, l'*habitation*, le *vêtement*, la *vie sociale* du cardiaque, d'indiquer les *professions* qu'il doit éviter, et de faire connaître les précautions spéciales que comportent les cardiopathies, suivant l'*âge* et le *sexe*, suivant l'état de *grossesse*, l'*allaitement*, etc., etc.

La TROISIÈME PARTIE comprend la **thérapeutique générale des maladies du cœur**, c'est-à-dire les moyens généraux de traitement qui conviennent aux cardiopathies organiques suivant les différentes périodes de leur évolution: *maladies compensées* et *non compensées*, *stades hypersystolique* et d'*hyposystolie*, enfin le traitement complet de l'*asystolie* avec ses différentes manifestations morbides : œdèmes périphériques, épanchements des cavités séreuses, congestions viscérales, inflammations, hémorrhagies, gangrène, etc. — Ce chapitre se termine par une étude particulière de la *dyspnée* et de la *dyspepsie cardiaques*, et par quelques considérations sur le *traitement des cardiopathies chez les enfants*.

La QUATRIÈME PARTIE est consacrée tout entière au **traitement des maladies du cœur en particulier :** *maladies organiques et troubles fonctionnels*.

Enfin la CINQUIÈME PARTIE étudie le **traitement des aortites et des anévrysmes de l'aorte.**

Dans les classifications que j'ai adoptées, je n'ai soulevé aucun point de doctrine, pour rester fidèle à l'esprit pratique de cette collection. Je me suis proposé simplement, en m'appuyant sur les découvertes les plus récentes de la thérapeutique, de présenter un résumé aussi complet et aussi net que possible, des méthodes et des règles pratiques qui doivent présider au traitement des maladies du cœur et de l'aorte.

Ernest Barié.

Février 1894

THÉRAPEUTIQUE

DES

MALADIES DU CŒUR

ET DE L'AORTE

PREMIÈRE PARTIE

LES MÉDICAMENTS CARDIAQUES

I — TONIQUES DU CŒUR

Digitale

HISTORIQUE. — La digitale a été décrite pour la première fois, en 1535, par Léonard Fuchs, professeur à l'Université de Tubingue (*De historia Stirpium commentar. images*, 1549), qui lui donna le nom qu'elle porte en botanique et qui n'est que la traduction de l'appellation vulgaire souslaquelle elle était connue: Fingerhut ou encore Fingerkraut, Dé, Doigtier, Gantelet, Gant de bergère, Herbe à doigt; en France, Gant de Notre-Dame.

Les premiers effets de la digitale qu'on ait constatés, furent ceux d'une vive irritation des voies digestives, aussi ce fut d'abord à titre d'émélo-cathartique qu'elle fut employée, mais les doses prescrites étaient telles, qu'on observa souvent des accidents graves d'intoxication. C'est pourquoi la digitale, inscrite depuis longtemps déjà dans la pharmacopée du Wurtemberg, et en 1721 seulement dans celle de Londres, fut retirée bientôt de cette dernière, à cause des dangers qu'elle présentait. Elle resta ainsi bannie jusque vers 1785; à cette époque William Withering, seul d'abord, puis en collaboration avec Cullen [*An account on the foxglove* (Digital. purpur. etc.) *and some of its med. uses.* London 1785], signala les propriétés hydragogues de la digitale et son action si remarquable sur la circulation, qu'il donna à cet agent le nom d'*opium du cœur*; dès lors la digitale rentra en scène, et fit définitivement son apparition dans la pharmacopée française, grâce surtout au patronage de Bidault de Villiers (*Essai sur les propriét. méd. de la digitale.* Fructidor an XII, Paris).

Depuis cette époque l'étude de la digitale a été l'objet de nombreux travaux qui ont mis en lumière les principaux effets physiologiques de ce précieux médicament : Kinglake (1801) lui reconnaît la propriété de ralentir les mouvements du cœur, et plus tard Hutchinson, Sandras (1833) reviennent de nouveau sur cette propriété; Mac Donald (1801), Homolle et Quévenne (1845), Hirtz (1868), C. Paul (1868) étudient son action sur le pouls; Vacca Berlinghieri (1800), Lauder Brunton (1868), Lozes (1875),

Cazin (1876), Trousseau, etc., insistent sur son pouvoir diurétique.

Il convient encore de citer les travaux importants de Traube (1850), de Vulpian (1855-1863), de Fonssagrives (1867), de Gourvat (1870), de Fothergill (1871), de Mégevand (1872), d'Ackermann (1872), de Teissier (*Congrès de l'Associat. franç. avancement Sc.* 1878), de Potain (*Leç. clin.*, Hôpit. Necker 1879-1880), et plus récemment, l'intéressant mémoire de H. Huchard (*Rev. gén. de Cliniq. et de Thérap.* 1887).

BOTANIQUE. — La digitale est une plante bisannuelle, de la famille des scrofulariées, répandue dans la plus grande partie de l'Europe, dans l'Asie occidentale et moyenne et dans les îles occidentales du nord de l'Afrique. Elle croît dans les terrains argileux, siliceux et granitiques, mais ne pousse point dans les terrains calcaires. Elle est cultivée quelquefois comme plante d'ornement dans les jardins, mais elle se plaît de préférence au bord des buissons, sur les collines boisées et sauvages et dans les endroits déserts.

On en connaît plus de quinze espèces (*Digitalis lutea*, *aurea*, *grandiflora*, *orientalis*, etc.), mais la principale de toutes, et la seule véritablement employée en médecine, est la *Digitalis purpurea*, *digitale pourprée*. La seconde année, sa tige est élevée de 50 centimètres à un mètre au plus ; elle est simple, droite, cylindrique et velue. L'inflorescence occupe tout le haut de la tige, et forme une longue grappe de fleurs, à pédicelles penchés et garnis de poils très fins.

Le calice est formé de cinq sépales oblongs et unis à la base.

La corolle, gamopétale et campanulée, est glabre au dehors, et d'une coloration rose pourpre ; elle est recouverte à l'intérieur de taches pourpres entourées d'une aréole blanche.

L'androcée est composé de quatre étamines, incluses, fortement didynames.

Le gynécée est formé d'un ovaire biloculaire chargé de poils blancs. Le fruit est une capsule conique biloculaire, à déhiscence septicide renfermant un grand nombre de graines insérées sur des placentas épais. Les feuilles sont alternes, lancéolées, un peu torses et crénelées, d'un vert brunâtre à leur face supérieure, grisâtres et couvertes d'un léger duvet à leur face inférieure ; elles deviennent graduellement de plus en plus petites et se transforment peu à peu en bractées dans l'aisselle desquelles naissent les fleurs. L'odeur des feuilles fraîches est herbacée et désagréable, mais disparaît à la dessiccation ; la saveur en est très amère.

Toutes les parties de la digitale sont actives, mais en médecine on emploie presque exclusivement les feuilles. Celles-ci doivent être choisies de préférence parmi les plus grandes et surtout vers le haut de la tige. L'âge des feuilles et l'époque de leur récolte a une influence considérable sur leur activité. On recommande de ne cueillir que les feuilles de seconde année, et au moment de la floraison, on les fait sécher à l'étuve et on les conserve dans des vases bien bouchés ; malgré tout, leur altérabilité est grande, aussi ne doit-on pas prolonger leur conservation au delà d'une année. Recueillies, desséchées et soigneusement mondées de leur pétiole et de leurs nervures, les feuilles servent à préparer une poudre jaune verdâtre, très active, dont nous indiquerons ultérieurement l'usage et les divers modes d'emploi.

ACTION PHYSIOLOGIQUE. — A. — **Effets sur les voies digestives.** — Ingérée à dose thérapeutique : 10 centigrammes par exemple, la digitale est d'abord bien supportée ; mais si l'usage en est continué, une semaine par exemple, elle détermine de l'anorexie, de la pesanteur à l'estomac, des nausées, des vomissements et de la diarrhée. On arrive au même résultat, lorsque le médicament est donné immédiatement en une dose massive, par exemple à 75 centigrammes de poudre de feuilles en infusion. Quoi qu'il en soit, ce phénomène, attribué à une action irritante du médicament sur la muqueuse stomacale, pourrait être rattaché aussi à l'influence qu'il exerce sur les centres nerveux, car les vomissements au lieu de se produire rapidement, ce qui arriverait s'il s'agissait simplement d'une action irritante locale, ne surviennent en général que 24 ou 36 heures après l'ingestion du médicament.

D'après Lauder Brunton, le vomissement digitalique se distingue des autres vomissements par la violence des efforts et l'épigastralgie qu'il laisse après lui, ainsi que par sa tendance à reparaître.

La diarrhée ne s'observe guère que sous l'influence de doses toxiques, ou après l'usage prolongé du médicament; dans quelques cas seulement, à dose thérapeutique, elle a pu provoquer une diarrhée légère, mais c'est là un fait peu habituel; bien plus, L. Brunton, sur des expériences pratiquées sur lui-même, a noté une constipation tenace, à la suite de la digitale absorbée à petites doses.

B. **Effets sur la circulation.** — 1° ACTION SUR LE POULS.

Withering, le premier, a établi (1785) que la digitale, administrée à doses modérées à l'homme en état de santé, *diminue la fréquence du pouls;* cette observation a été confirmée depuis par de nombreux travaux : Schiemann (1786), Joret (*Arch. de Méd.* 1834), Andral (*Bullet. de thérap.* 1834), Bouillaud (*Trait. clin. des malad. du cœur*, 2e édit., t. II, p. 591, 1841), etc.

Cette diminution dans la fréquence du pouls ne se produit que le deuxième ou le troisième jour de l'administration du médicament, se maintient encore pendant deux ou trois jours après la cessation de celui-ci et peut-être même encore au bout de huit à dix jours, d'après le témoignage de Hirtz. On a pu ainsi, sans compromettre la santé, faire tomber le pouls de 60 à 50, 40, et même 35 pulsations à la minute (Withering).

D'après certains auteurs (Hutchinson, Sanders (*An inquiry concern. Digit. Edimb.*, 1808); Sandras (*Bullet. de thérap.*, 1833); Homolle (*Ann. de thérap.*, 1845), etc., le ralentissement du pouls serait précédé d'une accélération préalable, pendant une ou plusieurs heures, et même plusieurs jours, surtout lorsque la dose prescrite est forte (Bouley et Reynal, *Rec. de Méd. vétérin.*, t. IV, p. 297, 1849); avant eux, Laënnec professait aussi cette opinion : « J'ai remarqué, dit-il, avec plusieurs praticiens qui se sont occupés des propriétés de la digitale, que, dans les premiers jours de son administration, elle accélère souvent les battements du cœur. » (*Trait. de l'auscult. médiat.*, t. II, p. 735, 1826.) Cette accélération primitive a été niée par d'autres physiologistes, et L. Brunton, d'après ses expériences personnelles, a remarqué avec raison, combien il est difficile d'être fixé sur ce point; les causes d'erreur sont extrêmement nombreuses, et on voit, chez le même individu, la fréquence du pouls varier suivant l'état de plénitude ou de vacuité de l'estomac, suivant l'état de la digestion, de la station debout ou couchée, de l'état d'impressionnabilité du sujet, etc.

En résumé, il est possible que cette accélération primitive du pouls se montre chez quelques sujets, mais seulement dans les cas où des doses fortes de médicament ont été prescrites d'emblée. A dose normale, thérapeutique, il ne peut y avoir que précipitation de quelques pulsations sous l'influence d'un éclat de toux, d'une émotion, d'un effort, d'un mouvement, etc., à laquelle succède rapidement un ralentissement durable, dès que le sujet garde le repos (Beddoes).

En même temps que la digitale ralentit le pouls, elle *élève la tension artérielle ;* cette action remarquable a cependant été niée d'abord par Giacomini, qui déclarait que le ralentissement du pouls coïncide avec la diminution de force, l'affaiblissement et l'irrégularité de la pulsation, et par Traube (*Charité-Annal.* 1850-1851), qui professait que la lenteur du pouls coïncide avec une diminution très marquée de la pression artérielle. Plus tard, il est vrai (*Berl. Klin. Wochenschr.*, 31, 33, 1871), revenant sur son opinion première, il déclara que les petites doses élèvent la pression et diminuent la fréquence du pouls. On sait aujourd'hui que l'augmentation de la tension artérielle marche parallèlement à la diminution de fréquence du pouls, à condition que la digitale soit administrée à faible dose ; le contraire se produit si on donne des doses toxiques. Il est donc absolument nécessaire, si l'on veut se rendre compte exactement de l'action physiologique de la digitale, de distinguer les doses petites des doses massives et des doses toxiques.

L'élévation de la tension artérielle sous l'influence de la digitale a été démontrée directement, chez l'animal à l'aide de l'hémodynamomètre, chez l'homme par les caractères du pouls, les tracés sphygmographiques, et par la mensuration de la pression sur l'artère elle-même, par le sphygmomanomètre. Sur les animaux, des expériences nombreuses, dues principalement à Traube (*loc. cit.*) qui opéra sur des chiens, à Ackermann (*Deutsch. Arch. f. Klin. Med.* VI, 3e part., décembre 1872), à Gourvat (*Act. physiolog. de la digitale*, *th.* Paris, 1870), ont donné des résultats variables, mais confirmatifs du fait physiologique. Chez l'homme, les tracés sphygmographiques de Marey, de Bordier (*Bullet. thérapeut.*, t. LXXIV, 1868), de Ferrand, de Legroux (*Essai sur la digitale*, etc., *th.* Paris, 1867), de Lorain (*Etud. de Méd. cliniq. — Le pouls*, 1870), ne sont pas moins nets.

La figure 1 donne le tracé d'un pouls normal :

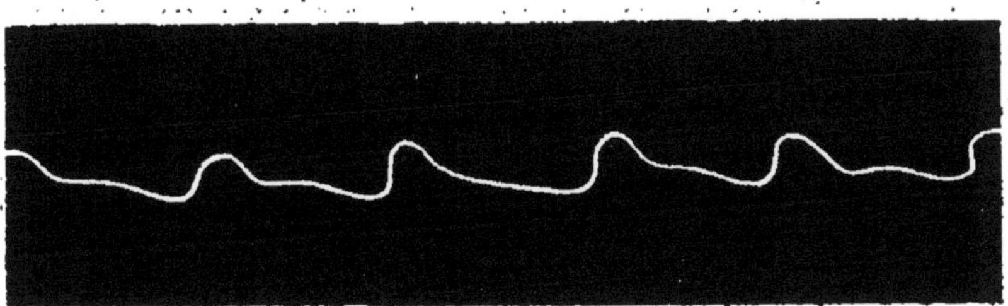

Fig. 1.

Si on le compare attentivement au pouls digitalique représenté figure 2, on voit que celui-ci se fait remarquer : 1° par sa régularité; 2° par sa ligne d'ascension brusque; 3° par sa ligne de descente, oblique, allongée, et la forme arrondie du sommet; 4° par l'existence d'un crochet préalable, qui indique une pénétration large du sang dans l'artère avec tenue persistante de l'ondée.

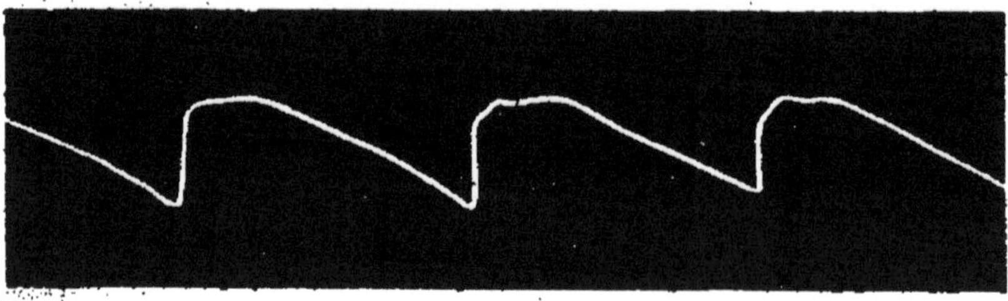

Fig. 2.

Au premier abord, la ligne d'ascension brusque semble être plutôt l'indice d'une diminution que d'une augmentation de la tension, mais il ne faut pas oublier que la digitale, outre son action sur le pouls, agit également sur le cœur dont elle augmente l'énergie contractile, et cette ligne verticale est la repré-

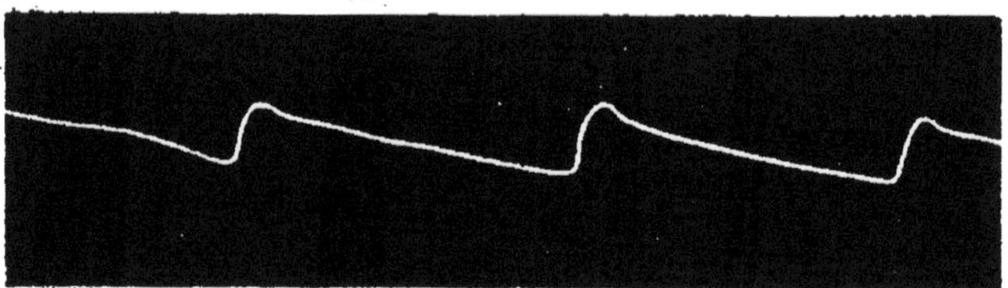

Fig. 3.

sentation de cet accroissement de l'impulsion cardiaque. Lorsqu'en effet, l'énergie cardiaque est moins sensible, le tracé du pouls digitalique se caractérise comme dans la figure 3, par une ligne d'ascension courte et oblique.

Pour l'étude de ces tracés, il faut tenir compte de cette distinction capitale que Marey a faite entre la tension variable et la tension constante. D'un autre côté le sphygmographe ne peut point donner une mesure absolue, rigoureuse, de la pression artérielle, mais seulement un état des variations que cette pression éprouve. Celle-ci dépend en effet de plusieurs facteurs : l'énergie de la contraction ventriculaire, la résistance des capillaires et le tonus vasculaire. Un tracé sphygmographique, très difficile à prendre avant l'administration de la digitale, ou ne donnant qu'une ligne sinueuse, deviendra très appréciable et pourra fournir, après que la digitale aura relevé l'énergie cardiaque, une ligne d'ascension verticale, à sommet élevé et à grande amplitude. S'ensuit-il que la digitale ait diminué la pression ? Non, évidemment ; mais ce qu'il faut comprendre, c'est que, dans ce cas, la digitale a augmenté la tension variable plus rapidement que la tension constante. Dans le cas où l'énergie cardiaque se relève avec plus de lenteur, le pouls donnera un tracé avec ligne d'ascension courte et oblique suivant le type représenté dans la figure 3.

En résumé, sous l'influence de la digitale à dose thérapeutique, *le pouls est régulier*, *ralenti*, *plus ample*, *plus fort*, *plus tenu*, *et la tension artérielle est augmentée*. Par contre, la tension veineuse diminue, ce qui se manifeste à simple vue, en ce que les veines ne sont plus ni gonflées, ni turgescentes, mais s'affaissent sous la peau.

Mais la digitale produit encore sur le pouls une sorte d'arythmie rythmée, que Lorain, après Traube, a désignée sous le nom d'*irrégularité régulière* ou de *rythme géminé*, ou encore de *pouls couplé*. Le *pouls géminé* consiste (fig. 4) dans une série de deux pulsations se suivant rapidement et séparées des deux suivantes par une longue pause « dans laquelle on peut croire que se confond une systole tout à fait

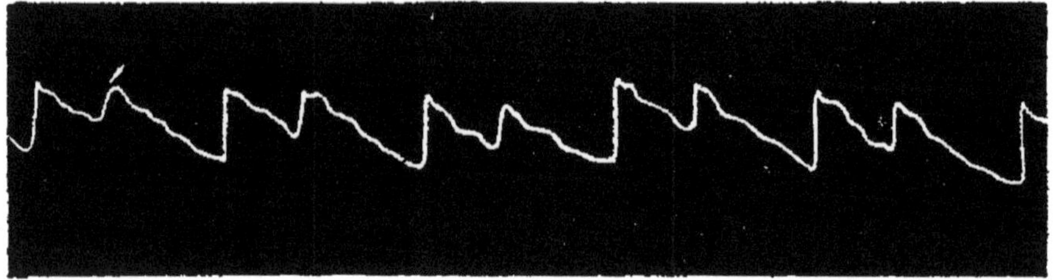

Fig. 4.

avortée ». Dans d'autres circonstances, les pulsations qui se suivent, au lieu d'être doubles (*pouls bigéminé*), sont au nombre de trois : c'est alors le *pouls trigéminé* ou *tricouplé* (fig. 5).

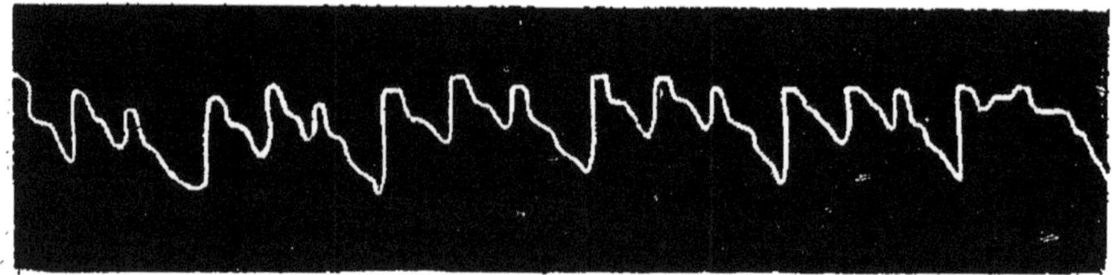

Fig. 5.

Il faut remarquer cependant que le caractère géminé n'est point exclusif au pouls digitalique ; Lorain l'a rencontré chez une femme en couches, et une autre fois chez un tuberculeux. Riegel l'a noté dans l'asphyxie, Nothnagel dans les rétrécissements du larynx, Lannois dans un cas de compression des nerfs pneumo-gastriques par une tumeur.

Dans un autre cas, chez un homme atteint d'hypertrophie du cœur, Lorain observa un rythme spécial bigéminé et trigéminé alternant. Plus récemment, en 1892, Huchard a vu des cas analogues. Dans ce rythme, désigné sous le nom de *rythme couplé* et *tricouplé alternant* (fig. 6), il se produit une pause après chaque série, la grande pause ayant toujours lieu après la série tricouplée. Or ces pauses prolongent la durée de la diastole, durant laquelle le

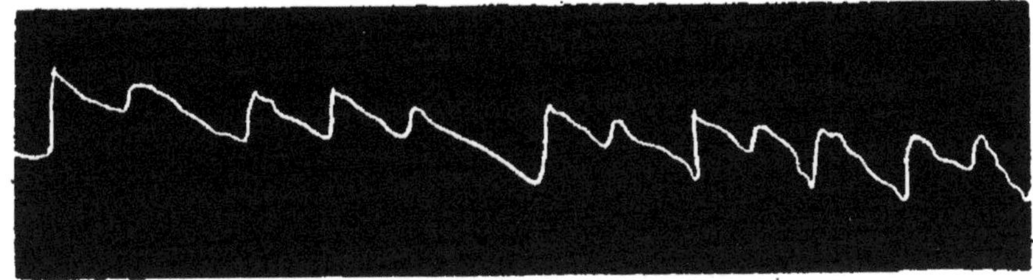

Fig. 6.

sang versé dans la cavité du ventricule devient considérable et peut forcer les parois du cœur lorsqu'elles sont malades et amincies, et si on donne de la digitale en pareil cas, on va encore allonger la période diastolique, c'est-à-dire exagérer les effets fâcheux de celle-ci. Dans quatre faits de ce genre, la digitale aurait amené la mort rapide avec dilatation cardiaque ou avec cyanose périphérique. Lors donc qu'on rencontrera ce rythme spécial, il y aurait, d'après ce clinicien, contre-indication formelle à l'emploi de la digitale.

Le pouls digitalique est instable, très mobile et variable ; un mouvement un peu précipité, une émotion, suffisent souvent à lui faire perdre ses caractères particuliers. Chez un malade atteint d'insuffisance aortique, traité par la digitale, on prit une série de tracés sphygmographiques ; le premier tracé, enregistré alors que le malade venait de marcher, montra un pouls fréquent, dicrote, un peu analogue, à celui d'un fébricitant. Une autre fois, le patient étant couché et reposant tranquillement, on obtint un pouls géminé, des plus caractéristiques. Cette remarque comporte la règle thérapeutique importante de *soumettre au repos permanent les malades traités par la digitale*, si l'on veut qu'ils retirent du médicament le maximum d'effet utile.

2° Action sur le cœur.

La digitale *régularise et ralentit les battements du cœur*; le ralentissement s'opère par l'allongement du grand silence, il en résulte que le rythme cardiaque rappelle celui d'une mesure à quatre temps. On sait qu'à l'état normal la succession des bruits du cœur a été comparée à celle d'une mesure à trois temps : le premier répond à la systole, le second à la diastole et le troisième au milieu du grand silence. Dans le rythme digitalique, les battements cardiaques forment une mesure à quatre temps : le premier correspond à la systole, le deuxième à la diastole, le troisième et le quatrième temps se placent dans le grand silence. Ce ralentissement des battements cardiaques a pour conséquence heureuse, dit Traube, d'assurer une meilleure nutrition au muscle cardiaque, car il reçoit ses matériaux nutritifs surtout pendant la diastole.

Mais l'action de la digitale sur le cœur ne se borne point seulement à en ralentir les battements, elle rend encore l'*impulsion cardiaque plus énergique*, le choc précordial est plus net, plus vibrant, et les bruits plus fortement frappés. Suivant l'heureuse expression de Brunton, le choc de la pointe a quelque chose de dur et ressemble à un coup de marteau : *abrupt and hammering.*

Outre cette exagération des battements, on peut, suivant quelques auteurs, entendre quelquefois, à l'auscultation, un véritable *bruit de souffle* systolique *digitalique*, transitoire à timbre doux, que Brunton et

Gamgee attribuent à une régurgitation mitrale, ou tricuspidienne, produite par une contraction irrégulière des muscles tenseurs des valvules. De même en augmentant ainsi la tonicité du myocarde et des muscles papillaires, on peut faire réapparaître un souffle mitral, que la faiblesse des contractions cardiaques n'avait plus le pouvoir de produire. Par contre on pourra faire disparaître un souffle symptomatique d'une insuffisance tricuspidienne avec dilatation du cœur droit; ce dernier phénomène s'expliquerait par le retour à l'état physiologique de l'orifice auriculo-ventriculaire grâce à un véritable retrait du cœur, car Potain a remarqué par la percussion méthodique que le cœur dilaté pouvait reprendre son volume normal sous l'influence digitalique.

Cette action régulatrice de la digitale ne s'exerce que si elle est prescrite à dose moyenne; nous verrons plus loin qu'à dose forte, elle produit au contraire une accélération manifeste du pouls, plus tard une arythmie très marquée avec affaiblissement des battements, et enfin une paralysie véritable du cœur.

Mais comment la digitale agit-elle sur le cœur? Cette action n'a pu être jugée que par des expériences sur des animaux : elles ont été faites surtout par Stannius, Traube (1851), Vulpian (1855), Gourvat (1870), etc. Si on dépose un peu de digitaline sur le cœur d'une grenouille, on voit de suite le ventricule se contracter au point touché, mais comme le contact de la digitaline est irritant, il est préférable d'injecter sous la peau une solution du médicament, le plus loin possible du cœur, c'est-à-dire à la partie inférieure des pattes postérieures. Si, cinq à six minutes après cette injection, on met le cœur à nu, on remarque que les contractions auriculaires et ventriculaires sont très régulières pendant les premières minutes, puis on voit tout à coup que l'oreillette semble prise d'une certaine hésitation : elle se contracte un peu plus tardivement, et elle se gonfle plus que dans la révolution cardiaque précédente. Toutefois elle se vide complètement dans le ventricule. Les mouvements du cœur deviennent plus lents ; le ventricule offre bientôt des contractions anormales ; les parois, au lieu de revenir sur elles-mêmes régulièrement, paraissent avoir perdu toute coordination dans leurs mouvements ; une partie se contracte pendant que les autres parties restent immobiles pour se contracter ensuite ; il en résulte que le sang n'est pas régulièrement chassé de la cavité ventriculaire, et qu'il est porté tour à tour dans les différents points de cette cavité, à la base, à la pointe, à droite et à gauche, avant de passer dans le bulbe, ce qui produit les différentes saillies rouges et les dépressions pâles qu'on voit se succéder sur la face antérieure du cœur pendant les contractions ventriculaires. Plus tard, le ventricule ne se resserre plus après chaque contraction auriculaire ; l'oreillette se contracte une, deux, trois fois et même davantage sans que le ventricule, qui se dilate toujours, entre en systole. Lorsqu'il en est ainsi, l'effort impulsif de l'oreillette fait pénétrer, au travers du ventricule inerte et rempli, une très petite quantité de sang dans le bulbe aortique ; puis vient un de ces mouvements irréguliers, décrits plus haut, et qui vide à peu près complètement le ventricule. Au bout de quelques minutes, il reste contracté et n'admet plus l'ondée sanguine poussée par l'oreillette ; il reste immobile en état de resserrement et absolument vide de sang. Cet effet est dû autant à l'affaiblissement des contractions auriculaires qu'à la résistance du ventricule. L'oreillette continue seule à battre, elle se remplit de plus en plus, ses deux loges deviennent énormes; enfin elle cesse de se contracter et le cœur s'arrête complètement.

Cette curieuse expérience, due à Vulpian, a montré que la digitaline produit l'arrêt du cœur en systole avant que la motilité volontaire, la sensibilité et les autres fonctions de l'animal aient été touchées. Chez les animaux à sang froid, le cœur s'arrête le plus souvent en systole, tandis que chez les animaux à sang chaud, c'est plutôt pendant la diastole qu'on observe le même phénomène. Dans le même ordre d'idées, il faut rappeler les expériences d'E. Hardy, qui arrête le cœur en le mettant en contact avec une solution concentrée de digitaline.

La théorie de Vulpian, concernant l'action de la digitale sur le myocarde, a été développée par Schmiedeberg (1874) : d'après lui, la digitaline agirait sur le cœur, en modifiant l'élasticité de son muscle.

Mais la digitale agît-elle primitivement sur le cœur, ou n'agît-elle sur le muscle cardiaque que par l'intervention du système nerveux? Ce problème est difficile à résoudre, et nous allons voir que les auteurs sont arrivés à des conclusions souvent fort opposées.

a) Action directe. — Pour démontrer que la digitale agit directement sur le cœur, il faut établir, au préalable, qu'elle possède une action réelle sur les fibres musculaires striées. Or, Stannius, Bouchardat et Sandras, Bouley et Reynal (*Expér. toxicol. et thérap. sur la digitale. Rec. de Méd. vétér.* 1849), Homolle et Tardieu, dans des expériences sur les animaux ou dans l'étude clinique des cas d'empoisonnement digitalique chez l'homme, ont tous relaté qu'on observe presque toujours de la lassitude, de l'abattement, de la prostration, de la faiblesse musculaire et quelquefois des tremblements spasmodiques ou des mouvements convulsifs. Le fait physiologique est donc bien constaté, mais, encore une fois, est-il le résultat de l'action directe de la digitale sur le muscle, ou celui d'une diminution de l'influx nerveux, cessant d'agir sur la fibre musculaire? Vulpian, puis Gourvat (*Soc. de thérapeut.*, 1871) injectent deux à trois milligrammes de digitaline à des grenouilles, et constatent, dix heures après, que les muscles ont perdu leur contractilité, cessent de répondre au courant électrique, et que cette action est directe, sans qu'on puisse la mettre sur le compte d'une altération des nerfs moteurs. En effet, ainsi que l'a bien montré Klug (de Clausembourg) (*Arch. de Dubois-Reymond*, 1880), des grenouilles dont on a paralysé les nerfs moteurs par le curare conservent encore assez longtemps l'intégrité de leurs muscles, alors que ces mêmes grenouilles, soumises à la digitaline, perdent rapidement leur contractilité musculaire. Cadiat (*Acad. des Scienc.*, 1879) s'est demandé si les fibres striées du muscle cardiaque étaient soumises à la même action; dans ce but, il a fait des expériences intéressantes sur la roussette. Si on sectionne les deux pneumogastriques ou si on détruit la moelle allongée de ce squale, les battements du cœur augmentent par action du grand sympathique. Si on excite le bout périphérique des deux nerfs, on obtient l'arrêt du cœur en diastole. L'excitation du bout central ne produit rien. Si maintenant, après avoir sectionné le pneumogastrique, et obtenu ainsi une accélération du cœur, on verse quelques gouttes de digitaline sur le péricarde, les diastoles diminuent peu à peu; puis le cœur s'arrête brusquement en systole quoique l'animal n'ait pas cessé de vivre, et continue à nager. Cadiat en conclut que l'action de la digitaline n'arrive pas au cœur par l'intermédiaire des centres nerveux ou des nerfs, mais agit directement sur lui, en déterminant une tétanisation du ventricule et une diastole de l'oreillette.

Laborde (*Mém. sur les pois. muscul.*, Soc. de Biolog., 1879) n'a point accepté définitivement le résultat de ces expériences; il a fait remarquer que l'eau pure, appliquée sur les muscles dénudés d'un animal vivant, suffit pour abolir leur contractilité, et le muscle cardiaque n'échappe pas à cette action.

Guido Cavazzini (*Annal. d'Omodei*, 1878) admet que le cœur est le premier atteint; Constantin Paul (*Diagn. et trait. des mal. du cœur*, 1883) accepte l'opinion de Vulpian et croit, avec lui, que la digitale exerce une action directe sur le myocarde; il en donne comme preuve qu'on n'observe pas seulement une diminution de la fréquence des battements, mais une altération du rythme et l'on sait que « le rythme est un des attributs du myocarde ». On pourrait, il est vrai, faire remarquer que, si la digitale agit directement sur le cœur, elle devrait augmenter à la fois la force et le nombre des battements cardiaques ; or elle augmente l'une en effet, mais elle diminue l'autre.

Hayem (*Leç. de thérapeut.*, 3e sér., 1891), plus récemment, a repris la théorie de Vulpian et de Schmiedeberg, et pense, avec ce dernier, que la digitale détermine une élévation de la pression sanguine (indépendante d'ailleurs des modifications du pouls) par suite d'une modification importante dans l'énergie du cœur, celle-ci ayant pour conséquence une plus grande réplétion des vaisseaux artériels.

b) Par l'intermédiaire du système nerveux. — α. *Par le nerf pneumogastrique.* — Traube (*Ueb. de Veranderung Berl. Klin. Wochens.*, 17-18) a fait de nombreuses expériences sur le chien, et avait cru d'abord pouvoir en conclure que la digitale agit primitivement sur les centres nerveux : moelle allongée et origine des nerfs pneumogastriques. A petites doses, le médicament produit d'abord une excitation du nerf vague, modérateur du cœur, d'où ralentissement du pouls; à dose élevée, il paralyse le nerf, d'où accélération des battements. Pour lui, cette action nerveuse découlait d'une longue série d'expériences pouvant être résumées dans cette proposition : la section du pneumogastrique chez l'animal digitalisé fait disparaître le ralentissement obtenu par la digitale; donc ce n'est pas en agissant sur le myocarde que la digitale ralentit les battements cardiaques, puisqu'il suffit d'interrompre l'action du pneumogastrique sur le cœur, pour que le ralentissement ne se produise pas.

D'autres expériences semblent encore appuyer l'importance du rôle du nerf vague : après la section de la moelle, si le pneumogastrique reste intact, la digitale ralentit le pouls.

Ackermann (*Ueb. die physiolog. Wirkung des Digital.*; *Deutsch. Arch. f. Klin. Med.*, XI, V, 3e partie, déc. 1872), s'appuyant sur le fait établi par Traube et Blœbaum, que l'atropine paralyse les pneumogastriques, a montré que la digitale ne ralentit plus le pouls, chez un animal dont le nerf vague a été paralysé par l'atropine. Kochler (*Ueb. d. Antagonism. der physiol. Wirkung des Sapon. und Digit. Anat. f. exper.*

Pathol. und Pharmak., n° 2, 1873) a observé que la digitaline est antagoniste de la saponine qui agit sur le pneumogastrique en le paralysant. Ainsi, pour lui, la digitaline active ou fait renaître les battements du cœur retardés ou suspendus par l'action de la saponine, et cette dernière active ou fait renaître les battements du cœur, retardés ou suspendus par la digitaline.

La digitaline empêche, pendant quelque temps, la paralysie des nerfs modérateurs du cœur provoquée par la saponine, et, pendant un temps plus long, l'abaissement de la tension artérielle et la paralysie des centres respiratoires.

Cependant, à la théorie de Traube, on peut faire l'objection que, en même temps que le cœur se ralentit, la tension artérielle s'élève. Or, l'excitation du pneumogastrique, par de faibles courants (action qu'on peut comparer à celle de la digitale), élève la tension, mais, en même temps, accélère les battements du cœur (Schiff et Moleschott), alors que, d'un autre côté, une excitation forte ralentit le cœur et diminue la tension (Arloing et Tripier). C'est alors que Traube, modifiant son opinion première, prétendit que la digitale agissait à la fois directement sur le pneumogastrique, les nerfs moteurs du cœur, et aussi sur le centre vaso-moteur de la moelle, et qu'en définitive l'élévation de la tension artérielle était due à l'excitation de ce dernier.

β. *Par le grand sympathique.* — Fothergill (*On digitalis, its mode of action*, etc., *Brit. med. Journ.*, juillet 1871) a combattu la théorie de Traube et n'admet pas que la digitale agisse sur le cœur par l'intermédiaire du pneumogastrique, parce que la section de celui-ci n'empêche point les effets de la digitale; ceux-ci seraient dus à l'action du grand sympathique. D'après lui, l'excitation de ce nerf serait démontrée :

1° Parce que les manifestations qui précèdent l'arrêt du cœur dans l'empoisonnement par la digitale ressemblent exactement à celles que produit la faradisation du sympathique, et non à celles qui suivent la section du vague;

2° Par ce second fait que la digitale peut combattre l'arrêt du cœur que détermine l'aconit, lequel n'agit point sur le nerf pneumogastrique;

3° Par ce dernier fait que la digitale détermine aussi la contraction des artérioles, comme le fait l'excitation du grand sympathique.

Cette opinion, d'ailleurs, n'était point neuve, car Legroux déjà, dans sa thèse (*Essai sur la digitaline*, etc., 1867), insista très vivement sur le rôle important que joue le sympathique dans l'action de la digitale sur les organes de la circulation. Cette théorie fut reprise et développée plus tard par Gourvat (*Act. physiol. de la digitale et de la digitaline*, th. 1870) qui admet que la digitaline agit directement sur le grand sympathique, dont elle est un stimulant; par son intermédiaire, la digitaline donnée à petite dose dilate la pupille, fait contracter le système artériel, et par là, fortifie, régularise et en même temps ralentit les mouvements cardiaques. Nous verrons tout à l'heure que le rôle du sympathique est en effet considérable et qu'il nous explique l'action manifeste de la digitale sur les vaisseaux périphériques par l'intermédiaire des nerfs vaso-moteurs.

α. Par l'intermédiaire des ganglions intra-cardiaques. — Cette opinion a été soutenue autrefois par G. Sée, qui depuis a sensiblement modifié son opinion; il regardait les ganglions de la base du cœur comme le centre d'action de la digitale : celle-ci ralentit les mouvements du cœur en excitant les nerfs modérateurs, et surtout le ganglion d'arrêt du cœur. Quand on sectionne les nerfs pneumogastriques, l'action de la digitale ne se produit pas, et on n'observe point de ralentissement des battements du cœur. Mégevand (*Etud. de physiolog. expér.; act. de la digitale*, th. 1872). dans un travail déjà ancien, admettait une action complexe du système nerveux, dans laquelle les ganglions intra-cardiaques jouent le rôle prépondérant : pour lui, à dose thérapeutique, la digitale et la digitaline sont des médicaments névro-cardiaques, qui ralentissent les mouvements du cœur en agissant sur l'origine bulbaire du pneumogastrique, accroissent l'énergie de ces mouvements par leur action sur les ganglions de Remak, élèvent la tension vasculaire en agissant sur les ganglions intra-cardiaques et les vaso-moteurs, à leur origine bulbaire. Ces actions combinées concourent à une sédation fonctionnelle générale.

3° Action sur les vaisseaux périphériques et les vaso-moteurs. — Dès l'année 1827, Hutchinson avait entrevu l'action de la digitale sur les rameaux vasculaires de la périphérie; Duncalfe (1859) soutint plus tard une opinion identique, mais pensait que cette action digitalique se résumait dans une sédation de la circulation capillaire, alors que la plupart des auteurs attribuaient à la digitale une action stimulante sur les muscles vasculaires (Briquet, Beau, Lelion). Un peu plus tard, Galan (*Cons. physiol. sur l'act. de la digit.*, th. n° 172, 1862) constatait, par des expériences multiples, que la digitale produit, chez la grenouille, une contraction des parois des vaisseaux capillaires et veineux. Plus tard encore, Legroux ayant administré un centigramme de digitaline à un lapin, constatait que l'artère centrale de l'oreille était devenue filiforme ; il en avait conclu que la digitale agit dès l'abord sur le grand sympathique ; puis il terminait par cette conclusion si importante : « A dose thérapeutique, la digitale excite primitivement la contractilité des vaisseaux capillaires, et n'influence que secondairement le centre circulatoire, en rétablissant l'équilibre de la circulation. » Plus loin, il ajoutait encore que l'influence de la digitale sur la température, les sécrétions, la nutrition, les hémorrhagies, ne peut s'expliquer que par son action excitante sur les filets terminaux du grand sympathique. Gourvat (*loc. cit.*) a fait, dans le même sens, une série de recherches expérimentales très intéressantes.

Il constate que, sous l'influence de la digitale, les artérioles et les capillaires de la membrane interdigitale de la grenouille deviennent le siège de petits mouvements saccadés, comme spasmodiques : ils se resserrent d'abord au point de réduire du tiers ou de la moitié le calibre des vaisseaux. Puis cet état de resserrement est suivi d'un relâchement qui redonne au vaisseau son calibre primitif; plus tard, la contraction se produit de nouveau. A la fin cependant, le vaisseau reste largement dilaté, il est comme paralysé.

L'action vaso-motrice de la digitale a été admise également par Hirtz (*Nouv. Dict. de Méd. et Chirurg. pratiq.*, 1872) et par Klug (*loc. cit.*), qui croit que la digitaline augmente la tension artérielle et l'excitabilité des centres vaso-moteurs. Ringer et Sainsbury (1883) se sont efforcés d'établir, par l'expérience suivante, que la digitale fait contracter les vaisseaux. Ils décapitent une tortue, introduisent dans l'aorte abdominale une canule communiquant avec un réservoir contenant une solution de chlorure de sodium, et la solution qui s'écoule à travers les artères et les tissus des membres postérieurs est recueillie et mesurée à la sortie des veines abdominales. Or en ajoutant de la digitale en faible quantité à la solution, on fait écouler des veines abdominales un quart seulement du liquide qui s'en écoulait avant (Courtade, *Contrib. à l'ét. thér. de la digitale.* Th. 1888). Kaufmann (*Eff. phys. de la digit. amorphe*, etc. *Rev. de Méd.* p. 381, 1884) admet également cette action vaso-constrictive de la digitale. Cet effet est rendu évident chez les mammifères atropinisés, ou à pneumogastriques sectionnés, par l'élévation de la tension artérielle, sans modifications cardiaques. Sur des animaux ainsi préparés, le nombre des battements du cœur ne se modifie pas, et cependant la tension s'élève, il faut donc admettre une action vaso-constrictive périphérique. Mais ce resserrement vasculaire se produit-il par action sur le centre vaso-moteur, ou par action sur les vaisseaux eux-mêmes ? Cette question est difficile à résoudre. Dans l'expérience suivante, Kaufmann a cherché à démontrer que la digitaline a surtout une action périphérique. Sur plusieurs chiens, il détruit l'action du centre vaso-moteur bulbaire par la section de la moelle entre l'occipital et l'atlas ; il se produit immédiatement une chute considérable de la tension artérielle, qui se relève de suite si on pratique une injection intra-veineuse de digitaline. Cette expérience serait très concluante si le centre vaso-moteur bulbaire était unique ; mais on a démontré l'existence d'autres centres vaso-moteurs, moins importants, il est vrai, qui se trouvent échelonnés sur toute la longueur de la moelle; pour rendre la démonstration décisive, il faudrait, ce qui est impossible, détruire tous ces centres. « Il est donc probable que la contraction vasculaire est produite par une action à la fois centrale et périphérique. »

A vrai dire, cette action de la digitale a été très vivement discutée et combattue par plusieurs auteurs : Bernheim (*Etude sur le mécan. de l'act. de la digit.*, etc. ; *Rev. méd. de l'Est*, 1875) a déclaré nettement qu'il « n'est pas établi que la digitale agisse, soit sur les vaso-moteurs, soit sur les muscles vasculaires ». Bohm et Williams ont soutenu la même opinion. Le premier a montré qu'on peut sectionner les pneumogastriques, dilacérer le cerveau et la moelle chez l'animal empoisonné par la digitaline, sans produire de changements dans les phénomènes qu'on observe sans pratiquer ces mutilations. Dans un travail important Rummo et Ferrannini ont montré, après destruction préalable de la plus grande partie des centres vaso-moteurs, que la digitale, pas plus que les autres agents cardiaques, n'élève la pression sanguine en excitant directement les nerfs vaso-constricteurs périphériques ou les parois vasculaires elles-mêmes, et que l'augmentation de la pression artérielle résulte de l'action combinée du myocarde et des centres vaso-constricteurs bulbaires.

Résumé. — Comme on le voit, malgré la simplicité apparente des phénomènes observés du côté du cœur et de l'appareil circulatoire tout entier sous l'influence de la digitale, le mode d'action de ce puissant médicament est encore controversé en bien des points ; aussi nous paraît-il nécessaire, avant de tirer de toutes ces discussions une conclusion pratique, de résumer en quelques mots les principales théories que nous avons passées en revue.

La digitale est un hyposthénisant du cœur. — La digitale produit le ralentissement du cœur par une sorte d'action hyposthénisante, paralytique, sur celui-ci (Bouillaud, Stannius). Théorie fausse, puisque le cœur, tout en se ralentissant, augmente d'énergie, et que, d'autre part, la tension artérielle est accrue.

La digitale est un tonique du centre moteur de la circulation (Hutchinson, Beau). Elle régularise et exagère les forces des contractions cardiaques, excite la contractilité des artères, et par suite élève la tension artérielle.

La digitale n'est point un hyposthénisant de la circulation centrale, elle en est plutôt le régulateur et le tonique. Par suite, la digitale est moins l'opium du cœur (Bouillaud ; Gubler, (*Comment. thérap. du Codex*, p.121, 1874) qu'elle n'en est le quinquina (Beau).

La digitale agit primitivement sur les vaso-moteurs (Legroux, Marey, Hirtz). — La digitale n'agit sur le cœur que secondairement; il y a d'abord contraction des capillaires périphériques, d'où augmentation de la tension vasculaire et résistance au cours du sang, enfin, par suite de cet obstacle mécanique, le cœur se ralentit et ses battements augmentent de force. D'après cette théorie, l'action de la digitale serait primitivement périphérique, et non centrale; son action sur le cœur ne se manifesterait qu'après avoir agi préalablement sur les vaisseaux de la périphérie.

La digitale agit sur les ganglions automoteurs du cœur (G. Sée, Mégevand). — L'action de la digitale serait due à la modification fonctionnelle qu'elle produit sur les ganglions cardiaques.

La digitale agit directement sur le muscle cardiaque

(Vulpian, Schmiedeberg, C. Paul). — La digitale est un poison du cœur qui porte son effet directement sur le muscle cardiaque. Or les recherches modernes semblent avoir démontré que le rythme cardiaque échappe à l'action des centres nerveux, et dépend seulement du myocarde qui travaille par sa propre force, sans recevoir aucune excitation nerveuse. A ce sujet, G. Sée (*Thérap. physiolog. du cœur*, p. 151, 1893) admet que la digitale agit moins sur la contractilité du muscle que sur l'*élasticité*; c'est celle-ci qui a été modifiée, qui augmente d'énergie, et favorise « le renforcement de la diastole..., qui fait sortir plus de sang du cœur, pendant la systole suivante ». Pour cet auteur, à cause de ses effets sur l'élasticité du cœur, sur l'ampliation du pouls, sur la « prolongation de la systole après celle de la diastole », la digitale est bien plutôt un *régulateur* de la circulation, un *compensateur*, qu'un tonique du cœur musculaire. La digitale, dit-il, est le type complet du médicament cardiaque régulateur agissant très peu sur la vaso-motricité et la pression, mais déterminant d'abord une légère diastole par l'intermédiaire de l'élasticité, puis une forte systole du ventricule rempli. Son action se porterait principalement sur le ventricule droit, dont elle « augmente le ressort ».

L'action de la digitale apparaît primitivement sur le cœur lui-même, quand elle est donnée en une dose élevée et unique; au contraire, la circulation générale est primitivement atteinte et le cœur secondairement, quand la digitale est prise à doses fractionnées (Bordier, *Des nerfs vaso-mot. gangl.* Th. 1868).

La digitale agit à la fois sur le cœur et sur le pneumogastrique (Bernheim).

Cette théorie éclectique admet une action simultanée de la digitale sur le muscle cardiaque et sur les filets modérateurs du pneumogastrique, en outre l'action sur le cœur est variable suivant la dose employée : à dose moyenne, la digitale ralentit les battements en excitant l'action modératrice des nerfs vagues, et stimule en même temps la fibre musculaire du cœur. A dose toxique, le cœur meurt en diastole ou en systole suivant que l'excitation digitalique des nerfs vagues l'emporte sur celle du muscle cardiaque, ou que l'inverse se produit.

La digitale est un galvanisant du système nerveux cardiaque et vaso-moteur, et un excitant du myocarde lui-même, agissant à la fois sur les nerfs du cœur et sur son muscle (Dujardin-Beaumetz, *Dict. de thérapeut.*, t. II, p. 256, 1885).

CONCLUSION. — La physiologie ne nous a pas fourni jusqu'ici une base scientifique rigoureuse, pour établir l'action primitivement élective de la digitale, et il est impossible, ainsi que l'a déclaré Potain (*Leçons sur la digit. et ses indicat. thérap.; Cliniq. hôpit. Necker*, 1880), de limiter cette électivité sur un seul point du système nerveux. C'est donc au nom de la clinique qu'il faut conclure en disant que *la digitale* est un *médicament cardio-vasculaire*, qu'elle agit à la fois sur le cœur (directement, et par l'intermédiaire du système nerveux) et sur les vaisseaux. Son action se manifeste en augmentant l'énergie des contractions du cœur et la tonicité des capillaires généraux ; elle agit donc sur le système circulatoire tout entier. Cependant il est très important de remarquer que la digitale n'est pas un tonique direct, mais un tonique secondaire du cœur, c'est-à-dire que son action porte d'abord sur les vaisseaux périphériques dont elle diminue la résistance en provoquant la diurèse, et ce n'est que plus tard qu'elle agit sur le cœur lui-même.

A *doses modérées*, la digitale est sans conteste un agent de régularisation et de ralentissement des battements du cœur (Bouillaud, Chauveau, Siredey, Legroux, Gubler), soit d'emblée, soit après une période d'accélération préalable (Laënnec, Hirtz). En même temps, elle accroît l'énergie des contractions cardiaques et augmente la tension artérielle; cette dernière résulte à la fois de l'augmentation d'énergie du muscle cardiaque et de la contraction des artérioles et des capillaires périphériques.

A *doses toxiques* ou lorsque son action est trop longtemps continuée, la digitale, par un effet contraire, ramène la précipitation et l'arythmie dans les battements du cœur; plus tard elle provoque une véritable paralysie circulatoire, primitive pour les uns (Stannius), secondaire pour les autres (Bouley et Reynal).

C. **Effets sur la sécrétion urinaire.** — Contrairement à ce que croyaient Withering, Hutchinson, Bouillaud, Murray et Trousseau, la digitale n'active point la diurèse chez l'homme en bonne santé. Bien plus, quelques auteurs ont prétendu que, si on donne ce médicament à dose élevée, on note une diminution très sensible dans la quantité des urines; mais cette déclaration est trop exclusive, et Fonssagrives (*Dict. encyclop. scienc. méd.*, p. 417, t. XXIX, 1884) a fait remarquer avec juste raison que les observations d'empoisonnement accidentel par de fortes doses de digitale, signalent toutes l'abondance des urines comme un symptôme constant. Quoi qu'il en soit, si à l'état physiologique l'action diurétique de la digitale est nulle (Traube, Hirtz), elle est au contraire, à l'état pathologique, un des diurétiques les plus puissants, ainsi que l'ont établi Neumann, Vassal (*Dissert. sur les eff. de la digit. pourpr. dans l'hydropisie*, 1809), Strohl (*Gaz. méd.*, Strasbourg 1849) et surtout Lorain et Lozes (*Contrib. à l'act. phys. et thérap. de la digit.*, 1875). Mais comment la digitale produit-elle la diurèse? La digitale est sans action sur le rein, déclare Hirtz (*Nouv. Dict. méd. et chirurg. prat.*, t. XI, p. 538, 1872), et d'ailleurs la digitale est trop diluée pour exercer une action irritante sur cet organe (Gubler). Legroux et Trousseau pensent que cette action est due à une modification dans la circulation intra-rénale. Mais si on se rappelle qu'un des effets les plus certains de la digitale est d'élever la tension artérielle, et que d'autre part, toute augmentation de pression vasculaire, ainsi que l'a montré Ludwig, est une cause de diurèse, on peut expliquer aisément l'action diurétique de la digitale; c'est ainsi que Vulpian l'avait compris. Toutefois la diurèse ne paraît pas être proportionnelle à l'exagération de la tension artérielle, comme l'ont prouvé Lauder Brunton et Power, de Londres (*Diuretisch. Wirk. der Digit. Centralbl.*, n°32, 1874), dans une curieuse expérience. Ils introduisent une sonde dans l'urèthre d'un chien, puis lui injectent une certaine quantité de digitaline; ils constatent alors que la diurèse ne survient pas immédiatement alors que la pression artérielle s'élève, mais quelques heures après, au moment où celle-ci commence à baisser. Il y aurait même, au début, une diminution de la sécrétion urinaire que ces auteurs attribuent au spasme artériel général auquel prennent part les artérioles du glomérule de Malpighi; dans la suite, ce spasme disparaît, les artérioles se relâchent, et c'est alors que se produit la diurèse.

La diurèse digitalique s'établit en général du deuxième au troisième jour après l'administration du médicament ; le plus souvent elle apparaît rapidement sous forme d'une véritable débâcle : la quantité de liquide peut atteindre journellement la proportion de 4, 6 et 8 litres, et persister durant huit, dix, douze jours, à un chiffre bien au-dessus de la normale. Par ce caractère important, la digitale se sépare d'autres médicaments cardiaques, tels que la Caféine et le Strophantus, qui produisent également de la diurèse, mais d'une façon continue, régulière, sans passer par cette sorte de débâcle.

Après la cessation du médicament, la diurèse digitalique persiste encore durant 2, 4 jours et plus.

D'après Lorain, la quantité d'urée éliminée en 24 heures ne varie point, quelle que soit la quantité d'urine excrétée, mais ici les résultats sont fort variables et dépendent, d'après Van Bœck, des effets produits sur la circulation : quand la pression est élevée, l'urée augmente pour diminuer dès que la tension sanguine commence à s'abaisser. Ainsi se comprend sans doute pourquoi Mégevand (*loc. cit.*, et *Act. de la digit. sur la nutrition*, *Gaz. hebdomad.* p. 500, t. VII, 1870) a noté, avec la diurèse, une diminution dans la densité de l'urine et dans le taux de l'urée (9 à 20 0/0 environ), alors que, dans d'autres cas, on a vu la densité (Gubler, Homolle) et l'urée s'élever avec la diurèse. Notons encore que dans ces variations dans la quantité d'urée excrétée, on a relevé, d'après Stadion (*Act. phys. de la digit. dans ses rapp. avec la quant. et la compos. des urines*. Prague, 1862), une augmentation de l'acide urique.

Hirtz, qui ne regarde pas la digitale comme un diurétique direct, capable, dans l'état de santé, d'augmenter la sécrétion urinaire, a déclaré encore qu'elle ne produit la diurèse ni dans l'ascite symptomatique d'une lésion du foie, ni dans l'anasarque brightique, et que l'hydropisie dépendant d'une maladie du cœur est seule justiciable de son action. Fonssagrives s'est élevé contre cette opinion qu'il regarde comme « plus ingénieuse que fondée » ; il est d'avis que l'effet de la digitale, incontestable dans les hydropisies cardiaques, est très réel « dans toutes les autres formes d'hydropisie, et cite, à ce propos, plusieurs cas d'épanchements séreux, d'ascites, empruntés à Cruveilhier, Christison, Falot, etc., guéris par la digitale. Malgré cette affirmation, il est incontestable, ainsi que Lorain l'a établi d'une façon très nette, que c'est chez les cardiaques que la diurèse digitalique s'observe d'une façon réelle, et cela, avec une intensité vraiment remarquable ; toutefois, d'après Sidney Ringer (*On employm. of digit. in dis. of the heart. Pract.* 1, p. 14 ; *Canstatt*, 1, p. 359, 1870), l'hydropisie est une condition indispensable, car lorsqu'elle n'existe pas l'action diurétique ne se montre point.

Lorain et Lozes ont étudié avec beaucoup de soin ce point de cardiothérapie ; ce dernier a pu établir, par des pesées successives chez les malades, que le poids d'un hydropique varie en raison inverse du volume de l'urine qu'il émet, c'est-à-dire qu'il perd en poids ce que la diurèse a gagné ; un malade de Lorain a perdu ainsi en cinq jours près de vingt livres. Chez les cardiaques hydropiques, les urines sont rares ; c'est que les malades retiennent dans leurs tissus l'eau de l'urine qu'ils n'excrètent pas ; on pourrait dire avec quelque raison que les hydropiques urinent dans leur tissu cellulaire, ou encore avec Lorain : « C'est parce qu'ils ne pissent pas que les malades deviennent hydropiques ». Cependant la réciproque est vraie, et on pourrait avec Potain retourner la proposition et déclarer, avec non moins de justesse, qu'on n'urine pas assez parce qu'on est hydropique. Quoi qu'il en soit, en cette circonstance, la digitale est d'un effet considérable, elle n'exerce point son action diurétique sur le rein, mais elle agit sur la circulation périphérique ; elle va véritablement recueillir le liquide partout où il est infiltré, dans le tissu cellulaire et dans les séreuses, et le fait rentrer dans le courant sanguin. Tant qu'il y a de la sérosité à vider, la digitale n'agit point sur le cœur ; mais dès que le liquide est évacué, de suite l'action sur le cœur se fait sentir, et le pouls commence à se ralentir. Cette action si curieuse est un argument de première valeur pour la théorie qui veut que l'action première du médicament soit périphérique et non centrale.

Sous l'influence de la diurèse digitalique, on voit disparaître en quelques jours des infiltrations, des hydropisies, souvent considérables, mais dès que l'œdème a disparu il faut songer à supprimer ou tout au moins à diminuer la dose prescrite, à cause du pouvoir *accumulatif* (Mégevand) du médicament, et des accidents d'intolérance digitalique qui en pourraient résulter; nous insisterons plus longuement sur ce point de pratique quand nous étudierons le mode d'emploi de la digitale.

Si l'action de la digitale sur les œdèmes cardiaques est particulièrement nette et active, il faut savoir par contre que son action est à peine appréciable et même souvent nulle dans le cas d'œdème énorme, d'anasarque (Lozes). C'est que dans ces cas les vaisseaux largement distendus et encombrés, de même que les capillaires comprimés de toute part, par l'infiltration séreuse, ont perdu leur contractilité et ne répondent plus à l'action du médicament; dans ce cas il faut, pour que la digitale reprenne son action, pratiquer quelquefois au préalable une déplétion veineuse, par une saignée, ou ce qui suffit souvent, diminuer les résistances périphériques par une série de mouchetures sur les membres infiltrés.

D. **Effets sur le système nerveux.** — A dose thérapeutique la digitale, surtout si elle est continuée pendant un court laps de temps, ne produit aucune modification appréciable. Mais si la dose est forte, ou que le médicament soit continué pendant une période trop longue, on ne tarde pas à voir subvenir des accidents d'intolérance. On observe ainsi de la céphalalgie, des vertiges, des hallucinations, des bourdonnements d'oreille, des troubles de la vue avec ou sans dilatation de la pupille, des fourmillements des extrémités, du délire nocturne, des syncopes et du coma. Bouillaud (*Trait. clin. des malad. du cœur*, t. II, p. 591) est un des premiers qui aient observé du délire et des hallucinations chez un jeune rhumatisant atteint d'endopéricardite; il a fait remarquer qu'il faut, dans ces cas, « suspendre l'administration de la digitale jusqu'à ce que l'accident ait disparu ».

Le délire nocturne digitalique, étudié par Duroziez (*Gaz. hebd. méd. et de Chirurg.*, n. 49, 1874), puis par Clœtta, de Zurich (*Corr. Bl. f. Schweiz. Aerz.* p. 481, n° 16, août 1875), offre mainte ressemblance avec le délire alcoolique. Ce dernier auteur en rapporte quatre curieux exemples dont le suivant est le plus intéressant. Un homme de 58 ans, atteint d'insuffisance mitrale, prend durant quinze jours 50 centigrammes de poudre de digitale en infusion. Une nuit, il est pris brusquement de délire aigu avec agitation maniaque. Le pouls, la veille encore à 90 ou 100 pulsations, tombe tout à coup à 48-52. Le malade présente du refroidissement de la peau, de la dilatation de la pupille, pas de vomissements. Après quatre jours, il revient peu à peu à lui et présente une diurèse abondante.

Galan a signalé encore (1865) une diminution où même la perte totale de la propriété excito-motrice de la moelle, avant que les muscles soient frappés de paralysie. Ceux-ci répondent encore à l'excitation galvanique alors que « la moelle et les nerfs qui en émergent sont frappés de paralysie ».

E. **Effets sur la température.** — A dose thérapeutique, la digitale abaisse la température (Schwilgué); l'abaissement se produit en effet, au fur et à mesure que la circulation périphérique diminue. Il commence au bout de 24 à 48 heures, et précède quelquefois le ralentissement du pouls (Trousseau).

Cette action antipyrétique de la digitale a été mise à profit depuis longtemps dans les maladies aiguës, dans l'espoir de diminuer la phlegmasie, en abaissant la température. C'est pourquoi, depuis Rasori, la digitale a été préconisée, dans le traitement de la pneumonie (Traube, Wunderlich, Hirtz), de la fièvre typhoïde, de l'érysipèle, du rhumatisme articulaire aigu. Sans doute la digitale a pu abaisser la température et ralentir le pouls, mais il ne paraît pas que la marche et la durée de ces maladies, pas plus que la moyenne de la mortalité, aient été modifiées sensiblement par son action. D'ailleurs depuis que l'origine microbienne de ces affections a été établie, l'usage de la digitale dans ces affections a été délaissé par la plupart des cliniciens. Nous n'insisterons pas davantage sur ces faits, d'ailleurs étrangers à notre sujet ; nous remarquerons seulement que dans les péricardites aiguës, la digitale peut rendre des services réels.

F. **Effets sur la vision.** — Elle ne se fait sentir que si le médicament est donné à doses toxiques ; on note alors de la dilatation de la pupille, de l'injection des conjonctives et des troubles de la vision pouvant aller jusqu'à la cécité, ce dernier effet explique l'appellation vulgaire de *berlue* qu'on a donnée quelquefois à la digitale.

G. **Effets sur les organes génitaux.** — La digitale provoque la contraction des capillaires utérins : elle est, par cela même, un hémostatique puissant, capable, ainsi que l'ergot de seigle, d'arrêter les métrorrhagies abondantes. Dickinson, le premier en Angleterre, en a rapporté des exemples nombreux. Trousseau, Lasègue et Delpech l'ont vue, chez des femmes en travail, provoquer des contractions utérines, et Tardieu déclare que cette propriété a été quelquefois mise en œuvre pour provoquer des avortements.

Enfin, d'après Brughmann, Giacomini et Legroux, la digitale serait anaphrodisiaque.

Accidents toxiques produits par la digitale. — Lorsqu'on a soin d'observer les précautions que nous indiquerons plus loin à l'occasion des modes d'emploi de la digitale, il est rare de voir survenir des accidents de *digitalisme*. On s'expose, au contraire, à les faire naître par l'usage immodéré ou mal réglé du médicament. On a parlé depuis longtemps des faits d'accumulation de la digitale, dans lesquels le médicament, donné déjà depuis plusieurs jours sans aucun résultat, pourrait tout d'un coup agir avec brusquerie comme si les doses antérieures s'étaient réunies en une seule dose massive. Or, c'est ici qu'il faut, suivant Gubler, distinguer, dans l'administration des médicaments, l'*accumulation d'action*, de l'*accumulation des doses*. Dans ce dernier cas, la médication quotidienne peut ne produire d'abord aucun effet et la raison en est qu'il « est tenu en réserve dans un organe » (Gubler, *Comment. thérap. du Codex*, 2e édit. p. 121, 1874). C'est ainsi que la digitale prescrite depuis une série de jours sous forme pilulaire peut rester inerte, non dissoute, dans un repli de la muqueuse stomacale, puis être reprise tout à coup et produire des effets toxiques brusques, inattendus. L'accumulation d'action suppose, au contraire, que le médicament est absorbé quotidiennement et que l'élimination en est régulière ; mais celle-ci étant de beaucoup inférieure à l'absorption, l'organisme se trouve peu à peu imprégné, puis saturé, de l'agent médicamenteux, dès lors des signes d'intoxication peuvent se produire.

A vrai dire, ces accidents d'accumulation de la digitale sont assez rares et cessent rapidement, si on a soin de la suspendre de suite, dès l'apparition des premiers symptômes.

Quoi qu'il en soit, les accidents d'intoxication portent à la fois sur le tube digestif, l'appareil circulatoire et le système nerveux. Le malade accuse des douleurs épigastriques, il éprouve des nausées, des vomissements bilieux très pénibles, de la diarrhée avec coliques intestinales parfois très aiguës. D'après Hirtz, l'apparition des nausées est un des meilleurs signes du début, car il indique une forte imprégnation; quand il y a vomissement, c'est que déjà il y a saturation. Du côté de la circulation, le pouls, d'abord très ralenti, ne tarde pas à présenter une accélération avec des irrégularités, des intermittences et une petitesse caractéristiques, accompagnées d'angoisse précordiale, avec tendance syncopale. Il existe en même temps une céphalalgie très violente, des vertiges, des hallucinations et du délire nocturne, des troubles visuels avec dilatation extrême de la pupille, du refroidissement de la peau qui est pâle et couverte de sueurs, de la diminution des urines, du hoquet, et parfois des mouvements convulsifs, ou bien une prostration extrême avec état comateux. Otto (*Ueb. die physiol. Wirkung des Digit.; Deutsch. Arch. f. Klin. Med.* 1875), à la suite d'une injection d'un milligramme et demi de digitaline, a vu survenir une véritable fièvre digitalique, avec 40° de température, pouls 120, pupilles dilatées, pâleur de la face et chair de poule; le lendemain, tout avait disparu.

Dans quelques cas exceptionnels, et chez des individus évidemment prédisposés, ces accidents digitaliques peuvent se produire brusquement : Potain a vu une malade, atteinte d'une affection organique du cœur avec œdème considérable, tomber tout à coup dans le coma après un traitement très court par la digitale à dose thérapeutique, sans que l'état du pouls ni troubles d'aucune sorte aient pu faire soupçonner, un seul instant, le début d'une intoxication. Duroziez a vu des faits identiques; mais, encore une fois, ce sont là des cas heureusement très rares.

Malgré la gravité apparente de ces accidents, la guérison n'est point rare, et, sur un ensemble de 28 cas d'empoisonnement grave par la digitale, Tardieu n'a relevé qu'un tiers de cas terminés par la mort. Lorsqu'elle survient, elle résulte de troubles profonds dans l'innervation cardio-vasculaire : à l'autopsie, les ventricules sont vides et rigides, les oreillettes distendues et gorgées de sang.

Le traitement de l'intoxication par la digitale consiste d'abord à faire évacuer rapidement le contenu de l'estomac en provoquant des vomissements, soit en titillant la luette avec le doigt, soit par une injection sous-cutanée d'un centigramme de chlorhydrate d'apomorphine; si l'état du sujet le permet, on aura recours au lavage de l'estomac. Pour ranimer le malade et exciter le cœur, on aura recours au café à hautes doses, à l'alcool, aux stimulants diffusibles, à l'acétate d'ammoniaque, à la liqueur d'Hoffmann, à la chaleur et aux frictions sèches, à l'opium, et surtout aux injections sous-cutanées d'éther qui raniment si vivement la circulation. D'après Pereira, le tannin serait le contrepoison de la digitale.

Les graves accidents d'intoxication digitalique que nous venons de signaler, sont ceux qu'on observe surtout dans les cas d'empoisonnement volontaire ou homicide; en clinique, il est exceptionnel que les symptômes observés aillent jusque-là. Le plus souvent, tout se borne à des troubles dits d'intolérance; ce qu'on observe alors, ce sont surtout des nausées, des vomissements et de la diarrhée; si on a soin alors de cesser le médicament d'une façon immédiate, tout ne tarde pas à rentrer dans l'ordre.

MODES D'ADMINISTRATION DE LA DIGITALE

Principes généraux. — Il faut reconnaître, avant toute chose, que malgré les travaux et les nombreuses recherches expérimentales que nous avons exposés précédemment, l'action de la digitale reste en plusieurs points sujette à des controverses; en clinique, c'est donc surtout l'examen attentif et suivi du malade qui doit régler l'emploi et le moment de la cessation du médicament. D'autre part, l'effet de celui-ci se manifeste d'une façon différente chez l'homme, suivant que celui-ci est en état de santé ou en état de maladie, suivant qu'il est apyrétique ou fébricitant; enfin, pour ce qui nous regarde particulièrement, dans les affections du cœur, les effets de la digitale ne sont point identiquement les mêmes chez un cardiaque, dans les premières périodes de la maladie, à la phase d'hyposystolie et dans le stade d'asystolie ultime (1).

L'emploi de la digitale comporte encore quelques indications particulières, suivant que le malade est un enfant, un vieillard, un alcoolique, etc.

Chez les *enfants*, la digitale est assez bien tolérée; d'après J. Simon (*Confér. thérapeut. et clin. sur les malad. des enf.*, 1882), on devra, dans les affections

(1) L'action de la digitale n'est pas moins variable suivant les différentes espèces animales.

La grenouille, de tous les animaux, est le plus sensible à l'effet de la digitale; après elle, viennent le lapin et le cobaye; par contre, le crapaud est absolument réfractaire (Vulpian). Les oiseaux sont très peu influencés, et Schiemann, ayant administré à une grosse poule 500 grammes de teinture de digitale en 46 jours, observa seulement que ce gallinacé souffrait de la soif, refusait souvent de manger, et avait de la diarrhée; peu à peu, elle changea de plume, et ce furent là les seuls effets du poison. Chez les grands mammifères, le bœuf, le cheval, etc., la digitale augmente le nombre des pulsations au lieu de les diminuer. Lorsque la mort survient, le cœur des animaux à sang chaud est mou, flasque, arrêté en diastole; au contraire, chez les grenouilles et les animaux à sang froid, le cœur est dur, rigide, rétracté par la systole terminale.

du cœur, la prescrire à faibles doses : 5 à 10 gouttes de teinture alcoolique « également réparties sur les 24 heures, et suspendues au bout de 3 à 4 jours ». Mais, en même temps, il faudra user de tous les moyens propres à soutenir les forces du malade, et recourir aux préparations toniques, non excitantes du cœur : la bière d'extrait de malt, l'huile de foie de morue durant l'hiver, l'arsenic, les phosphates, les frictions stimulantes sur la peau, de façon à entretenir la vitalité des tissus et du cœur tout à la fois.

Chez les *vieillards*, les *athéromateux*, les *artérioscléreux*, la digitale est supportée parfois avec peine, sans doute parce qu'elle exagère la tension artérielle déjà grande chez eux, et aussi parce que, chez beaucoup de ces sujets, les reins fonctionnent d'une façon défectueuse ; c'est pour les mêmes raisons que le médicament devra être surveillé avec soin dans la néphrite interstitielle : l'élimination étant moindre, les accidents toxiques seront plus prompts.

Les *alcooliques* présentent une résistance considérable à la digitale. Jones, de Jersey, a proposé de traiter le delirium tremens par la teinture de digitale, à la dose de 15 grammes par jour, et l'expérience des médecins anglais aurait montré que cette dose, loin d'être toxique, est « souvent insuffisante ». Malgré cette affirmation, et tout en tenant compte de la tolérance particulière des éthyliques pour la digitale, nous contestons formellement l'utilité de pareilles doses.

Les *fébricitants* supportent sans danger des doses élevées de digitale ; c'est que, dans les pyrexies, les conditions d'absorption et d'élimination des agents médicamenteux sont profondément modifiées ; de plus, chez ces malades, le cœur, épuisé, a besoin d'une stimulation énergique. La dose élevée du médicament est ici nécessaire, à peine suffisante souvent, pour restituer à la fibre épuisée sa contractilité.

La digitale, étant un médicament dont l'absorption et l'élimination sont lentes, possède une *propriété accumulatrice* très marquée, que le clinicien ne doit jamais perdre de vue : l'effet du médicament ne se fait guère sentir qu'un, ou le plus souvent, deux jours après son administration, et persiste encore quatre, six, huit, dix jours après sa suppression; aussi doit-on en surveiller l'action avec prudence. Dans un travail récent, Pech (*Th.* Lyon, 1893) a cherché à préciser avec détail le début et la durée d'action de la digitale; les expériences ont été faites avec la digitale en infusion. Voici quelles sont ses conclusions, que nous donnons à titre de renseignement, sans en garantir l'exactitude.

A petite dose (10 centigrammes), pendant un seul ou même plusieurs jours, la digitale n'agit pas; ses effets ne deviennent perceptibles que le quatrième ou le cinquième jour, si l'on a eu soin de continuer son administration; ils sont lents et progressifs, il semble qu'il soit nécessaire au médicament d'être dans l'organisme sous une certaine quantité pour que des résultats positifs se montrent.

A la dose de 20 centigrammes, elle n'agit qu'au bout du troisième jour d'administration.

A la dose de 50 centigrammes, la digitale produit ses effets dans les douze heures qui suivent son emploi; sa prolongation d'action est alors en moyenne de cinq jours dans les cardiopathies parvenues à la période moyenne; continuée pendant quatre ou cinq jours, sa prolongation est de dix-huit jours environ, et approximativement de vingt-cinq, si la digitale est donnée pendant six à huit jours.

D'une façon générale, lorsqu'on prescrit la digitale, on fera bien, pour éviter l'accumulation d'action, de se conformer à la pratique de Gubler, qui est devenue celle de la plupart des médecins, et qui consiste à ne pas continuer l'usage du médicament au delà de cinq à six jours consécutifs; puis, après une période de repos variable, on revient au médicament si besoin est. Pendant la période de repos, pour prolonger l'effet diurétique obtenu, on pourra recourir vers le quatrième ou le cinquième jour de la cessation de la digitale au Vin diurétique de la Charité (qui ne renferme pas de digitale) à la dose de trois cuillerées à soupe par jour, pendant une semaine environ.

Durant la période d'administration, quelques médecins suivent le précepte de Richard Pfaff (*L'empl. et la val. de la digit. Bullet. de thérap.*, LX, 1861) qui consiste à donner la digitale à dose quotidienne décroissante, puis à cesser brusquement. Lorsqu'on reprend le médicament après un stade de repos, on se souviendra que, contrairement à un grand nombre d'agents thérapeutiques, il n'y a pas d'accoutumance de l'organisme pour la digitale, c'est pourquoi il faut ne point la prescrire à doses croissantes chez les malades qui en ont absorbé antérieurement des quantités plus ou moins considérables, et répétées à diverses reprises.

D'après Dujardin-Beaumetz, Jaccoud et Bucquoy (*Soc. de thérapeut.*, 27 nov. 1877), la mesure de l'action du médicament se fait par la régularisation du pouls et par la quantité des urines éliminées dans les vingt-quatre heures; pour C. Paul, c'est l'état du pouls qui règle la durée de l'administration du médicament:

il pense qu'on peut le poursuivre jusqu'à ce que la pulsation radiale soit descendue à 60 ou 70 par minute; mais en généralisant ce précepte on s'exposerait, dans quelques cas, à prolonger la digitale au delà de l'effet utile, et on pourrait provoquer des accidents d'intolérance.

Le Professeur Potain a fait, au sujet de l'administration de la digitale, une remarque pratique du plus haut intérêt : chez les cardiaques hydropiques on peut continuer sans danger l'usage de la digitale tant que l'œdème persiste et que le malade n'a pas vidé toute la sérosité infiltrée; mais dès que celle-ci a disparu, si on continue le médicament, on voit survenir plus ou moins rapidement les symptômes de l'intoxication digitalique : nausées, vomissements, vertiges, etc. Cette observation est d'une justesse absolue et j'ai eu l'occasion de la vérifier maintes fois avec Potain, lorsque j'avais l'honneur d'être son Chef de clinique. Ainsi donc, dans l'administration de la digitale, *le point capital qui règle la continuation ou la suppression du traitement, c'est la persistance ou la disparition de l'œdème;* d'autres considérations secondaires sont encore utiles à connaître, car leur non-observation expose aux insuccès du traitement digitalique. Nous les indiquerons bientôt en étudiant les causes diverses qui font échouer le traitement par la digitale : disons seulement qu'en prolongeant outre mesure l'action du médicament, non seulement on court le risque de faire naître des accidents d'intoxication, mais on produit une fatigue exagérée du cœur, capable de déterminer une véritable « asystolie thérapeutique » avec les nombreuses manifestations morbides qui caractérisent cet état. Une action nuisible pourrait se produire également chez le cheval;

Rabuteau déclare en effet que l'action digitalique trop prolongée peut amener chez cet animal une dégénérescence graisseuse du cœur.

Le mode d'emploi de la digitale que nous venons d'indiquer a besoin maintenant d'être complété par une recommandation pratique qui s'applique à tous les cas. Lorsqu'on se propose de prescrire la digitale, il est nécessaire *au préalable* de délivrer le système circulatoire des entraves qu'il présente, en diminuant le trop-plein vasculaire et les résistances périphériques : congestions viscérales, hydropisies, etc., qui sont une cause de surcroît de travail pour le cœur. On y arrivera par l'usage d'un purgatif salin tel que le sulfate de soude ou de magnésie ou encore de certaines eaux naturelles purgatives. Il sera préférable souvent de recourir à un drastique : la scammonée, la teinture de jalap composée, etc. Par ce moyen, non seulement on produit une déplétion utile du système circulatoire, mais, de plus, on facilite l'absorption du médicament par les voies digestives et on augmente ainsi son effet utile.

Causes d'insuccès de la digitale. — Elles sont de plusieurs sortes :

a) Voici un malade présentant de l'infiltration œdémateuse, des congestions viscérales, des urines rares et de l'arythmie cardiaque; la digitale, absolument indiquée en pareille circonstance, semblerait devoir réussir, et cependant il n'en est rien. C'est que le malade est atteint d'embarras gastrique depuis quelque temps déjà, qu'il a perdu tout appétit, se plaint de nausées, de vomissements peut-être. Ce qui s'impose en pareil cas, c'est une purgation énergique qui doit marquer le début du traitement; dès que la voie gastro-intestinale sera déblayée, la digitale reprendra toute son action.

b) Une seconde cause d'insuccès de la digitale peut être la suivante : On se trouve en face d'un malade en hyposystolie profonde : il présente un œdème énorme des membres inférieurs, du scrotum, de la paroi abdominale et de la région lombaire, de l'ascite, de l'hydrothorax et des congestions viscérales multiples. Dans ce cas, la stase veineuse est considérable, les vaisseaux sont distendus et encombrés par la masse sanguine de retour, et les capillaires comprimés par l'infiltration séreuse (Bernheim). En pareil cas, le cœur s'épuise en vain à lutter contre cet obstacle périphérique formé de *barrages* circulatoires partiels et multiples (Peter) insurmontables, et la digitale perd toute action sur la contractilité cardio-vasculaire. Bien plus, si la diurèse ne s'établit pas et qu'on persiste à donner la digitale, on produira des accidents d'intoxication, car en agissant ainsi c'est, suivant l'heureuse comparaison de C. Paul, comme si on bourrait de charbon, à la faire éclater, une machine à vapeur dont les tuyaux d'échappement seraient obstrués. Ce qu'il faut ici, c'est faire d'emblée une large déplétion du système veineux en pratiquant une saignée de 200 à 300 grammes, et de la faire suivre le lendemain ou le surlendemain d'une révulsion énergique sur les voies digestives par les drastiques. D'autre part, en cas d'œdème énorme des extrémités, on diminuera la résistance périphérique par quelques mouchetures disséminées sur les membres inférieurs, et pratiquées avec une antisepsie parfaite. S'il y a de l'ascite ou de l'hydrothorax, même en quantité médiocre, on évacuera le liquide. Après avoir agi ainsi, c'est-à-dire en amoindrissant les obstacles qui exigeaient de la part du cœur un surcroît de travail énorme, on prescrira la digitale, et il est rare alors qu'elle ne produise pas les effets attendus.

c) La digitale est encore impuissante dans les accidents ultimes de l'asystolie. Dans ce cas, il s'agit presque toujours de cardiaques malades depuis de longues années et ayant présenté, à des intervalles plus ou moins rapprochés, des attaques d'asystolie dont la digitale avait triomphé jusqu'alors. Cependant, peu à peu, le myocarde, épuisé par cette lutte incessante, finit par succomber et cela d'autant plus qu'il a subi graduellement une désorganisation profonde dans sa musculature. Du côté des vaisseaux périphériques l'affaiblissement n'est pas moins grand, en sorte que le malade présente un véritable état de *cachexie cardiaque*, par asthénie cardio-vasculaire profonde. La digitale ne peut rien contre cet état; le seul médicament qui puisse encore agir, et cela d'une façon relative et toute précaire, c'est la caféine.

A un autre point de vue, l'impuissance digitalique, en pareil cas, sert en quelque sorte de *pierre de touche* au pronostic, en ce sens qu'elle montre que le malade est arrivé à la cardioplégie finale, et que ses jours sont comptés.

d) Il existe une variété d'affection du cœur droit pouvant aboutir à l'insuffisance tricuspidienne, signalée par le Pr Potain et que nous avons, avec lui, longuement étudiée ailleurs (E. Barié. *Rech. sur les accid. card.-pulm. consécut. aux troub. gastr.-hépatiq. Revue de Médecine* 1883); elle reconnaît pour cause des troubles fonctionnels de l'estomac et du foie. Donner la digitale d'emblée dans des cas pareils, ce serait exposer le malade à une recrudescence d'accidents dyspeptiques : vomissements, diarrhée, etc., alors que le repos et la diète lactée, véritables moyens de traitement, feront disparaître rapidement tous les accidents.

e) De même, dans certains cas de palpitations nerveuses ou toxiques, de tachycardies secondaires, la digitale échouera parce qu'elle n'est point indiquée, et que son action peut même être nuisible.

f) D'autres causes d'insuccès peuvent tenir encore aux doses insuffisantes ou trop élevées, aux modes d'administration mal choisis ou mal réglés : doses croissantes, doses continues, doses décroissantes, doses massives, etc. Enfin, pour se mettre à l'abri des insuccès thérapeutiques, il faut éviter d'administrer avec la digitale les médicaments regardés comme antagonistes : tels sont le tannin, les iodures, l'ammoniaque, l'opium, l'alcool et les stimulants diffusibles.

Mort subite ou rapide. — Chez quatre malades atteints de dégénérescence profonde du myocarde, observés par Huchard (1892), l'administration de la digitale fut suivie de mort subite ou rapide.

Elle serait due à la dilatation excessive du cœur, résultant de la prolongation des diastoles. Chez ces quatre malades, on avait observé au cœur le rythme couplé et tricouplé alternant (voir p. 12); faut-il en conclure que ce signe est une contre-indication à l'emploi de la digitale?

PHARMACOLOGIE. — POSOLOGIE. — Les seules parties employées de la digitale pourprée sont les feuilles. Les racines, la tige, les pétioles et les nervures renferment peu de principes actifs; les fleurs en contiennent une petite quantité; cependant les semences contiendraient une quantité de digitaline supérieure à celle renfermée dans les feuilles (Büchner).

En France tous les produits digitaliques dérivent des feuilles. D'après Schneider, les plus actives sont celles qu'on récolte en août et en septembre pendant la première année de végétation, sur les rosettes qui l'année suivante porteront la tige florifère. Cependant telle n'est point la pratique généralement acceptée, et on procède presque toujours en suivant les indications données avec le plus grand soin par Hepp (de Strasbourg) [*Notions pharmaceut. sur la digit. Bullet. de thérap.*, t. LXII, 1862]. On doit cueillir les feuilles de la seconde année un peu avant la floraison, on les fait sécher à l'ombre d'abord, puis dans une étuve à 40°. On les choisit soigneusement à la main, puis, après enlèvement des nervures médianes, on les conserve dans des boîtes de fer-blanc, ou des bocaux de verre bien bouchés, à l'abri de l'air, de la lumière et de l'humidité. On ne doit ensuite les réduire en poudre qu'au fur et à mesure des besoins de la consommation. Hepp renouvelait sa provision tous les ans et n'employait jamais de feuilles ayant plus d'une année ; dans de semblables conditions, il estimait que les feuilles renferment 5 grammes de digitaline par kilogr., ce qui revient à dire qu'un gramme de poudre de feuilles représente environ 5 milligrammes de digitaline.

La digitale est un médicament héroïque s'il est bien préparé, nul ou insuffisant dans le cas contraire, a dit Hirtz, et rien n'est plus vrai. Il importe donc de bien connaître les meilleures préparations de ce précieux médicament, et d'en régler l'emploi et les doses d'une façon judicieuse.

Il est incontestable que les préparations liquides sont de beaucoup préférables à la forme pilulaire. En effet les pilules, préparées avec la poudre de feuilles, sont en général mal tolérées par l'estomac à cause de l'action irritante du médicament; de plus, elles peuvent s'accumuler dans l'organisme et produire à un moment donné, par accumulation de doses, des accidents toxiques, que le médecin n'a pas toujours pu prévoir.

Les préparations liquides de digitale sont les *tisanes*, l'*alcoolature*, les *teintures*, les *sirops* et certaines *préparations composées* dans lesquelles la digitale occupe une des places les plus importantes.

A. **Tisanes.**

La plupart des médecins s'accordent à reconnaître que la *macération de poudre de feuilles* est la meilleure des préparations de digitale (Hérard, Moutard-Martin, Dujardin-Beaumetz). Elle sera préparée, ou bien avec des feuilles choisies avec soin, privées de leurs nervures et conservées suivant le procédé de Hepp, ou le plus souvent, avec des feuilles réduites en poudre par contusion dans un mortier de fer, peu d'instants avant de les employer, et passées au tamis. Bouillaud, qui avait reconnu le pouvoir diurétique de cette préparation, faisait macérer pendant douze heures 30 centigrammes de poudre de feuilles dans 1 litre d'eau, et le faisait boire comme tisane. Mais c'est là une quantité de liquide bien considérable à absorber, et il sera préférable de recourir à la préparation suivante :

Macération de digitale.

Poudre de feuilles de digitale.........	0 gr. 25
Eau froide..........................	200

Faire macérer pendant 12 heures, filtrer pour empêcher que les parcelles de poudre restent en suspension, et produisent, par leur action locale sur la muqueuse gastrique, des nausées et des vomissements. A prendre en 5 ou 6 fois dans la journée.

HÉRARD.

Hérard employait d'abord 50 à 75 centigrammes de feuilles dans 200 grammes d'eau, plus tard il reconnut qu'il obtenait le même effet avec 25 centigrammes seulement et proposa la formule ci-dessus. Bucquoy prescrit pendant 5 à 6 jours de 50 à 75 centigrammes de poudre de feuilles dans 200 grammes d'eau. C. Paul conseille une dose plus faible et administre 30 à 50 centigrammes de feuilles dans un litre d'eau à prendre dans la journée. Quelques praticiens commencent par 50 centigrammes pendant les premières vingt-quatre heures, le surlendemain ils abaissent la dose à 40 centigrammes, le lendemain à 25 centigrammes, et continuent ensuite pendant un à deux jours, pour supprimer le médicament et recommencer s'il y a lieu, de la même façon, pendant un temps plus ou moins long. A mon avis, la dose de 50 centigrammes est un peu forte; depuis longtemps je m'arrête à 40 et souvent encore à 30 centigrammes dans 150 à 200 grammes de véhicule et m'en déclare satisfait; c'est pourquoi je ne saurais accepter sans protester l'opinion de Petresco (de Bucharest) qui conseillait récemment les doses de 10 à 12 grammes de feuilles de digitale en infusion, et celle de Masius qui adopte couramment la dose de 4 à 6 grammes. Chez le cheval (Trasbot, *Soc. thérap.*, avril 1893), il est nuisible de dépasser la dose de 4 à 5 grammes qui représente la quantité maximum. Pour cet animal d'ailleurs comme pour l'homme, la tolérance varie pour l'animal sain et pour l'animal malade.

La macération de digitale a un goût fort désagréable, aussi pourra-t-on la sucrer avec un sirop diurétique tel que le sirop d'uva-ursi par exemple, ou bien le sirop des cinq racines que j'emploie de préférence. On pourrait encore, à l'exemple de Bouillaud, ajouter des tranches de citron à la macération, ou plus simplement quelques gouttes de jus de citron au moment de boire. Suivant le conseil d'Hérard, on fera boire le tout, en cinq à six fois, dans les 24 heures, ou par gorgée de temps en temps (Moutard-Martin). D'après Potain, l'action serait plus intense en la prenant en deux fois seulement, le matin à jeun.

Quelques médecins pensent qu'il est préférable de faire prendre le médicament à doses décroissantes. Dujardin-Beaumetz donne une macération avec 75 centigrammes le premier jour (ce qui semble une dose trop forte), 50 centigrammes le second jour, et 25 centigrammes le troisième et les jours suivants. Huchard recommande 40 centigrammes le premier jour, 30 centigrammes le second, 20 centigrammes le troisième; 10 centigrammes le quatrième. Cette manière de faire présente des avantages. Blondeau et E. Labbée (*Soc. de thérap.*, nov. et déc. 1877) pensent que l'administration du médicament au moment des repas n'a aucun inconvénient et favoriserait même la tolérance; cependant, à cause de son action nauséeuse, la digitale sera prise de préférence en dehors des repas. Quel que soit le mode d'administration, on cessera en moyenne le médicament de toute façon vers le cinquième ou sixième jour.

La macération de digitale, prescrite et préparée de la façon qui vient d'être indiquée, est un médicament excellent qui trompe rarement l'espérance du médecin ; son action diurétique est extrêmement puissante.

Avec elle, l'*infusion de poudre de feuilles* est la préparation le plus à recommander. Richard Pfaff déclare même que « la meilleure forme pharmaceutique de la digitale est l'infusion ; Fraenkel (*Ueb. digit. præpar. Charite-Annal.*, 1881) et Jaccoud (*Leç. clin. méd. de la Pitié*, 1885-1886) partagent cet avis. Ce dernier déclare même que pour « la force et le ralentissement du cœur, ainsi que pour l'accroissement de la tension artérielle, l'infusion l'emporte sur toutes les autres préparations ». De même, Potain déclarait dans ses leçons cliniques de l'hôpital Necker (1879-1880) que l'infusion est la meilleure préparation de digitale. Voici la formule préférée par Jaccoud :

Infusion de digitale.

Poudre de feuilles de digitale ou feuilles concassées de digitale	0 gr. 20 à 0,50
Eau chaude à 70°	120

Faire infuser durant une demi-heure ; filtrer et édulcorer avec :

Sirop de sucre ou sirop d'écorces d'oranges amères ou sirop de digitale	30 gr.

A prendre dans les vingt-quatre heures, pendant cinq jours, en diminuant la dose chaque jour.

JACCOUD.

Hirtz a proposé la formule suivante :

Infusion de digitale.

Poudre de feuilles de digitale	0 gr. 75
Eau chaude à 70°	1000

Faire infuser pendant une demi-heure.

HIRTZ.

Fernet (*Soc. de thérapeut.*, 1882) donne également la préférence à l'infusion, et prescrit :

Infusion de digitale.

Poudre de feuilles de digitale........	0 gr. 20
Eau chaude..........................	150 à 200 gr.

Édulcorer avec sirop de menthe ou d'écorces d'oranges amères.

A prendre, en 3 ou 4 fois dans les vingt-quatre heures, une demi-heure ou une heure avant les repas.

FERNET.

Duguet prescrit également l'infusion, mais il la fait prendre à la dose de 10 centigrammes seulement par jour, mais pendant une période de dix jours consécutifs, et recommence de la même façon, si besoin est, après dix jours de repos. Cette méthode permet de tenir le cœur sous l'influence digitalique pendant un temps assez long sans danger, mais elle agit trop lentement dans les cas urgents. On pourrait cependant prescrire la digitale de cette façon chez les vieillards chez lesquels l'imperméabilité du rein prédispose aux accidents toxiques.

L'infusion de digitale présente l'avantage de pouvoir être préparée et administrée de suite, alors que la macération demande au moins douze heures de préparation. C'est incontestablement une façon excellente de faire prendre la digitale, cependant elle offre quelques inconvénients sérieux. Il m'a paru en effet que son pouvoir diurétique était moindre que celui de la macération ; de plus elle est assez mal déterminée, avec elle on ne sait point exactement la dose que le malade a absorbée parce que le principe actif du médicament, la digitaline, est presque insoluble dans l'eau chaude. Gubler remarque toutefois que la solubilité arrive à se produire « grâce à l'intervention d'autres principes immédiats de la plante ». Pour lui cependant, l'infusion, très nauséeuse, serait peu recommandable dans le traitement des affections du cœur, alors que son application serait d'une heureuse intervention dans la médication antiphlogistique de la pneumonie ou du rhumatisme articulaire aigu.

B. Teintures et Alcoolature.

La digitaline est peu soluble dans l'eau chaude, elle l'est au contraire manifestement dans l'alcool; c'est pourquoi certains auteurs, Gubler entre autres, recommandent tout particulièrement l'usage de la *teinture alcoolique de digitale;* voici la formule qu'en donne le Codex :

Teinture alcoolique de digitale.

Feuilles sèches de digitale en poudre grossière	100 gr.
Alcool à 60°	500

Faire macérer en vase clos pendant dix jours, en agitant de temps en temps; passer avec expression et filtrer.

6 *parties de teinture représentent* 1 *partie de feuilles sèches.* CODEX.

Pour établir avec une rigueur suffisante la posologie de la teinture alcoolique de digitale, laquelle est ordinairement administrée par gouttes, il importe de connaître exactement le poids des gouttes de teinture et l'équivalence de la teinture relativement à la préparation de digitale qu'on prendra pour type. Le moyen le plus simple d'apprécier la valeur de la teinture serait de déterminer la quantité de digitaline qu'elle contient. Mais, d'une part, ce dosage est extrêmement difficile, et, de l'autre, la digitaline elle-même est d'activité si inégale suivant sa provenance, suivant les procédés employés pour l'extraire et les soins apportés à sa préparation, qu'il est plus simple, et au moins aussi exact, de présumer l'activité de la teinture d'après la quantité de poudre qui a servi à sa préparation.

Tous les formulaires indiquent d'employer une partie de feuilles et 5 parties d'alcool à 60°, de faire macérer pendant dix jours, et de traiter ensuite par expression et filtrage. Dans ces conditions, on doit admettre que les parties de la digitale solubles dans l'alcool se sont réparties également dans toute la masse et que cette masse étant égale à six fois le poids de la poudre employée, un poids donné de teinture contient la sixième partie de la digitaline contenue dans un pareil poids de poudre. Si on procède, suivant le conseil donné par Soubeiran, par lixiviation et déplacement, on peut supposer que la poudre est plus complètement épuisée et qu'elle cède à la teinture une proportion plus considérable de son principe actif. Mais si nous voulons apprécier le médicament habituellement employé, nous devons supposer qu'il a été préparé suivant les prescriptions du Codex.

Or, dans ces conditions, l'équivalence est représentée par un sixième, c'est-à-dire qu'il faut 60 centigrammes de teinture pour représenter 10 centigrammes de feuilles.

Quant à ce qui concerne la détermination du poids des gouttes de la teinture de digitale, on trouve dans les traités de pharmacologie, des indications si peu concordantes, qu'on doit présumer que toutes les teintures ne sont pas identiques sous ce rapport.

Afin de nous édifier définitivement sur ce sujet, nous avons fait avec M. le professeur Potain une série de recherches expérimentales. Dans ce but, nous nous sommes procuré de la teinture de digitale dans quatre des principales pharmacies de la ville, pour la comparer avec celle que nous fournit la Pharmacie centrale des hôpitaux de Paris. Nous avons eu ainsi cinq échantillons, et, de chacun d'eux, ont été pesées 20 gouttes sur une balance d'une grande précision, et avec toutes les précautions requises pour une pesée rigoureuse. La pesée de chaque échantillon a été répétée trois fois avec des gouttes comptées chaque fois à nouveau. Enfin, le compte-goutte a été vérifié en prenant, avec les mêmes précautions, le poids de 20 gouttes d'eau distillée :

De cette façon, on a pu voir que le compte-gouttes n'était pas rigoureusement exact et que les 20 gouttes d'eau distillée fournies par lui dépassaient légèrement 1 gramme ; il a fallu alors ramener par le calcul le poids des gouttes de teinture à ce qu'il eût été, avec un instrument qui donnerait des gouttes d'eau distillée pesant rigoureusement 5 centigrammes.

Voici, avec cette correction, les chiffres qu'ont fournis ces pesées comparatives :

Echantillon de la Pharmacie des hôpitaux :
20 gouttes pèsent.......................... 0gr379
Echantillon A, d'une pharmacie de la ville :
20 gouttes pèsent.......................... 0gr373
Echantillon B, d'une pharmacie de la ville :
20 gouttes pèsent.......................... 0gr373
Echantillon C, d'une pharmacie de la ville :
20 gouttes pèsent.......................... 0gr348
Echantillon D, d'une pharmacie de la ville :
20 gouttes pèsent.......................... 0gr382

On voit que l'écart est assez notable puisqu'il va de

348 à 382 milligrammes ; le chiffre 348 est fort au-dessous de la moyenne des autres ; mais, comme il a été donné par un échantillon d'une des pharmacies où les préparations sont le plus consciencieusement faites, on doit en tenir grand compte (1). La moyenne du poids de 20 gouttes de teinture est ainsi 0 gr. 371, c'est-à-dire qu'une goutte pèse 0 gr. 0185 ou 18 milligrammes et demi.

Quant aux causes qui peuvent faire varier ainsi le poids d'une préparation faite dans des conditions qui doivent être identiques, il peut y en avoir trois : 1° la dessiccation plus ou moins complète des feuilles employées; 2° l'évaporation lente de la teinture dans les flacons où elle est longtemps conservée ; 3° l'emploi d'alcool de titre inégal. Certaines pharmacopées prescrivent de l'alcool à 60°, d'autres conseillent de l'alcool à 80°, il est évident que, dans ces conditions, le poids des gouttes doit varier indépendamment de toute autre circonstance.

Quoi qu'il en soit, nous adoptons le chiffre de 0 gr. 0185 comme le poids moyen d'une goutte de la teinture alcoolique de digitale qu'on trouve dans les pharmacies.

D'après cela, il faut 54 gouttes pour faire un poids de 1 gramme (0 gr. 999 exactement) de teinture de digitale, et 32 gouttes qui pèsent 0 gr. 60 (0 gr. 592 exactement) représentent 0 gr. 10 de feuilles sèches de digitale.

Ces expériences nous montrent que les doses de

(1) Dans son article : *Formulaire*, du *Diction. encyclop. des scienc. médicales*, Vidau donne les chiffres suivants : une goutte de teinture alcoolique de digitale pèse 0 gr. 0192; 20 gouttes pèsent 0 gr. 344, et il faudrait 58 gouttes pour faire un poids de 1 gramme.

12, 20, 25 gouttes de teinture alcoolique de digitale, prescrites couramment pour une journée, sont tout à fait insuffisantes chez l'adulte. On prescrira d'emblée : 32 gouttes (ou en poids 0 gr. 60 environ) de teinture représentant 0 gr. 10 de feuilles; 54 gouttes (en poids, 1 gramme) de teinture qui représentent 0 gr. 17 environ de feuilles.

Bien que Gubler et Potain accordent à la teinture alcoolique une puissance diurétique très manifeste, il nous a paru que son action sur la diurèse était inférieure à celle de la macération; d'après cela, on voit à quelle dose considérable il faudrait porter la teinture pour égaler en poids les doses de poudre de feuilles qui provoquent la diurèse, puisque 30 ou 40 centigrammes de feuilles, prescrits journellement en macération, sont l'équivalent de 96 ou de 128 gouttes de teinture alcoolique de digitale; bien plus, il faudrait prescrire 270 gouttes dans les 24 heures pour faire 5 grammes de teinture, dose à laquelle on peut arriver en un seul jour, si l'on en croit Soubeiran?

Pour toutes ces raisons, on ne s'adressera à la teinture que si le malade supporte mal la macération ou l'infusion, ou encore dans les cas où l'on cherche à obtenir seulement un effet sédatif du cœur; si l'on veut provoquer un effet diurétique puissant, la macération de feuilles reste le médicament de choix.

A côté de la teinture alcoolique se place la teinture éthérée. Cette préparation est abandonnée de la plupart des cliniciens, parce que l'éther pur dissout la digitoxine, substance à réserver, et, par contre, ne dissout pas la digitaline. Si l'éther est impur et retient un peu d'alcool, il dissout une certaine quantité de principe actif; cette teinture varie donc en énergie, suivant la qualité de l'éther employé.

Teinture éthérée de digitale.

Poudre de feuilles de digitale..........	100 gr.
Ether à 0,758..........................	500

Opérer par lixiviation dans l'appareil à déplacement fermé; déplacer par l'eau la partie de teinture qui reste dans la poudre, et conserver dans des flacons bien bouchés.

(CODEX.)

74 gouttes de cette teinture pèsent 1 gramme (Fonssagrives); d'après Vidau (*loc. cit.*), ce poids ne serait atteint qu'avec 82 gouttes.

Nous avons encore à signaler : l'

Alcoolature de digitale.

Feuilles fraîches de digitale.........	} ââ 500 gr.
Alcool à 90°.........................	

Contuser les feuilles de digitale; faire macérer en vase clos dans l'alcool en agitant de temps en temps. Après dix jours de contact, passer avec expression, puis filtrer.

De X à XXX gouttes.

D'après Soubeiran, cette préparation est moins active que la teinture, car, en tenant compte de l'eau que renferme la plante fraîche, le rapport de la plante sèche au véhicule n'est dans l'alcoolature que de 1 à 9 au lieu de 1 à 6.

C. Sirops.

Sirop de digitale.

Teinture de digitale....................	25 gr.
Sirop de sucre..........................	975

Mélanger.

Une cuillerée à bouche, ou 20 grammes de ce sirop, cor-

respond à 0 *gr.* 50 *de teinture de digitale et à* 0 *gr.* 085 *de poudre de feuilles environ.*

Sirop de digitale.

Feuilles de digitale....................	2 gr.
Eau bouillante..........................	1000
Sucre blanc.............................	Q. s.

On fait infuser les feuilles dans l'eau, on passe avec expression. On filtre, et on ajoute à 100 *parties de liqueur,* 90 *parties de sucre qu'on fait fondre au bain-marie.*

30 *grammes de ce sirop correspondent à* 20 *centigrammes de feuilles sèches.*

SOUBEIRAN.

Sirop de digitale.

Extrait hydro-alcoolique de feuilles sèches de digitale..........................	2 gr.
Sirop de sucre..........................	1200

30 *grammes contiennent* 5 *centigrammes d'extrait alcoolique.*

LABÉLONYE.

C. **Vins.**

Vin diurétique de Trousseau ou de l'Hôtel-Dieu.

Feuilles sèches de digitale en poudre....	5 gr.
Squames de scille.......................	15
Baies de genièvre.......................	75
Acétate de potasse sec..................	50
Vin blanc à 10° d'alcool................	900
Alcool à 90°............................	100

Contuser les squames de scille et les baies de genièvre, les faire macérer avec la digitale en vase clos durant 10 *jours, dans le vin blanc additionné d'alcool en agitant de temps en temps. Passer avec expression, puis dissoudre l'acétate de potasse dans le liquide obtenu et filtrer.*

Ce vin, qu'il faut distinguer du *Vin diurétique amer de la Charité, qui ne renferme point de digitale*, doit se prescrire avec soin.

Vingt grammes de vin diurétique de Trousseau correspondent à 10 centigrammes de poudre de digitale, et à 1 gramme d'acétate de potasse. On le prescrit, en moyenne, à la dose d'une à deux et même trois cuillerées à soupe par jour.

Il existe encore d'autres vins de digitale, moins employés que celui de Trousseau; ce sont :

Vin diurétique.

Feuilles sèches de digitale.............	10 gr.
Feuilles sèches de diosma crenata (rutacée diurétique).....................	30
Acétate de potasse....................	30
Vin blanc...........................	1000

Faire macérer les feuilles dans le vin blanc durant huit jours, passer avec expression, puis faire dissoudre l'acétate de potasse dans le liquide obtenu et filtrer.

De 1 à 3 cuillerées à soupe dans de l'eau.

GALLOIS.

Vin diurétique.

Feuilles de digitale.................. }	ââ 8 gr.
Squames de scille..................... }	
Cannelle fine.........................	12
Acétate de potasse....................	15
Vin de Madère.........................	500

De 1 à 4 cuillerées à bouche, le matin à jeun.

GRANEL.

Vin antihydropique.

Feuilles sèches de digitale...............	8 gr.
Ecorces moyennes de sureau.............	50
Acétate de potasse.....................	15

Faire macérer 48 heures; ajouter ensuite :

Vin blanc............................	800 gr.
Alcool................................	Q. s.

Clarifier, filtrer et ajouter :

Sirop des cinq racines.................	130 gr.

De 2 à 6 cuillerées à soupe dans la journée.

BOUYER.

E. **Oxymels.**

Gubler, ayant cru trouver des inconvénients sérieux au vin diurétique de Trousseau chez les cardiaques atteints de congestion rénale, a imaginé la préparation suivante de laquelle il a exclu les diurétiques excitants, et où il a réuni « les principaux types de substance capables de resserrer les capillaires et d'agir sur les vaisseaux et le cœur de manière à accroître la tension vasculaire ». Voici sa formule :

Oxymel diurétique de l'hôpital Beaujon ou de Gubler.

Teinture alcoolique de digitale..........	10 gr.
Extrait aqueux d'ergot de seigle.........	10
Acide gallique..........................	5
Bromure de potassium	30
Eau de laurier cerise....................	30
Sirop de groseille ou de cerise..........	400
Oxymel scillitique.......................	515

2 à 4 cuillerées à soupe, par jour, dans une tasse d'infusion diurétique.

F. **Vinaigres.**

Vinaigre de digitale.

Feuilles sèches de digitale..............	10 gr.
Vinaigre fort............................	120

Faire digérer trois jours et filtrer. Prescrire 25 à 100 gouttes. Avec une partie et demie de sucre, on a le sirop acétique de digitale, peu employé.

NASSE.

Vinaigre de digitale.

Feuilles de digitale..........................	30 gr.
Vinaigre fort..........................	250

Faire digérer 3 jours et filtrer. Prendre 10 à 60 gouttes.

BORUSS.

F. **Lavements.**

Leur action est bien incertaine; Chrestien (de Montpellier) cite cependant un fait dans lequel l'anasarque et l'ascite auraient disparu momentanément sous l'influence de cette médication.

Lavement de digitale.

Poudre de digitale..........................	0 gr. 25 à 2 gr.
Eau bouillante..........................	Q. s.

Faire infuser une demi-heure.

Lavement de digitale.

Poudre de digitale..........................	âå 2 gr.
Poudre de scille..........................	
Eau bouillante..........................	Q. s.

Faire bouillir durant 10 minutes et ajouter :

Laudanum de Rousseau..............	VI gouttes

Lavement de digitale.

Poudre de feuilles de digitale..........	8 à 15 gr.
Eau..........................	150

CAZIN.

G. **Préparations liquides de digitale composées.**

La digitale est assez souvent associée aux teintures de scille, de colchique, d'opium, et au séné; de ces préparations nous n'indiquerons que celles qui peuvent trouver leur emploi dans le traitement des affections du cœur.

Potion sédative.

Teinture de digitale..................	X à XXX gouttes
Teinture d'opium......................	X à XV
Sirop de fleurs d'oranger............	30 gr.
Infusion de tilleul...................	120

Par cuillerées à soupe.

Potion diurétique.

Feuilles de digitale..................	2 gr.
Eau......................................	200

Faire infuser, passer et ajouter :

Nitrate de potasse....................	4 gr.
Teinture de bulbes de colchique.........	8
Sirop des cinq racines.................	30

Par cuillerées à soupe.

On peut encore s'adresser aux formules qui suivent, qui ont donné presque toujours d'excellents résultats entre les mains de leurs auteurs.

Potion diurétique.

Feuilles de digitale..................	1 gr. 50

Faire infuser dans :

Eau bouillante.........................	150 gr.

Passer et ajouter :

Nitrate de potasse....................	5 gr.
Sirop de framboises..................	50

Dose : 1 cuillerée toutes les deux heures.

TRAUBE.

Potion diurétique.

Teinture de digitale..................	XXV gouttes
Oxymel scillitique.....................	30 gr.
Infusion de raifort....................	150

En 2 ou 3 fois dans la journée.

Potion diurétique.

Poudre de feuilles de digitale............	0 gr. 50
Eau tiède................................	120

Faire macérer pendant 12 heures, filtrer et ajouter :

Oxymel scillitique......................	25 gr.
Acétate de potasse......................	4

A prendre par cuillerées à soupe.

Sirop de digitale et de scille.

Sirop de digitale.......................	4 gr.
Oxymel scillitique......................	3

Mêler dans une tasse d'infusion après avoir fait dissoudre dans un litre de celle-ci : 1 gramme de nitrate de potasse.

H. ROGER.

Potion diurétique et sédative.

Digitale pourprée.......................	5 gr.
Eau bouillante..........................	200

Faire infuser, passer et ajouter :

Nitrate de potasse......................	8 gr.
Eau de laurier-cerise...................	10
Sirop de guimauve.......................	40

Une cuillerée toutes les deux heures.

BOUCHARDAT.

Tisane diurétique.

Espèces aromatiques (thym, hysope, menthe poivrée, romarin).........	ãã 50 gr.
Feuilles de digitale....................	0 gr. 30
Séné....................................	1
Eau.....................................	1000

Dose pour une journée.

C. PAUL.

I. **Préparations solides.**

Elles ont pour base la poudre de feuilles de digitale; la préparation la plus simple consiste à la donner sous forme pilulaire.

Pilules de digitale.

Faire des pilules de 5 à 10 centigrammes. De 1 à 3 par jour.

C'est une assez bonne préparation, commode à employer, mais il faut que la masse pilulaire soit fraîchement préparée.

Extrait aqueux de digitale.

On humecte la poudre de feuilles avec la moitié de son poids d'eau distillée à 20°, et on la traite dans l'appareil à déplacement. La liqueur est ensuite évaporée en consistance d'extrait.

(Codex de 1884.)

Cette préparation qu'on prescrit à la dose de 10 à 30 centigrammes est peu sûre au dire de Hepp; on doit lui préférer la suivante :

Extrait alcoolique de digitale.

Feuilles sèches de digitale..............	125 gr.
Alcool à 60°.........................	750

Introduire la poudre dans un appareil à déplacement; on y verse ensuite une petite quantité d'alcool, puis au bout d'un certain temps on y ajoute le reste. On évapore en consistance d'extrait mou.

Dose : de 0 *gr.* 05 *à* 0 *gr.* 20.

(Codex de 1884.)

La poudre de digitale est fréquemment associée en thérapie cardiaque à des substances *laxatives* ou *diurétiques;* je citerai seulement les préparations les plus employées.

Poudre diurétique.

Poudre de scille....................	àà 0 gr. 05
Poudre de digitale....................	
Calomel..........................	

Mêler et diviser en 3 paquets à donner à une heure d'intervalle.

PETER.

Cette préparation, qui s'adresse à la fois au cœur, au foie et au rein, trouve surtout son indication dans les cas de congestions viscérales passives.

Poudre diurétique.

Poudre de digitale..................	àà 1 gr. 50
Poudre de scille......................	
Nitrate de potasse..................	20

Mêler et diviser en 15 paquets; un paquet ou deux par jour.

Poudre diurétique.

Poudre de feuilles de digitale..........	0 gr. 05
Squames de scille......................	0 gr. 10
Crème de tartre.........................	2

Pulvériser et mêler pour un paquet. En prendre 3 par jour.

OSIANDER.

Il est souvent préférable de prescrire ces différentes substances sous forme pilulaire; les préparations les meilleures sont alors les suivantes :

Pilules diurétiques et purgatives.

Poudre de digitale.....................	àà 0 gr. 05
Poudre de scille........................	
Poudre de scammonée...................	

Pour une pilule; dose de 1 à 6 par jour.

Lorsqu'il y a indication, c'est une très bonne préparation qui mérite d'être recommandée.

Pilules diurétiques.

Poudre de digitale....................	àà 2 gr.
Poudre de scille......................	
Extrait de genièvre..................	

Faire 40 pilules; dose 2 à 6 par jour.

Voici encore quelques formules recommandables de pilules diurétiques à base de digitale :

Pilules diurétiques et purgatives.

Poudre de digitale....................	àà 2 gr.
Poudre de scille......................	
Extrait de coloquinte	0 gr. 40
Extrait de rhubarbe..................	Q. s.

Pour 50 pilules; dose : 1 à 3, matin et soir.

EWALD.

Pilules diurétiques.

Poudre de digitale..........................	1 gr.
Nitrate de potasse..........................	2
Extrait de scille............................	0 gr. 50
Extrait de genièvre.........................	Q. s.

Faire 20 pilules, à prendre en 3 ou 4 jours et non en 1 jour comme quelques-uns l'ont recommandé.

Quand les affections organiques du cœur se compliquent de congestion hépatique, on pourra faire usage des pilules suivantes (Huchard) :

Poudre de digitale..........................	1 gr.
Calomel.......................................	2
Poudre de scille.............................	3
Extrait aqueux d'ergot de seigle..........	4

Pour 40 pilules; dose : 3 à 4 par jour.

Pilules sédatives.

Poudre de digitale....................	ãã 5 gr.
Pilules de cynoglosse....................	

Faire 50 pilules; dose : 1 à 3 par jour.

BOUCHARDAT.

Ces pilules seraient, dit-on, d'une pratique utile contre les palpitations qu'on observe quelquefois chez les pléthoriques; je ne les ai jamais employées. C'est également contre les *palpitations* cardiaques, mais *d'origine nerveuse*, qu'on a proposé la formule suivante :

Poudre de digitale....................	ãã 5 gr.
Poudre d'asa fœtida....................	
Sirop des cinq racines....................	Q. s.

Faire 100 pilules; on les prescrit à la dose de 1 à 4 par jour.

WITHERING.

J. **Préparations pour l'usage externe.**

Quelques auteurs ont encore recours aux applications de digitale, en onctions ou en frictions sur la peau des membres œdématiés, et prétendent avoir obtenu des effets diurétiques fort nets, avec disparition des œdèmes et un ralentissement notable du pouls. Ces moyens m'ont paru très infidèles. Voici néanmoins quelques-uns de ces **liniments** les plus connus.

Teinture de digitale....................	ãã 50 gr.
Teinture de scille....................	

En frictions sur les membres et sur l'abdomen.

En faisant pratiquer deux fois par jour une large

friction sur la région précordiale avec le mélange ci-dessus, C. Paul a vu se calmer plusieurs fois l'agitation cardiaque.

Voici encore un autre liminent :

Teinture alcoolique de digitale.........	} àà 50 gr.
Teinture éthérée de digitale...........	

Imbiber des compresses et les appliquer sur les membres.

Le mélange suivant est recommandé par R. Pfaff.

Teinture alcoolique ou éthérée de digitale	} àà 10 gr.
Chloroforme	

Imbiber des compresses et les maintenir sur les membres; elles produisent une sensation de brûlure.

On pourra recourir à cet autre liminent :

Teinture de digitale.........	} àà 50 gr.
Teinture de savon...........	

Pour frictions sur l'abdomen.

CHRISTISON.

Bain de siège de digitale.

Feuilles fraîches de digitale............	60 gr.
Eau	1000

CAZIN.

Emplâtre de digitale.

Extrait alcoolique de digitale...........	90 gr.
Résine élémi purifiée..................	10
Emplâtre diachylon gommé............	20

(CODEX DE 1884.)

Faire fondre la résine et l'emplâtre à une douce chaleur et incorporer l'extrait de digitale.

Voies d'introduction de la digitale. — Les préparations de digitale doivent être données, dans la très grande majorité des cas, par la *voie stomacale*; celles qu'on choisira de préférence sont les préparations liquides et surtout la macération, l'infusion et la teinture alcoolique; exceptionnellement on a pu faire prendre les tisanes digitaliques par le *rectum*, à l'aide de lavements dont nous avons donné la formule. Bouillaud avait tenté, sans résultat appréciable, la voie d'introduction par la *peau*: il faisait placer sur la région du cœur un large vésicatoire et saupoudrer le derme dénudé avec de la poudre de feuilles de digitale pour augmenter l'irritation cutanée. Brown et Reynolds (1869) prétendent avoir obtenu une action diurétique et un abaissement notable du pouls, en appliquant sur l'abdomen un cataplasme de farine de lin additionnée de teinture alcoolique de digitale, ou mieux encore, des cataplasmes préparés avec des feuilles fraîches et de l'eau bouillante. Dujardin-Beaumetz (*Cliniq. thérapeut.*, t. I., p. 52) a obtenu quelques résultats assez nets avec cette médication, mais seulement chez les jeunes sujets dont la peau est fine et délicate; ces cataplasmes doivent rester en place de six à douze heures et plus.

L'*injection sous-cutanée* de digitale serait bien à désirer, mais la digitaline est à peine soluble dans l'eau; elle l'est, il est vrai, dans l'alcool, mais cette solution alcoolique est douloureuse. Dans plusieurs cas d'affections cardiaques rebelles à tout traitement et où la digitale prise par la bouche s'était montrée impuissante, Zienetz (*Med. observ.*, p. 922, 1892) eut recours à la digitale en injections sous-cutanées avec quelque succès; nous verrons plus loin qu'on a cherché à remplacer, dans le même but, la digitale par la digitaline.

Emploi de la digitale chez les enfants.

Les affections cardiaques sont d'une fréquence assez grande chez les enfants qui, en général, supportent bien des lésions même considérables. La rareté des hydropisies cardiaques est chose remarquable chez eux. Cependant, on devra donner la digitale « chaque fois que le cœur s'agite, précipite ses battements d'une façon désordonnée, et qu'il en résulte de la dyspnée ou de l'angoisse cardiaque ». La digitale doit être, en dehors de la fièvre, donnée à faible dose. Voici ce qu'on pourra prescrire :

Teinture alcoolique de digitale.

5 à 10 gouttes.......... au-dessous de 3 ans,
10 à 15 — .... de 3 à 5 ans,
20 — .... au-dessus de 5 ans,

également réparties en 24 heures et suspendues au bout de 3 à 4 jours.

J. SIMON.

Extrait de digitale.

de 0 gr. 01 à 0 gr. 02 jusqu'à 3 ans.

BAGINSKY.

Infusion de digitale.

De 0 gr. 05 à 0 gr. 10 suivant l'âge, dans 150 gr. d'eau, édulcorée de sirop de framboises.

Sirop de digitale.

2 cuill. à café.............. au-dessous de 3 ans,
3 à 4 — .... au-dessus de cet âge.

PRINCIPES ACTIFS DE LA DIGITALE

Digitaline.

HISTORIQUE. — CARACTÈRES GÉNÉRAUX.

La digitale pourprée renferme un grand nombre

de principes immédiats qui sont la source de ses propriétés physiologiques et thérapeutiques. De nombreuses recherches ont isolé plusieurs de ces substances, mais la communauté apparente de leurs propriétés a fait croire longtemps qu'il ne s'agissait là que d'un principe actif unique, toujours identique à lui-même, et auquel Homolle et Quévenne, qui crurent l'avoir isolé, donnèrent le nom de *digitaline*.

Cependant, avant eux, d'autres produits digitaliques avaient déjà été portés à la connaissance du public médical. Leroyer, pharmacien de Genève, en 1824, aurait retiré des feuilles de digitale une substance brune, poisseuse, amère, alcaline, soluble dans l'eau et dans l'éther. Magendie, qui l'expérimenta, vit qu'un grain et demi (environ 78 milligrammes), mis en solution dans l'eau et injecté dans les veines, suffit à tuer un chien de taille moyenne en 30 minutes environ.

Vers la même époque, Dulong isola une autre substance, amère, non alcaline, insoluble dans l'éther, mais soluble dans l'eau et dans l'alcool, et Pauquy prépara une digitaline se présentant sous la forme d'aiguilles blanches, alcaline, d'une saveur amère, insoluble dans l'eau, soluble dans l'alcool et l'éther. Ces diverses substances étaient probablement mal déterminées au point de vue chimique.

En 1844, Homolle et Quévenne parvinrent à séparer de la digitale un principe actif qu'ils appelèrent *digitaline*, et la Société de Pharmacie, qui avait mis la question au concours, leur accorda le prix. Cette substance était retirée de la macération aqueuse de poudre de feuilles de digitale, puis reprise en dernier lieu, après quelques manipulations que nous n'avons pas à décrire, par l'alcool et l'éther concentré.

Ils obtinrent ainsi une substance blanchâtre, amorphe, friable, d'une amertume extrême, presque insoluble dans l'eau froide, un peu plus soluble dans l'eau bouillante, peu soluble dans l'éther et dans la benzine, très soluble dans l'alcool et surtout dans le chloroforme. Elle donne une belle couleur vert-émeraude au contact de l'acide chlorhydrique. Expérimentée bientôt par Bouchardat, Bouillaud et Andral, cette substance, reconnue comme très active, se substitua peu à peu à la digitale.

En 1864, Homolle et Quévenne apportèrent une très importante modification à leur procédé, en purifiant la digitaline par le chloroforme; cette dernière substance est désignée sous le nom de *digitaline chloroformique* pour la distinguer du produit que ces chimistes obtenaient avec leur premier procédé. La digitaline chloroformique de Homolle et Quévenne, définitivement adoptée par le *Codex* de 1866, est entrée depuis cette époque dans la pharmacopée française.

En 1871, Nativelle vint modifier profondément la composition de la digitaline. Celle-ci, d'après le procédé de Homolle et Quévenne, provenait, nous l'avons dit, de la macération aqueuse de la digitale; quant au résidu poisseux, il était rejeté comme sans emploi. Or, d'après Nativelle, c'est précisément ce résidu qui renferme la presque totalité du principe actif et cristallisable de la digitale; lui seul serait de la digitaline. Quant à la macération aqueuse, le produit amorphe qu'elle renferme ne serait pas de la digitaline, mais de la *digitaléine*.

Le produit cristallisé ainsi obtenu par Nativelle (*digitaline cristallisée*), essayé par Gubler, Vulpian, fut reconnu comme beaucoup plus actif que la digitaline amorphe de Homolle et Quévenne, et Marotte estimait qu'elle ne devait être prescrite que par fractions de milligramme. Sa préparation est compliquée et ne comprend pas moins de 6 distillations, 2 ébullitions et traitement par différents menstrues. Elle se présente sous forme d'une substance blanche, inodore, montrant au microscope de petits cristaux lamellaires prismatiques; sa réaction avec l'acide chlorhydrique est la même que celle de la digitaline amorphe.

Quatre ans environ après la découverte de Nativelle, Schmiedeberg (*Neues Repert. Repertor. f. Pharm.*, p. 89, 1875) revint mettre tout en question, et prétendit que la digitaline de Nativelle n'est point un produit défini et qu'elle se compose d'une digitaline amorphe insoluble, et de deux autres principes dont l'un, la digitoxine, est une substance extrêmement active. Mais ces recherches ne sauraient modifier ce que nous venons de dire, et les produits obtenus par Schmiedeberg ne sont point comparables à ceux découverts par Homolle et Quévenne et par Nativelle, car ces derniers ont été extraits des feuilles de digitale, tandis que les premiers proviennent de la digitale commerciale de Wöhrling, préparée non avec des feuilles, mais avec des semences de digitale.

A côté des digitalines amorphes et cristallisées, il faut signaler encore la *digitaline cristallisée de Blaquart*, très voisine de celle de Nativelle, mais que son auteur (*Etude crit. sur la digitaline*, etc., Paris, 1872) considère comme plus active; puis la *digitaline allemande, de Merck*, très soluble dans l'eau et qui est retirée des semences de la digitale; enfin, des digitalines commerciales mal dosées, renfermant des produits actifs en quantité variable, et par cela même différentes comme effet, sur lesquelles un clinicien soigneux ne saurait compter.

Si nous comparons la puissance d'activité des différentes digitalines, nous voyons que :

10 centigrammes de poudre de feuilles de digitale répondent à :

5 milligrammes (0 gr. 005) de digitaline de Merck.

1 milligr. 1/2 (0 gr. 0015) de digitaline amorphe chloroformique Homolle-Quévenne, c'est-à-dire du *Codex*.

En résumé, il existe dans le commerce un certain nombre de produits extraits de la digitale, et désignés sous le nom général de *digitalines;* ces produits comprennent deux groupes :

A. Dans le premier groupe, qui renferme les *digitalines solubles dans le chloroforme et insolubles dans l'eau*, se rencontrent la *digitaline cristallisée chloroformique*, la *digitaline amorphe chloroformique*, et la *digitoxine*.

Or il est très important de savoir que *ces trois produits, à l'état de pureté, possèdent la même activité*; le dernier cependant est peu employé en France, à cause de la difficulté de l'avoir entièrement pur, mais en Belgique, sous l'influence de Masius et de Van Aubel (voir plus loin, p. 88) la digitoxine paraît devoir entrer bientôt dans la thérapeutique des maladies du cœur.

La digitaline amorphe et surtout la digitaline cristallisée dont, encore une fois, l'activité est égale, restent les médicaments de choix.

B. Le second groupe comprend les *digitalines insolubles dans le chloroforme* et *solubles dans l'eau*, ce sont la *digitaléine* et la *digitaline allemande*.

La première est un produit peu actif ; elle représente la partie soluble de l'ancien type de digitaline de Homolle et Quévenne (car leur produit actuel est la digitaline chloroformique du *Codex*). Quant à la digitaline allemande, elle est analogue sinon identique à la digitaléine, mais sa composition est variable. Comme cette dernière, elle doit son action à la quantité plus ou moins grande de digitaline chloroformique qu'elle renferme.

Comme *conclusion pratique*, nous dirons donc que s'il ne veut pas s'exposer à des déboires, le clinicien ne devra s'adresser qu'aux digitalines chloroformiques, et de préférence à la digitaline cristallisée (Fouquet, *Bullet. thérap.* 1892).

ACTION PHYSIOLOGIQUE.

La digitaline n'est pas éliminée par les reins, c'est pourquoi on ne la retrouve pas dans les urines. On admet qu'elle est probablement décomposée dans le sang, aussi ne la retrouve-t-on pas davantage dans les organes sanguins. On la cherchera seulement dans les vomissements, les déjections alvines, ainsi que dans l'estomac et dans l'intestin.

Les longs détails dans lesquels nous sommes entré à propos de la digitale, nous permettent d'être bref sur l'action physiologique de la digitaline (1). Il

(1) Les digitalines françaises, *amorphe* ou *cristallisée*, solubles dans le chloroforme, donnent avec l'acide chlorhydrique une coloration vert-émeraude ; avec l'acide sulfurique alcoolisé et une trace de perchlorure de fer, une coloration bleu verdâtre. Ces réactions ne se rencontrent pas avec la digitaline allemande qui est soluble dans l'eau et donne avec l'acide chlorhydrique une coloration jaune vert fauve. Quant au produit allemand qui se rapporte à la digitaline française, ce serait la digitoxine (Schmiedeberg) ; mais cela n'est pas démontré (P. Lafon. *Etud. pharmacol. et tox. de la digitale. Ann. d'hyg. publiq. et de méd. légale*, nov.-déc. 1886).

est probable qu'il y a quelques différences entre les effets de ces deux substances, car outre la digitaline, d'autres principes actifs sont encore renfermés dans la digitale : digitalose, digitoxine, digitalin, acides digitalique et digitaléique, dont l'action individuelle, quoique certaine, est encore mal connue.

Quoi qu'il en soit, la digitaline agit sur le cœur d'une façon qui ne diffère pas sensiblement de ce que l'on observe avec la digitale. Comme celle-ci, la digitaline ralentit, régularise les battements du cœur et ralentit le pouls; à doxes toxiques, au contraire, elle produit l'accélération et l'arythmie des pulsations. De même que pour la digitale il faut un certain temps pour que la digitaline agisse sur le pouls, et cette action persiste encore quelque temps après la cessation du médicament; enfin la digitaline agit sur le tube digestif en produisant, comme la digitale, des nausées, des vomissements, etc. (*Voir* Fr. Franck, *in Clin. Méd. Charité*, du Pr Potain, 1894.)

Cependant, si on se rappelle que la digitaline est presque insoluble dans l'eau, et que par conséquent il ne doit s'en dissoudre qu'une très faible quantité dans la macération de digitale éminemment diurétique, on peut croire qu'un principe autre que la digitaline est doué de cette propriété (Huchard). Il s'ensuivrait donc que la digitaline aurait un pouvoir diurétique moindre que la digitale. Il n'en est rien cependant, et Potain a montré que la *digitaline cristallisée*, prescrite *sous forme de solution alcoolique au millième*, possède sur la diurèse une action au moins égale à celle de la digitale; cette opinion est acceptée aujourd'hui par le plus grand nombre des cliniciens.

Si donc la digitale et la digitaline ont une ressemblance si grande dans leurs effets thérapeutiques, y a-t-il des raisons qui font préférer la digitaline à la digitale?

On ne peut, dit Fonssagrives, invoquer ni l'avantage d'une énergie plus puissante, ni la facilité plus grande d'administration, ni une activité plus régulière; aussi faut-il s'en tenir à la digitale plutôt qu'à la digitaline.

Nothnagel et Rossbach (*Etud. de mat. médicale*, trad. franç., 1880) sont du même avis. De même Regnault rejette la digitaline comme infidèle et souvent inactive. Pour d'autres, il vaut mieux conseiller l'usage de la plante mère à cause de la complexité chimique de ses composés et leur action physiologique variable.

Cependant, comme nous venons de le dire, tel n'est point l'avis de Potain, qui conseille de préférence l'emploi de la digitaline; de même Dujardin-Beaumetz, qui autrefois prescrivait surtout la digitale, recommande maintenant la digitaline; de même encore Hayem (*Leç. de thérapeut.*, p. 356, t. III, 1891), qui, après avoir donné pendant longtemps la préférence aux préparations aqueuses de digitale, n'emploie plus guère que la digitaline d'Homolle et Quévenne.

Résumé pratique. — Si on veut obtenir un effet diurétique abondant et certain, on l'obtiendra sûrement avec les tisanes de digitale (macération ou infusion) et peut-être même aussi, quoique plus faiblement, avec la teinture alcoolique. Dans les cas où on pourra mettre en œuvre cette préparation fixe et bien dosée, connue sous le nom de *solution alcoolique de digitaline cristallisée au millième*, préparée par Petit-Mialhe suivant les indications de Potain et que nous signalons plus loin, on constatera également une diurèse abondante et rapide, ainsi que j'ai pu le voir chez plusieurs malades de la ville. Lorsqu'on cherche seulement, dans le cas de cardiopathie chronique, à produire un état sédatif et à tenir en bride, pour ainsi dire, le cœur prêt à échapper, la digitaline amorphe chloroformique de Homolle et Quévenne paraîtra préférable à la digitale.

PHARMACOLOGIE. — POSOLOGIE

Digitaline amorphe chloroformique

Préparée sous forme de granules de 1 milligramme, représentant 10 centigrammes de poudre de feuilles de digitale, dose : de 1 à 3 ou même 4 par jour.

C'est le produit accepté aujourd'hui par le *Codex*, c'est pourquoi on le désigne encore sous le nom de *Digitaline amorphe chloroformique* du *Codex*.

HOMOLLE ET QUÉVENNE.

Digitaline cristallisée.

Préparée sous forme de granules de 1/4 de milligramme; dose : de 1 à 4 par jour. NATIVELLE.

On prépare, depuis peu, des granules de *digitaline cristallisée* à 1/10 de milligramme. BÉRAL.

On prépare encore des granules de *digitaline cristallisée chloroformique* à 1/5 de milligramme.

HOUDÉ.

Dose : 4 par jour.

Granules de digitaline cristallisée.

Digitaline cristallisée	0 gr. 10
Sucre de lait pulvérisé	4 gr.
Gomme arabique pulvérisée	1
Mellite simple	Q. s.

CODEX.

Faire 100 granules. — Un granule d'un milligramme, le premier jour, puis, si besoin est, on donne un demi-milligramme le surlendemain.

Remarque très importante. — Nous l'avons déclaré déjà, la *digitaline amorphe chloroformique du Codex*, d'après les recherches modernes (Bardet, Hoppe, Fouquet etc., contrôlées depuis par d'autres auteurs), *possède une activité et une intensité d'action identiques à celles de la digitaline cristallisée chloroformique du Codex*. Ce fait peut paraître paradoxal, mais il s'explique en ce que la digitaline amorphe du *Codex* diffère essentiellement de l'*ancienne digitaline amorphe* des formulaires, qui n'était composée que d'un peu de digitaline cristallisée et de beaucoup de digitaléine, produit peu actif, et par suite avait une action d'un cinquième à un dixième plus faible que celle de la digitaline cristallisée. Cependant comme le produit donné dans le commerce sous le nom de *digitaline amorphe chloroformique du Codex* n'est pas toujours bien purifié, ni entièrement soluble dans le chloroforme, il sera préférable de prescrire la *digitaline cristallisée chloroformique du Codex*, produit fixe, bien défini, toujours identique à lui-même et d'un dosage rigoureux. On la donnera à la dose d'un milligramme d'emblée en une seule fois.

Sirops :

Sirop de digitaline.

Digitaline amorphe	0 gr. 10
Alcool pour dissoudre............	Q. s.
Sirop de sucre..........................	1500 gr.

Une cuiller à soupe contient 1 milligramme de digitaline; dose : 2 à 3 cuillerées par jour.

HOMOLLE ET QUÉVENNE.

Sirop de digitaline cristallisée.

Une cuiller à café équivaut à un granule, et contient 1/4 *de milligramme de digitaline cristallisée.*

NATIVELLE.

Solutions :

Solution titrée de digitaline.

Dix gouttes représentent exactement 1 *milligramme de digitaline.* HOMOLLE ET QUÉVENNE.

Le professeur Potain a donné définitivement la préférence à la préparation suivante de digitaline cristallisée :

Solution alcoolique de digitaline cristallisée.

à 1/1000 (au millième) POTAIN.

50 *gouttes de cette solution correspondent à un milligramme de digitaline.*

Potain déclare obtenir, avec cette préparation, un effet diurétique aussi puissant que celui produit par la macération ou l'infusion de digitale. Il prescrit à dose massive : 50 gouttes, à prendre en une ou deux fois dans un peu d'eau ou d'infusion aromatique, pendant un jour seulement. Puis, après trois à cinq jours de repos, on reprend le médicament, si besoin est, à la même dose ou à une dose plus faible : 30 gouttes par exemple. Dans les jours intercalaires, le malade reste soumis au régime lacté exclusif. Cette préparation excellente a l'inconvénient, pour quelques médecins, d'exiger que le malade compte un trop grand nombre de gouttes, même en employant le *compte-goutte officiel calibré à* 3 *millimètres de diamètre au bec;* c'est pourquoi quelques-uns préféreraient voir prescrire la solution par centimètre cube. Mais il y a là une cause d'erreur, car si un centimètre cube d'eau distillée fait théoriquement 50 gouttes, il n'en est pas de même du mélange d'eau et d'alcool qui sert à faire la solution; il est donc nécessaire de se procurer des solutions d'une pureté et d'une fixité indiscutables. Petit-Mialhe, qui prépare depuis longtemps cette solution, est arrivé à obtenir un mélange ayant sensiblement la même densité que l'eau. Pour cela il fait un mélange à parties égales d'eau, d'alcool et de glycérine à 30 degrés. La glycérine est plus dense que l'eau, l'alcool l'est moins, mais les deux écarts en plus et en moins se compensant exactement, on obtient au total la densité de l'eau; cette solution donne exactement 50 gouttes au compte-goutte officiel; d'ailleurs il n'y aurait pas une très grande importance à ce que le malade fît une erreur de 2 ou 3 gouttes, en plus ou en moins. La solution obtenue par ce procédé est absolument permanente et ne précipite jamais, bien que la digitaline soit peu soluble. Cette préparation excellente donne des résultats certains.

Pour les médecins qui persisteraient à formuler la solution par centimètre cube, on pourrait recourir à la formule indiquée par Fouquet :

Digitaline cristallisée..........	0 gr. 10
Glycérine neutre à 30°	33 c.c. 3
Eau distillée....................	14 c.c. 6
Alcool à 95°......................	Q.s.pour faire 100 c. c.

Dose : 40 gouttes en une fois.

Solution alcoolique de digitaline.

Digitaline...	0 gr. 005
Alcool......	100 centim. cubes ou 20 cuill. à café pour 5 jours.

Prendre chaque jour, matin et soir, une cuiller à dessert.

G. SÉE.

On a administré quelquefois la digitaline en *injections hypodermiques ;* en voici une formule empruntée à Gubler :

Alcool...........................	}	ââ 250 gr.
Eau distillée.....................	}	
Digitaline........................		1

GUBLER.

La seringue de Pravaz tout entière représente 2 milligrammes de digitaline. On pratique une fois par jour, ou deux fois (le matin et le soir), une injection sous-cutanée avec une demi-seringue (1 milligramme) dans la région dorsale, et l'on pourrait voir, à la suite de cette médication, l'état des malades se relever d'une façon rapide « alors que la digitale donnée à l'intérieur n'avait pas donné d'action » (Gubler, *Soc. de thérap.* 1878).

Après lui, Chappet (*Contrib. à l'hist. de la digit. Th.* Lyon 1879) a proposé une solution au millième. A l'étranger, Otto et Witkoski (1875-1876) avaient déjà employé les injections hypodermiques, en se servant d'une solution de digitaline de Merck dans l'eau glycérinée. Mais ces injections, outre qu'elles sont douloureuses, provoquent quelquefois des accidents graves au niveau de la piqûre : du sphacèle (Luton), et des phlegmons ; on ne saurait donc les conseiller. Si cependant, pour des raisons particulières, la digitale ne pouvait être prescrite par la voie stomacale, on pourrait tenter l'essai d'une injection sous-cutanée de digitaline, avec la formule rapportée par Fonssagrives d'après Bourneville et Bricon :

Solution de digitaline pour injection sous-cutanée.

Eau distillée.....................	}	ââ 25 gr.
Alcool............................	}	
Digitaline de Homolle et Quévenne...		0 gr. 10

Chaque demi-seringue (10 gouttes) *représente* 1 *milligramme de digitaline*; *dose* 10 *à* 20 *gouttes.*

Enfin la digitaline est quelquefois associée avec succès à d'autres substances diurétiques et laxatives, comme dans la formule suivante :

Digitaline amorphe....................		0 gr. 05
Poudre de scille....................	àà	5
Poudre de scammonée....................		
Sirop de gomme....................		Q. s.

Faire 100 *pilules.*

Chaque pilule représente 0 *gr.* 0005; *deux pilules :* 1 *milligramme de digitaline.*

On donne 2 *pilules le premier jour, puis* 4 *pilules* (2 *milligrammes*) *si cela est nécessaire.*

Le clinicien qui a adopté l'usage de la digitaline a besoin, avant de formuler, d'être fixé sur la valeur équivalente de la digitaline avec la digitale. Nous donnons ici les équivalents pharmaceutiques de ces deux agents, d'après les formulaires officiels; *il nous paraît cependant que ces chiffres devraient être modifiés*, depuis que les travaux récents nous ont mieux fixés sur la puissance d'activité de la digitaline.

1 milligr. de digitaline équivaut à	Poudre de feuilles de digitale.....	0gr.10(1)	
	Teinture alcooliq. de digitale.....	0gr.50 à 0gr.60 (25 à 32 gouttes)	
	Extrait aqueux de digitale........	0gr.045	d'après le Formulaire des hôpitaux et hospices civils de Paris 1887
	Extrait alcoolique de digitale.....	0gr.050	
	Extrait éthéré de digitale........	0gr.012	
	Sirop de digitale.	20gr. (1 cuill. à soupe)	

(1) D'après Bardet, 1 milligramme de digitaline équivaudrait à 50 centigrammes de poudre de feuilles de digitale.

AUTRES PRINCIPES ACTIFS DE LA DIGITALE

Outre la digitaline, principe actif par excellence de la digitale, on trouve encore dans celle-ci un grand nombre de *glucosides* (1) que nous avons déjà signalés et dont la composition chimique et l'action physiologique sont encore mal déterminées.

Dès l'année 1844, en extrayant la digitaline de la digitale, Homolle et Quévenne avaient reconnu dans cette dernière la présence de principes multiples désignés sous le nom de digitalose, de digitalin, digitalide, acide digitalique, acide digitaléique, puis du tannin, du sucre, de l'amidon, de la matière colorante, etc.

En 1875 Schmiedeberg, de Strasbourg, a repris la question, et pour lui la digitale renfermerait, outre le tannin, le sucre, l'amidon et la chlorophylle, plusieurs principes actifs : la digitonine, la digitine, la digitaline, la digitaléine et la digitoxine.

La *digitonine* agit comme la saponine ; elle déprime l'activité cardiaque, paralyse le système nerveux du cœur et le myocarde.

La *digitine* est inerte.

La *digitaléine* est une masse jaune, très peu soluble dans le chloroforme ; elle se dédouble en sucre et en digitalirésine.

Le plus important de ces glucosides est la *digitoxine*.

La **digitoxine**, insoluble dans l'eau et la benzine, soluble dans l'alcool et le chloroforme, serait extrê-

(1) On donne le nom de *glucosides* à des produits naturels du régime végétal, qui, mis en présence d'un acide minéral faible, ou d'un ferment, donnent naissance à du glucose.

mement active. Chez l'homme 2 milligrammes suffiraient à provoquer des accidents graves durant plusieurs jours (Hoppe). Tel n'est pas l'avis de M. Masius ; dans le débat sur les principes actifs de la digitale, poursuivi devant l'Académie royale de Belgique (1893), il a préconisé vivement l'emploi de la *digitoxine* dont il a obtenu d'excellents résultats thérapeutiques. A la dose de 1 milligramme à 1 milligramme 1/2 par jour, en prises de 1/2 milligramme, la digitoxine donnerait rapidement les effets de la digitale sans effets secondaires fâcheux, surtout sur le tube digestif. A ce propos, M. Van Aubel a donné quelques explications.

Il s'est assuré d'abord par des expériences multiples sur des chiens que 1 milligramme de digitoxine en injection sous-cutanée ne provoque ni irritation, ni inflammation. C'est ce qui le porte à croire que, dans des cas graves et lorsqu'il est urgent d'intervenir, on pourrait se servir chez l'homme d'*injections sous-cutanées* d'après la formule suivante :

Digitoxine........................	20 milligr.
Chloroforme........................	2 gr.
Alcool à 94 degrés centigrades.......	26.5
Eau distillée........................	48

pour 80 *injections sous-cutanées.*

On injectera 3 seringues de 1 gramme par jour, à 3 heures de distance, soit 3/4 de milligramme pour toute la journée.

La *digitoxine* est un produit pur, cristallisé, assez facile à préparer, peut-être le plus actif des principes de la digitale. Son prix est tellement minime qu'un malade consomme à peine pour 3 centimes par jour. Il est probable qu'elle constitue avec la digitonine la plus grande partie des principes actifs de la plupart des digitalines du commerce. Il est donc probable que lorsque les avantages de la digitoxine seront plus connus, on ne tardera pas à recourir à ce mode d'administration dans tous les cas pressants, ceux de collapsus, par exemple, où aujourd'hui on s'adresse si souvent au benzoate de soude et de caféine, ou à d'autres stimulants du cœur.

INDICATIONS DE LA DIGITALE DANS LES MALADIES DU CŒUR

1° Affections chroniques orificielles ou valvulaires du cœur. — Il est de règle aujourd'hui de considérer dans l'évolution des maladies organiques du cœur quatre périodes distinctes :

Dans la première période, la maladie est récente encore, les lésions organiques sont constituées, mais les troubles fonctionnels font encore défaut et la santé du sujet n'est point altérée. Ainsi qu'on l'a dit, il y a *lésion*, mais pas encore *maladie* du cœur ; c'est la période d'*eusystolie.*

Dans la seconde période (*hypersystolie*), les effets nuisibles des lésions anatomiques sont encore atténués ; ils sont *compensés*, comme on a pris l'habitude de le dire, par l'accroissement de l'énergie contractile de la cavité cardiaque située en arrière de l'obstacle, ainsi que par un état de tonicité suffisant des capillaires qui se trouvent en avant. Durant cette période, qui dure le plus souvent pendant de longues années, on ne relève que des troubles momentanés, un peu d'oppression, quelques palpitations passagères à l'occasion d'un exercice violent, d'une course rapide, d'un effort exagéré. En se soumettant à quelques précautions hygiéniques, en n'exposant son cœur à aucun surmenage, le patient conserve un état de santé relatif. Il est bien évident ici que le cœur, dont les systoles continuent à être parfaitement régulières, ne réclame aucunement l'intervention de la digitale; le traitement sera purement hygiénique.

Cependant, la persistance de l'obstacle entraîne pour le cœur un surcroît de travail permanent; le cœur y répond par la dilatation hypertrophique de la cavité en amont de la lésion, il bat avec violence dans la poitrine, le choc de la pointe est plus vigoureux, plus impulsif. La compensation dépasse parfois le but, il se produit des poussées congestives vers la face, les yeux sont injectés, il survient des épistaxis, le malade accuse de la céphalalgie, des bourdonnements d'oreille, des battements violents dans la région temporale, etc. Dans ce cas encore, la digitale est contre-indiquée, c'est aux modérateurs du cœur qu'il faudra recourir.

Peu à peu cependant, le muscle cardiaque, épuisé par ce surcroît incessant d'activité, ne tarde pas à fléchir, ses cavités se laissent distendre, ses contractions sont affaiblies, les bruits mollement frappés deviennent arythmiques, le pouls est petit et irrégulier. Bientôt, le système circulatoire tout entier participe à ce désordre, et la tension artérielle diminue progressivement, pendant que la tension veineuse s'élève; déjà on observe, principalement à la fin de la journée, un peu d'œdème des membres inférieurs, ou seulement localisé autour des malléoles, de même on voit survenir des congestions viscérales : les poumons présentent des signes de congestion œdémateuse des bases, avec ses conséquences, oppression, toux, etc., le foie augmente de volume, les urines sont rares, sédimenteuses, et renferment quelquefois un peu d'albumine.

Cet ensemble morbide constitue la période d'*hyposystolie*. C'est ici que la digitale présente son indication formelle ; grâce à elle, le muscle cardiaque va retrouver son énergie et la régularité de ses contractions, la tension artérielle va se relever, la diurèse se produire, et, comme conséquence, les hydropisies, les œdèmes périphériques vont disparaître ; la digitale est donc le médicament de choix de l'hyposystolie.

Malheureusement, ce retour à la santé n'est que temporaire ; au bout d'un temps variable, une nouvelle attaque hyposystolique se montrera avec ses accidents habituels. La digitale en triomphera encore, de même que des trois ou quatre attaques qui pourront survenir dans la suite ; mais, à chaque reprise, l'action du médicament deviendra plus faible et finira par perdre toute sa puissance. C'est alors que commence la dernière période : l'*asystolie* chronique, définitivement installée, et caractérisée par une altération profonde du myocarde avec état parétique de ses fibres musculaires.

L'infiltration œdémateuse devient permanente et gagne peu à peu toute l'étendue des membres inférieurs, l'hydropisie s'étend aux séreuses, et les congestions viscérales gagnent en intensité et en étendue. Les malades sont en proie à une dyspnée considérable, le sommeil est impossible, les urines rares et albumineuses ; parfois surviennent des hémorrhagies bronchiques, le pouls est misérable et arythmique ; bref, on observe tout cet ensemble qui constitue l'asthénie cardio-vasculaire.

Cette période, si grave dans l'évolution des cardiopathies, caractérisée par deux états principaux, d'après Gubler : l'ataxie du cœur (*cardiataxie*) et la parésie du myocarde (*cardioplégie*), est rebelle à toute action digitalique. Donner la digitale, à ce moment, constitue une faute grave de thérapeutique, car non seulement elle est sans effet sur le cœur, mais, de plus, elle exagère la résistance en augmentant la contractilité des capillaires périphériques. Malheureusement, il n'existe point cliniquement de signes qui permettent de savoir avec certitude si le malade est arrivé définitivement à cet état de cardioplégie réfractaire à la digitale; ce n'est qu'en tâtonnant, et avec prudence, qu'on peut essayer de donner de la digitale au malade, car, tant qu'il existe quelques fibres musculaires capables de répondre au médicament, son action peut être utile. Si le cœur et le pouls ne répondent pas, si la quantité d'urine n'est point augmentée, la non-efficacité de la digitale est le véritable réactif thérapeutique : le cœur est profondément altéré dans sa musculature, il faut cesser la digitale. C'est maintenant la caféine qui pourra seule remédier à ce grave état asystolique, et cela pour un temps provisoire.

Il résulte de ce court exposé que l'indication capitale de la digitale résulte bien moins dans la localisation précise de la maladie vers tel ou tel orifice du cœur, que dans l'état du muscle cardiaque. C'est le muscle cardiaque qui est tout, a dit G. Sée (1893). Stokes, avant lui (*Trait. des maladies du cœur et de l'aorte*, traduct. Sénac, p. 135, 1864), a fait ressortir ce point si important de la façon la plus nette. Dans le traitement des affections valvulaires, dit-il, nous devons être guidés, moins par l'état des valvules que par celui du tissu musculaire cardiaque. Le médecin, dès qu'il est sûr qu'il existe une affection des valvules, ne perdra pas trop de temps à s'assurer minutieusement de sa nature; il examinera l'état physique et vital de l'organe. A cet effet, il déterminera la force avec laquelle agit le cœur, et il recherchera si cette force est supérieure ou inférieure à ce qu'elle est normalement.

La notion d'orifice ne joue qu'un rôle secondaire dans les indications de la digitale, et Peter limitait son utilité aux cas où il y a « irrégularité, tumulte et fréquence ». Teissier père, de Lyon (*loc. cit.*), généralisant davantage, a dit : La digitale est contre-indiquée dans les affections valvulaires, lorsque celles-ci sont suffisamment ou exagérément compensées; elle est indiquée dans toutes les affections valvulaires lorsqu'elles sont insuffisamment compensées.

Résumé. — *La digitale*, médicament par excellence de l'asthénie cardio-vasculaire, *est contre-indiquée* lorsque *la contraction cardiaque est suffisante et régulière. Elle est indiquée*, au contraire, *lorsqu'il y a affaiblissement de la contraction du myocarde*, avec *arythmie*, *abaissement de la tension artérielle avec augmentation de la tension veineuse*, et que ces troubles s'accompagnent de *stase*, d'*œdème périphériques* d'*hydropisie des séreuses*, de *congestions viscérales* et de *diminution notable dans la quantité des urines*. Toutefois, dans cet état, pour que l'*effet* de la digitale soit *utile*, il faut que le muscle cardiaque, troublé seulement dans son fonctionnement (arythmie ataxique), soit encore en état de répondre à la stimulation de ce tonique cardio-vasculaire.

Au contraire, l'*effet* de la digitale est *nul* lorsque le myocarde est altéré profondément dans sa nutrition (ataxie paralytique); son action est *nuisible* lorsqu'elle s'exerce exclusivement ou d'une façon trop prédominante sur la périphérie vasculaire.

Cependant, si la notion d'orifice n'est que secondaire, il n'en est pas moins vrai que la digitale ne répond pas de la même manière à toutes les affections organiques du cœur; quelques considérations pratiques sont utiles à mettre en relief à ce sujet.

La digitale dans l'insuffisance mitrale.

Dans l'insuffisance mitrale, le rythme cardiaque est notablement troublé, l'arythmie y est précoce. En effet, à chaque diastole, une colonne sanguine reflue dans l'oreillette gauche et se joint à celle des veines pulmonaires. L'oreillette étant en repos n'offre qu'une résistance passive à cet envahissement sanguin qui la distend de toute pièce, aussi ne tarde-t-elle point à se dilater et à s'hypertrophier ensuite. D'autre part, le ventricule, qui reçoit de l'oreillette à chaque systole une quantité considérable de liquide sanguin, ne tarde pas non plus, devant cet excès de travail, à entrer en dilatation et à s'hypertrophier consécutivement. Il en résulte que la colonne sanguine qu'il lancerait tout entière dans l'aorte, s'il n'y avait pas insuffisance, reflue en partie dans l'oreillette et y élève la tension, puis va repasser dans ce même ventricule pendant la diastole suivante, par l'effet de la contraction de l'oreillette distendue et hypertrophiée. La colonne sanguine décrit donc ainsi une sorte de va-et-vient incessant, de l'oreillette vers le ventricule et du ventricule vers l'oreillette, et, comme la valvule mitrale devenue insuffisante, cesse d'être un point d'appui au ventricule pour lui permettre de lancer et de faire progresser régulièrement le sang dans l'aorte, celui-ci ne circule plus que d'une façon mal réglée, irrégulière, arythmique. Ces phénomènes si fâcheux se trouvent encore exagérés par ce fait que la dilatation ventriculaire devient bientôt une cause nouvelle qui augmente l'insuffisance valvulaire, exagère par cela même le travail cardiaque et diminue l'effet utile de la contraction ventriculaire. Le muscle cardiaque ne va donc pas tarder à fléchir, et ses contractions seront faibles et ralenties.

Or, dans le cas d'insuffisance mitrale, une systole ventriculaire très lente fera refluer la plus grande partie du sang vers l'oreillette et une faible portion dans l'aorte, ce qui entrave singulièrement l'équilibre circulatoire; au contraire, avec une systole brusque, la résistance au niveau de l'orifice mitral s'accroît proportionnellement à la vitesse et devient bientôt supérieure à celle de la pression aortique, et le sang passe dans l'aorte en proportion d'autant plus considérable, que la rapidité et l'énergie de la contraction sont plus grandes. Une contraction ventriculaire énergique est donc extrêmement favorable au bon fonctionnement du cœur dans l'insuffisance mitrale. C'est pourquoi *l'usage de la digitale y devient utile, indispensable même, aussitôt que la dilatation cardiaque atteint un certain degré, et que l'arythmie est manifeste.*

Les effets de la digitale dans l'insuffisance mitrale sont les suivants :

a) *Du côté des vaisseaux périphériques* : 1° élévation de la tension artérielle, qui a pour effet de provoquer la diurèse, d'activer le courant circulatoire et par suite de ménager l'action du ventricule fatigué; 2° diminution de la tension veineuse, ce qui prédispose à la disparition des œdèmes et des stases périphériques.

b) Du côté du cœur : 1° exagération des forces toniques de résistance à la dilatation ; 2° augmentation d'énergie de la contraction ventriculaire. Celle-ci va augmenter, il est vrai, l'énergie du reflux vers l'oreillette et par suite l'intensité du bruit de souffle systolique, mais elle augmentera en même temps la proportion de la colonne sanguine qui passe dans l'aorte, qui s'accroît avec l'énergie de la systole.

La digitale dans le rétrécissement mitral.

Dans ce cas, l'arythmie est moindre et plus tardive que dans l'insuffisance mitrale.

En effet, ici l'obstacle est constant, toujours le même, et non sujet à des variations comme ce qu'on observe dans l'insuffisance mitrale. La quantité de sang que reçoit le ventricule gauche est petite, il est vrai, mais toujours la même et à la rigueur suffisante pourvu qu'on ne demande pas au cœur un effort exagéré. C'est qu'en effet, dans le rétrécissement mitral, le cœur est accommodé pour un petit travail, et fonctionne bien, pourvu qu'on n'exige de lui rien au delà de ce qu'il peut donner (Potain).

La digitale en pareil cas ne ferait que provoquer un fonctionnement excessif du cœur et l'épuiserait, car il lui est impossible de faire passer à travers l'orifice une quantité de sang plus grande que ne permet l'obstacle invincible.

Contrairement à ce qui arrive dans l'insuffisance mitrale, le ventricule gauche n'a aucune raison d'augmenter de volume, et la dilatation porte exclusivement sur l'oreillette ; il n'y a donc ici ni oscillation ni reflux de la colonne sanguine du ventricule vers l'oreillette et *vice versa.* D'ailleurs le degré de dilatation de l'oreillette a relativement peu d'importance, le passage du sang dans le ventricule se faisant en majeure partie par la *vis à tergo*. Augmenter l'énergie de l'oreillette gauche par la digitale, n'aurait qu'une influence médiocre sur le bon fonctionnement du cœur, car les orifices veineux étant sans valvules, ne fournissent à l'oreillette aucun point d'appui pour assurer le passage régulier du sang de sa cavité dans celle du ventricule. Ici le point d'appui c'est la colonne sanguine contenue dans les veines pulmonaires et il n'est pas sans danger peut-être d'exagérer la tension de ces veines.

Donc, *dans le rétrécissement mitral, la digitale est inutile tant qu'il n'y a pas d'arythmie.*

A cette *dernière période seulement, elle est utile :*

Du côté du cœur, elle allonge la période diastolique nécessaire au passage du sang à travers l'orifice rétréci.

Du côté des vaisseaux périphériques, elle élève la tension artérielle trop faible, et diminue la pression veineuse dont l'exagération est la cause des stases, des œdèmes et des congestions passives.

La digitale dans l'insuffisance tricuspidienne.

Ce que nous venons de dire de l'action de la digitale dans l'insuffisance mitrale, pourrait s'appliquer à l'insuffisance tricuspidienne ; d'où vient cependant que ses effets y sont moins utiles ? C'est que l'insuffisance de la valvule tricuspide est une lésion secondaire et tardive ; lorsqu'elle se montre, le cœur lutte depuis longtemps déjà, et son muscle altéré se contracte mal ; or nous avons indiqué déjà combien dans de pareilles circonstances, les effets de la digitale étaient incertains. De plus, l'insuffisance tricuspidienne est une lésion de protection pour le poumon, elle joue véritablement le rôle d'une soupape de sureté ; elle s'oppose en effet à ce que le sang s'accumule vers le poumon dans le cas où il existe une résistance considérable du côté des cavités cardiaques du côté gauche. Il peut donc être quelquefois utile de conserver une insuffisance tricuspidienne et de se borner à en surveiller les effets. Dans ces cas, si on supprime l'insuffisance valvulaire, on provoque rapidement une élévation de tension dans les vaisseaux pulmonaires capable de produire des accidents plus ou moins sérieux, tels que : congestion pulmonaire, hémoptysies etc.

La digitale dans les affections aortiques.

Elle a moins souvent à intervenir que dans les lésions de l'orifice mitral. Les lésions aortiques, en effet, sont généralement compensées par une hypertrophie régulièrement progressive, que la digitale exagérerait d'une façon très fâcheuse.

a) Dans le rétrécissement aortique.

Ici comme dans le rétrécissement mitral, le cœur est réglé pour un petit travail et se contracte régulièrement, tant qu'on ne lui demande point un fonctionnement exagéré. L'hypertrophie du ventricule gauche s'accuse proportionnellement au degré du rétrécissement et de l'effort qu'il nécessite.

Dans le rétrécissement aortique, la digitale ne devient utile que lorsque l'énergie cardiaque vient à fléchir. On observe cet accident dans des conditions diverses, tantôt à la suite du surmènement du cœur, ou dans le cours de phlegmasies cardiaques intercurrentes ou encore s'il survient une maladie fébrile dans le cours du rétrécissement aortique. Il peut se produire alors un certain degré d'arythmie et de précipitation des battements du cœur avec systole incomplète, qui serait utilement modifiée par la digitale. D'ailleurs, en augmentant dans ce cas la tension aortique, on ne commet aucune imprudence, car la plus grande partie de l'effort s'épuise sur le rétrécissement même. En outre, il faut remarquer que pour le bon fonctionnement du cœur, l'augmentation de la pression vasculaire, d'une façon continue et régulière, est bien préférable aux oscillations variables et sans cesse renouvelées.

b) Dans l'insuffisance aortique.

Dans l'insuffisance aortique, la compensation est durable et longtemps suffisante, et les battements cardiaques restent réguliers pendant une période fort longue, c'est pourquoi l'usage de la digitale y est particulièrement défavorable. En effet, dans l'insuffisance aortique, la période qui est spécialement fâcheuse est la diastole durant laquelle se produit le reflux du sang artériel dans le ventricule gauche; or la digitale, allongeant la période diastolique, augmente le phénomène de la régurgitation, et par cela même la dilatation et l'affaiblissement du ventricule qui en sont la conséquence prochaine. De plus, par son action sur les vaisseaux de la périphérie, elle augmente la tension artérielle et cela sans bénéfice aucun, puisque cette tension plus forte exagère le reflux sanguin; de même l'action contractile qu'elle exerce sur les capillaires augmente l'anémie périphérique, d'où pâleur des tissus, tendance aux vertiges, aux syncopes, etc.

En excitant l'énergie de la contraction ventriculaire, son action n'est pas plus utile, car elle augmente ainsi la brusquerie des oscillations de pression intraventriculaire, dangereuse pour la paroi des vaisseaux si souvent athéromateux chez les aortiques.

La digitale dans l'insuffisance aortique ne sera utile que dans les périodes avancées de la maladie, lorsque le cœur fatigué se contracte mollement et avec arythmie ; cependant on l'administrera toujours avec prudence.

La digitale dans les lésions cardiaques complexes.

Les indications de la digitale, dans ces cas, sont nécessairement des plus variables, et dépendent de la prédominance des accidents imputables, soit aux affections mitrales, soit aux lésions d'origine aortique. D'une façon générale, l'arythmie, les œdèmes, la rareté des urines, les congestions viscérales, etc., sont des indications aux préparations digitaliques.

La digitale dans les maladies aiguës du cœur.

1. *Endocardite.* — Lorsque l'endocardite était déclarée, Bouillaud préconisait les émissions sanguines, les larges vésicatoires sur la région précordiale, que l'on pansait ensuite avec vingt, trente ou quarante centigrammes de poudre de feuilles de digitale pour ralentir les battements du cœur. « Nous avons eu, dit-il (*Trait. clin. des malad. du cœur*, t. II, p. 386), recours à ce moyen dans un très grand nombre de cas, et nous avons toujours eu à nous en louer ; nous le recommandons avec la certitude expérimentale de ses bons effets. » La clinique journalière n'a pas ratifié cette déclaration, et, malgré la chaude recommandation de Bouillaud, ce moyen, d'ailleurs fort douloureux dans certains cas, a été abandonné de tous les médecins.

On a proposé encore de larges frictions de teinture

de digitale sur la région précordiale (C. Paul); mais le meilleur moyen de donner la digitale serait encore, dans le cas d'agitation extrême du cœur, ce qui est assez rare dans l'endocardite aiguë, de recourir à la teinture de digitale par la voie stomacale, soit pure, soit, ce qui est quelquefois préférable, associée à la teinture d'opium suivant les formules que nous avons indiquées précédemment. En agissant ainsi on réduira le nombre des battements du cœur, et, par suite, on diminuera d'autant la somme de travail des appareils valvulaires et du muscle cardiaque.

2. *Péricardite.* — On relève quelquefois, dans la péricardite, une fréquence notable du pouls, et, pour quelques auteurs, ce serait l'indice d'une souffrance de la séreuse déterminant une action réflexe propagée au pneumogastrique et réfléchie sur le grand sympathique. Quelle que soit la valeur de l'explication, cet état peut être modifié par la digitale. De même sous l'influence de la phlegmasie du péricarde, le muscle cardiaque sous-jacent, suivant la loi bien connue de Stokes, s'altère et perd ses propriétés contractiles, et arrive à un état de dilatation paralytique qui peut conduire à l'arythmie, à la cyanose, et à un état voisin de l'asystolie. Dans ce cas également la digitale, qui ranime le myocarde, va trouver son application. On administrera donc la digitale dans ces deux circonstances, suivant le conseil de Gendrin, c'est-à-dire à petites doses, parfaitement suffisantes : 10 centigrammes de poudre de feuilles en macération ou infusion, sans qu'on ait besoin de recourir aux doses massives et dangereuses de 1 à 5 grammes de feuilles, ainsi que le veut Friedreich.

La digitale dans les affections du cœur sans lésions d'orifice.

D'une façon générale l'influence de la digitale y est moins favorable que dans les cardiopathies valvulaires.

Les troubles fonctionnels du cœur sans lésions d'orifice sont nombreux et peuvent être classés en plusieurs groupes :

A. Les palpitations.

a) Palpitations des chlorotiques et des névropathes. — Elles sont très fréquentes. Ces malades accusent le plus souvent des points douloureux au niveau du cœur, et se plaignent de sentir celui-ci battre fréquemment et douloureusement dans la poitrine. Or l'auscultation démontre presque toujours, au moment même où les malades se plaignent le plus, une parfaite régularité des bruits, et tout se borne simplement à une hyperesthésie de la paroi thoracique. On conçoit de suite que la digitale est ici absolument inutile et que le traitement qui calmera ces pseudo-palpitations consiste en applications révulsives au niveau de la région malade : sinapismes, cataplasmes sinapisés, vésicatoires, injections sous-cutanées de chlorhydrate de morphine en même temps que l'usage des antispasmodiques : valériane, bromures, etc., et des toniques généraux : arsenic, fer, amers, quinquina, etc.

b) Palpitations des dyspeptiques. — Elles sont extrêmement fréquentes ; ordonner la digitale en pareil cas, c'est augmenter encore les causes de la dyspepsie originelle. Ce qu'il faut ici, c'est un régime approprié : les antiseptiques de l'estomac, et en même temps le bicarbonate de soude, les amers, et la suppression des causes qui ont pu provoquer la dyspepsie : alcool, tabac, etc.

c) *Palpitations des fumeurs.* — Ici, de même, la digitale ne peut être d'aucune utilité; en laissant le tabac de côté, les palpitations diminueront, puis cesseront d'elles-mêmes le plus souvent.

d) *Palpitations dans les affections utérines et dans les troubles génitaux.* — C'est au traitement de l'affection causale qu'il faut s'adresser et non à la digitale.

B. Les tachycardies.

L'accélération des battements du cœur (tachycardie) reconnaît des causes nombreuses (voir p. 371); nous ne parlerons ici que des principales et de l'action que produit sur elles la digitale.

Trousseau et plus tard Hirtz recommandaient la digitale comme pouvant calmer la tachycardie et l'état d'éréthisme du cœur et des artères dans le *goître exophthalmique.* On ne saurait cependant la prescrire avec trop de prudence pendant la période d'état de la maladie, et il est mieux de lui préférer d'autres moyens (bromures et antispasmodiques).

Le nerf pneumogastrique peut être comprimé par des masses ganglionnaires : des *adénopathies trachéo-bronchiques;* dès lors il est comme parésié, et son action régulatrice sur les battements du cœur étant annihilée, ceux-ci s'accélèrent d'une façon insolite.

Dans cette circonstance la digitale est impuissante puisque nous savons que son effet cesse d'agir après la section expérimentale du nerf vague.

Dans les tachycardies consécutives à certaines *affections cardiaques*, myocardites infectieuses, lésions orificielles, etc., la digitale peut trouver son emploi; il sera indiqué à propos du traitement propre à chacune de ces maladies.

C. Les hypertrophies cardiaques.

a) Hypertrophie de croissance. — Richard Pfaff (*loc. cit.* 1860), le premier, a fait la remarque qu'à la puberté et dans le travail de développement qui la prépare, il se produit une véritable diathèse de maladies du cœur. « J'ai fait si souvent cette observation, dit-il, que je considère presque comme la règle à cette période de la vie la présence de l'hypertrophie du cœur, le plus souvent excentrique, à des degrés divers d'intensité, et je tiens pour une exception le fait d'un cœur entièrement normal à cette même époque. Dans ces circonstances, ajoute-t-il, on ne peut rien attendre d'utile de la digitale ; au contraire, elle est beaucoup plus nuisible qu'utile, et bien loin d'obtenir la sédation désirée du cœur et du système artériel, je n'ai pas rencontré dans les malades de cette catégorie, moins de six cas dans lesquels, après l'administration de la digitale à dose élevée, il s'est produit une excitation du système artériel. »

Cette cardiopathie existe en effet, mais on ne sait pourquoi Pfaff déclare qu'elle est surtout propre au sexe féminin. G. Sée, depuis, a bien étudié cette hypertrophie de croissance qui donnerait lieu surtout aux trois signes suivants : augmentation de volume du cœur, souffle systolique et arythmie. D'après Huchard, elle serait due à l'exagération primitive de la tension artérielle avec hypertrophie cardiaque secondaire. Quoi qu'il en soit, la digitale ne ferait ici qu'exagérer fâcheusement l'énergie contractile du cœur ; la médication qui s'impose doit être, au contraire, calmante, sédative ; elle s'obtiendra par l'usage du valérianate d'ammoniaque, des bromures alcalins et de l'aconit.

b) Hypertrophie de la ménopause. — En regard de

l'hypertrophie du cœur due à la croissance, il y a lieu de signaler les troubles cardiaques de la ménopause (Clément, de Lyon), causés en partie par une hypertrophie véritable du cœur, due sans doute à l'accroissement de la tension artérielle par artériosclérose ; la digitale, qui ne ferait qu'augmenter encore cette tension vasculaire, est contre-indiquée formellement.

c) *Hypertrophie des athéromateux.* — A moins d'arythmie, la digitale y est inutile pour les mêmes raisons que dans l'artériosclérose.

d) *Hypertrophie dans les anévrysmes de l'aorte.* — On a dit souvent : la digitale est utile dans le traitemen des anévrysmes de l'aorte quand on cherche à obtenir un état sédatif du cœur. A vrai dire, elle élève la tension artérielle, mais, à tout prendre, l'excès permanent de tension artérielle est moins préjudiciable aux parois de l'anévrysme que les grandes oscillations et la pression sans cesse variable qu'engendrerait l'arythmie cardiaque ; elles fatigueraient singulièrement la paroi vasculaire. En second lieu, en ralentissant les contractions cardiaques, on favorise la stagnation du sang dans la poche anévrysmale, et, par suite, la formation de caillots oblitérants.

Malgré ces arguments qui ont une valeur réelle, je crois qu'il faut être très circonspect dans l'emploi de la digitale, car l'excès de tension artérielle qu'elle produit, expose certainement aux ruptures du vaisseau artériel.

e) *Hypertrophie du cœur dans le mal de Bright.* — Pendant la période d'état de la maladie de Bright, la tension artérielle est considérablement augmentée, et le cœur gauche, dont l'hypertrophie est constante, suffit amplement à sa besogne. Donner la digitale à cette période serait exagérer encore l'élévation de la tension vasculaire déjà trop élevée, et, par suite, augmenter le travail du cœur. Mais peu à peu, avec les progrès de la maladie, le cœur s'affaiblit, et son muscle a perdu de son énergie contractile. Déjà se manifestent quelques symptômes d'hyposystolie : léger œdème périmalléolaire, traces de congestion œdémateuse des poumons, foie un peu gros, etc. ; les malades à cette période sont moins des *rénaux* proprement dits que des cardiaques en imminence d'asystolie ; dès lors, ils sont justiciables des bons effets de la digitale.

D. **Les dilatations cardiaques.** — *a) des surmenés.* — Associée au repos, la digitale peut être utile ; elle ranime l'énergie cardiaque et la circulation périphérique, elle diminue le travail du cœur. Mais bientôt son action a besoin d'être complétée par les toniques et les stimulants.

b) d'origine broncho-pulmonaire. — Dans ces affections cardiaques, la digitale est indiquée surtout lorsque les causes de dilatation (bronchite chronique, emphysème, sclérose pulmonaire, etc.) se montrent chez les individus dont le muscle cardiaque est déjà affaibli par la sénilité ou par le surmenage.

c) d'origine gastro-hépatique. — La digitale ne produit dans cette circonstance que des effets nuisibles ; le traitement consiste surtout, ainsi que nous le verrons plus loin dans le régime lacté exclusif d'abord, complété plus tard par un régime alimentaire sévère.

E. **Les myocardites scléreuses.** — Le muscle cardiaque est ici considérablement affaibli, le pouls est petit, arythmique ; les attaques d'asystolie fréquentes et produites par des causes occasionnelles souvent fort légères. Par leur répétition et par la marche même de l'affection, les malades arrivent peu à peu à un état d'affaiblissement définitif du myocarde, et à l'asthénie cardio-vasculaire. La digitale est ici indiquée absolument; mais, à un degré plus avancé de la maladie, le myocarde, profondément dégénéré et souvent en dégénérescence graisseuse, cesse de répondre à l'action digitalique ; poursuivre l'emploi de la digitale deviendrait même un danger : dans quatre cas de ce genre, la mort est survenue rapidement. Le mieux à faire est de s'adresser à la caféine; malheureusement son action est précaire.

F. **Adipose et dégénérescence graisseuse cardiaques.**

Dans la surcharge graisseuse du cœur, la digitale peut rendre des services dans les attaques d'hyposystolie qui traversent la longue évolution de la maladie; à une période plus avancée, son action est souvent impuissante, et les insuccès sont fréquents.

Dans la dégénérescence graisseuse, la digitale échoue, et cette absence d'effet peut servir jusqu'à un certain point de diagnostic anatomique; d'après Penzold, en effet, quand la digitale n'agit plus, dans les trois quarts des cas le cœur serait graisseux. Cette proposition ne peut être prise dans un sens absolu, car nous avons vu précédemment que les cas d'insuccès de la digitale tenaient à des causes multiples et diverses.

Caféine.

La caféine est un alcaloïde extrait du café et du thé; c'est une substance qui cristallise en aiguilles blanches, soyeuses et brillantes; elle est soluble dans l'eau et dans l'alcool.

ACTION PHYSIOLOGIQUE. — L'accord n'est point fait encore entre les auteurs, au sujet de l'action physiologique du médicament qui agit probablement à la fois sur l'appareil circulatoire et sur le système nerveux.

A. **Action sur la circulation.** — Elle se manifeste par des effets différents suivant les périodes durant lesquelles on l'étudie. Dans un premier stade, on observe de l'accélération des battements du cœur (Leven, Bennett, Méplain). Pour Riegel (1884) et Leblond (1886), Rummo et Ferrannini, au contraire, les battements cardiaques se ralentiraient en même temps que la pression sanguine deviendrait plus élevée. Le stade suivant serait marqué par un abaissement de la pression sanguine.

Quant aux effets cardiaques proprement dits, ils ne sont pas mieux élucidés, la plupart des auteurs s'accordent à reconnaître que *la caféine a sur le cœur une action tonique et stimulante* bien manifeste; chez les animaux, Leven a constaté une exagération évidente des contractions cardiaques. Dans des recherches récentes (1893), Pavinski, de Varsovie, a montré que la caféine administrée à haute dose a généralement pour effet d'augmenter l'énergie des contractions cardiaques.

On a comparé quelquefois la caféine à la spartéine ; mais, ainsi que nous le disons plus loin, la différence entre ces deux substances consiste surtout dans leur manière d'agir sur les nerfs et sur les muscles : tandis que la spartéine influence surtout l'excitabilité neuro-musculaire, la caféine porte ses effets sur la contractilité du muscle cardiaque.

B. **Action sur l'appareil musculaire strié.** — Après une injection de caféine chez la grenouille, on constate que les muscles striés voisins de la piqûre, subissent une contraction énergique, deviennent rigides et se raccourcissent de presque la moitié de leur longueur.

C. **Action sur le système nerveux.** — Les auteurs accordent à la caféine une action sur les vaso-moteurs ; pour G. Sée, il y aurait vaso-dilatation des vaisseaux encéphaliques, mais la plupart des observateurs pensent qu'il s'agit plutôt d'une vaso-constriction par excitation du centre vaso-moteur lui-même. Quoi qu'il en soit, *à dose thérapeutique*, la caféine stimule le système nerveux et augmente l'activité cérébrale. *A haute dose*, elle détermine une excitation exagérée du système nerveux et de l'appareil vasculaire : en même temps qu'on observe de la tachycardie, de l'accélération et parfois de l'arythmie du pouls, on note de la céphalalgie, des vertiges, des bourdonnements d'oreille, de l'insomnie tenace, de l'excitation générale et du délire. A haute dose, la caféine est donc un dépresseur de l'activité cérébrale. Tous ces phénomènes pourraient être rapportés, pour G. Sée, à la vaso-dilatation encéphalique.

D. **Action sur la respiration.** — Au début, la respiration s'accélère sous l'influence de la caféine, plus tard elle se ralentit, et peut même se suspendre (Aubert).

E. **Action sur la sécrétion urinaire.** — Elle a été bien étudiée par Gubler (*Soc. de thérap.*, 1877). Cette diurèse est abondante et apparaît rapidement ; elle se distingue donc de celle de la digitale qui ne survient que le deuxième et même le plus souvent le troisième jour.

L'urine renferme un excès d'éléments solides et d'urée : la caféine est donc un diurétique véritable, quoique C. Paul ait récemment (*Soc. thérap.*, novembre 1893) soutenu le contraire. Binz a prétendu que la diurèse caféique était due à une élévation de la pression sanguine, mais n'a pu en fournir la preuve ; au contraire, Schrœder (*Arch. f. exp. path.*, 1886), ayant annulé la pression en injectant à un lapin une forte dose de chloral, dépresseur considérable, vit que la sécrétion urinaire n'était nullement diminuée, bien que la tension vasculaire fût considérablement abaissée. De même, cette diurèse est indépendante du système nerveux rénal, car le rein énervé continue encore à sécréter ; la diurèse caféique paraît donc produite directement par irritation de l'épithélium du rein.

F. **Action sur la température.** — A dose modérée, la caféine élève la température d'un demi-degré environ ; à dose toxique, la température augmente de plus d'un degré et demi, puis tend à tomber ; mais en même temps apparaissent les accidents d'intoxication surtout du côté du sytème nerveux.

L'action physiologique de la caféine nous explique maintenant son rôle d'agent de soutien musculaire dans la fatigue corporelle, et pourquoi le café est prescrit avec tant de succès dans les armées en campagne et rend de signalés services chez les ouvriers chargés de rudes travaux manuels. La caféine relève en effet l'excitabilité du système nerveux central, de la moelle, et favorise dans les muscles le passage de la flaccidité à l'état de raccourcissement et de contraction.

PHARMACOLOGIE. POSOLOGIE. — La caféine est un agent de stimulation générale, mais son effet paraît passager, peu durable. De plus, lorsqu'on donne la caféine à petite dose, son action sur le cœur est presque nulle ; c'est là un point fort important connaître si l'on ne veut pas s'exposer à des insuccès ; il a été bien établi à la fois par Huchard et son élève Leblond (*Th.* Paris, 1883), par Lépine et son élève Giraud (*Th.* Lyon, 1883). Ils ont montré que la caféine jouit d'une action puissante à condition d'être donnée à doses assez élevées. Enfin si l'on veut obtenir un effet utile, il ne faut faire usage que de la caféine seule, et non des sels de caféine (bromhydrate, citrate, valérianate, etc.) peu stables et se décomposant dès qu'ils sont mis en présence de l'eau.

Quelle que soit la forme sous laquelle on administre la caféine, on se rappellera qu'elle s'élimine rapidement en nature, et qu'elle ne provoque point d'effets accumulatifs comme la digitale ; on peut donc en prolonger l'administration pendant un temps assez long, et à dose croissante si cela est nécessaire. On voit combien son emploi diffère de celui de la digitale.

La caféine est soluble dans l'eau : 93 grammes d'eau à 12° dissolvent un gramme de caféine. La forme liquide du médicament est la meilleure de toutes, lorsqu'on veut le faire prendre par la voie stomacale. On prescrira donc surtout la caféine sous forme de solution, de sirop, de potion, combinée, suivant le conseil de Tanret, à certains sels de soude : benzoate, salicylate, cinnamate. Voici quelques-unes des meilleures formules à employer :

Solution de caféine.

Eau distillée	250 gr.
Benzoate de soude	} àà 7
Caféine	

Chaque cuillerée à soupe contient 50 *centigrammes de caféine.* TANRET.

Solution de caféine.

Eau distillée	300 gr.
Benzoate de soude	} àà 5
Caféine	

De 2 *à* 6 *cuillerées à soupe par jour.*

HUCHARD.

Potion de caféine.

Eau de laitue	60 gr.
Eau de tilleul	30
Sirop des cinq racines	30
Benzoate de soude	1
Caféine	0,75 à 1 gr.

Potion de caféine.

Hydrolat de mélisse	90 gr.
Sirop de menthe	30
Caféine	0 gr. 50

Par cuillerées à soupe dans les 24 *heures.*

GUBLER.

Potion de caféine.

Caféine	2 gr.
Benzoate de soude	Q. s.

pour faire dissoudre dans :

Eau .... 150 gr.

Ajouter :

Sirop simple .... 30 gr.

Prendre de 3 *à* 6 *cuillerées à dessert par jour.*

PAVINSKI.

Sirop de caféine.

Caféine .... 5 gr.
Sirop de sucre alcoolisé 120

Agiter. Par cuillerées à café.

BOUCHARDAT.

Sirop de caféine.

Caféine .... 3 gr. 50
Benzoate de soude .... 3 gr. 40
Sirop d'écorces d'oranges amères 250

J'ai prescrit avec avantage le sirop suivant, que les malades prennent sans difficulté aucune :

Sirop de caféine.

Caféine .... 5 gr.
Benzoate de soude .... 5 gr. 75
Eau distillée .... 60 gr.
Sirop de framboises 340

2 *à* 3 *et* 4 *cuillerées à soupe dans les* 24 *heures.*

Les sirops peuvent varier; les plus employés sont les sirops des cinq racines, d'uva-ursi, de cerises, de groseilles.

Vin de caféine.

Vin de Frontignan ou de Malaga ..... 500 gr.
Caféine .... } ãã 2 gr. 50 à 5
Benzoate de soude .... }

Lorsqu'il faut agir rapidement, dans le but de ranimer le cœur en détresse dans les états adynamiques infectieux (fièvre typhoïde, pneumonie, fièvres éruptives etc.), on aura recours aux *injections hypodermiques* ; c'est là une supériorité de la caféine sur la digitale. Ces injections, qu'on peut renouveler plusieurs fois par jour, ne sont point douloureuses comme les injections d'éther. Nous recommandons spécialement les formules suivantes :

Solution de caféine pour injections hypodermiques.

Benzoate de soude	3 gr.
Caféine	2 gr. 50
Eau distillée	6

Faire la solution à chaud.

Chaque seringue renferme 25 centigrammes de caféine; dose : de 1 à 4 par jour.

TANRET.

Solution de caféine pour injections hypodermiques.

Salicylate de soude	3 gr. 10
Caféine	4
Eau distillée	6

Faire la solution à chaud.

Chaque seringue de Pravaz de 1 centimètre cube renferme 40 centigrammes de caféine; dose : 1 à 3 par jour.

TANRET.

Solution de caféine pour injections hypodermiques.

Cinnamate de soude	2 gr.
Caféine	2 gr. 50
Eau distillée	Q.s. pour 10 cent. cubes

Dose : de 1 à 4 par jour.

Si l'on se propose d'agir sur le cœur d'une façon lente mais continue en cherchant seulement l'action tonique de la caféine, on presc ira celle-ci sous la forme pilulaire :

Pilules toniques de caféine.

Extrait mou de quinquina..........	5 gr.
Benzoate de soude................ }	ââ 2 gr. 50
Caféine.......................... }	

Faire 50 *pilules.*

En prendre 2 *au commencement de chaque repas.*

Pilules toniques de caféine.

Benzoate de soude................ }	ââ 3 gr.
Caféine.......................... }	
Extrait de stigmates de maïs........	6 gr.
Huile essentielle d'anis.............	III gouttes

Faire 60 *pilules ; dose :* 4 *à* 6 *par jour.*

Dans les cas graves où il faut agir vite et énergiquement, Pavinski a proposé l'association de la digitale, de la caféine et du camphre :

Cachets de caféine, de digitale et de camphre

Caféine..........................	0 gr. 10 à 0 gr. 15
Poudre de feuilles de digitale.......	0 gr. 06
Camphre pulvérisé.................	0 gr. 03
Sucre............................	0 gr. 25

Mêler. Pour un cachet.

Faire 12 *cachets semblables. En prendre* 4 *par jour.*

PAVINSKI.

Chez les malades qui ont des vomissements ou qui supportent mal la caféine, on la prescrit sous forme de suppositoire.

Suppositoires de caféine.

Benzoate double de caféine et de soude....	4 gr.
Beurre de cacao..........................	Q. s.

Pour 12 *suppositoires.*

2 *à* 4 *par jour.*

Comme préparation solide on pourrait prescrire plus simplement la caféine en *cachets* de 25 ou de 50 centigrammes, mais ils sont quelquefois d'une digestion laborieuse.

Indications de la caféine. — Nous les avons laissé entrevoir déjà.

a) Maladies du cœur. — C'est Jaccoud, qui un des premiers (1866) appliqua la caféine dans les maladies du cœur. Dans les cas d'asystolie profonde, avec anasarque, congestions viscérales, raréfaction des urines, stases veineuses, faiblesse et arythmie cardiaque, il est fréquent de relever le succès médiocre ou même l'insuccès total de la digitale. Il s'agit en général de sujets atteints de maladie du cœur depuis de longues années et voici ce qui se passe en pareil cas : déjà, à plusieurs reprises, le malade, à la suite de chaque crise d'hyposystolie, s'est soumis au traitement digitalique; celui-ci, d'abord héroïque, a fini par devenir de moins en moins actif, et lorsque l'asystolie véritable est survenue, le muscle cardiaque, épuisé et dégénéré, a cessé définitivement de répondre à l'action de la digitale. C'est alors que la caféine, qui élève la tension artérielle et augmente la diurèse, vient au secours du malade : son action est souvent assez rapide et son pouvoir diurétique s'exerce dès les premières heures. Peut-être même, ainsi que je l'ai cru remarquer, son action est-elle plus active lorsqu'elle est prescrite après un jour ou deux de digitale, que lorsqu'elle est donnée seule d'emblée.

Dans des recherches récentes, Pavinski, médecin-chef de l'hôpital du Saint-Esprit, à Varsovie (*Sem. méd.* nov. 1893), a étudié avec soin les indications de la caféine dans les cardiopathies. Dans les lésions valvulaires du cœur de l'*orifice mitral*, la caféine n'est indiquée, dit-il, que lorsqu'il existe des troubles de la compensation. Même alors — surtout s'il existe de l'arythmie du pouls, — c'est à la digitale et au strophantus qu'on doit s'adresser en premier lieu. On n'aura recours à la caféine que lorsque les deux médicaments précédents se seront montrés impuissants ou auront cessé d'agir.

Administrée dans ces conditions, pendant six à douze jours et à haute dose, la caféine a généralement pour effet d'augmenter l'énergie des contractions du cœur, de réduire l'étendue de la matité cardiaque et de diminuer les œdèmes en stimulant la diurèse. Comme antihydropique et diurétique, elle est ici même plus active que la digitale et le strophantus. Mais elle leur est de beaucoup inférieure au point de vue de l'action régulatrice du rythme cardiaque ; en effet, elle n'exerce aucune influence appréciable sur le pneumogastrique.

Dans les *lésions aortiques* avec troubles de la compensation, il faut aussi commencer par donner la digitale et ne s'adresser à la caféine que lorsque la première a échoué.

Chez les sujets épuisés par une lésion valvulaire ancienne du cœur, ainsi que chez les vieillards, dont le système nerveux exige l'emploi d'un excitant, on administre avec avantage la digitale associée à de petites doses de caféine.

Mais c'est surtout dans les *diverses affections du myocarde* (*myocardite chronique*, *dégénérescence graisseuse du cœur*, *sclérose des artères coronaires*) que la caféine donnera d'excellents résultats et trouve ses principales indications thérapeutiques.

Dans les myocardites chroniques, la caféine d'après Pavinski, est indiquée à la période où il n'y a pas encore d'œdème ni de dilatation du cœur, lorsque les symptômes consistent en dyspnée, en sensations d'angoisse ou en accès de palpitations. Dans ces conditions il est souvent nécessaire de stimuler aussi rapidement que possible le cœur défaillant, au moyen de la caféine administrée par la bouche ou en injections sous-cutanées. Si l'état du malade paraît inquiétant, il ne faut pas hésiter à employer le médicament à haute dose.

Cette pratique donne en effet des résultats satisfaisants ; elle en donne encore, mais moins nets et surtout moins persistants, à la période avancée des myocardites chroniques.

b) *Cardiopathies secondaires des états adynamiques ou infectieux.* — La caféine est encore indiquée dans tous les cas où le cœur est en détresse : dans le cours ou à la suite des maladies infectieuses, des états adynamiques, ou des intoxications aiguës. On la prescrira donc, non dans le but de favoriser une diurèse, mais comme stimulant de la circulation, et tonique général, dans les endocardites infectieuses, la fièvre typhoïde, la pneumonie, les fièvres éruptives, la diphthérie, la grippe à forme cardiaque, la septicémie puerpérale, l'infection cholérique, etc., etc.

Chez les névropathes et les sujets à système nerveux irritable, la caféine produit souvent de l'insomnie et même de l'excitation nocturne : on évitera donc de donner le médicament le soir, et on le fera prendre le matin ou dans les premières heures de l'après-midi.

Café.

A défaut de la caféine, mais avec une puissance d'action bien inférieure, on peut prescrire le café, qui est un tonique et un stimulant du cœur. Chez certaines personnes même, s'il est pris sans modération, il peut produire une excitation véritable avec exagération des contractions du muscle cardiaque. Dans un but thérapeutique, on pourra, par exemple, prescrire une infusion de café qu'on prendra par petites tasses dans la journée :

Eau bouillante..........	1 litre
Café torréfié................	20 gr.

Faire infuser un quart d'heure et passer.

Le café torréfié possède une action stimulante, bien supérieure au café vert (Gubler) qu'on peut prescrire cependant dans certaines circonstances.

C. Paul a soutenu récemment (1893) que le café a une action très différente suivant son mode de préparation. La caféine qui s'obtient en torréfiant le café, est diurétique et se trouve dans le café préparé par infusion, ou à la vapeur comme dans les cafetières russes. Au contraire, le café turc qui se fait par décoction, laisse évaporer la caféine, aussi peut-on, à l'exemple des Orientaux, en boire un grand nombre de tasses dans la journée.

Le *café vert* sera préparé et prescrit de la façon suivante :

Café vert..............................	20 graines

Faire infuser dans une tasse d'eau bouillante qu'on ne conservera pas ; jeter sur le café une seconde tasse d'eau bouillante ; et le malade boira cette infusion.

En fait, le café vert est peu diurétique, car son grain est très dur et se laisse difficilement pénétrer par l'eau en infusion (Crinon).

Kola.

La kola, originaire d'Afrique, dont la graine ou noix de kola a été introduite il y a quelques années dans la thérapeutique [G. Sée, Lapicque (1890), Combemale, etc.], est un tonique du cœur et un tonique général. La noix de kola renferme une grande quantité de caféine, une faible quantité de théobromine, du tannin et un produit particulier dit rouge de kola.

Un élève de Dujardin-Beaumetz, Monnet, lui a consacré une thèse intéressante (1884) dont les conclusions établissent que la noix de kola agit par la caféine et la théobromine qu'elle contient; c'est un tonique du cœur, dont elle accélère les battements et régularise les contractions; elle relève les pulsations radiales, en augmente l'amplitude. Comme corollaire de son action sur la tension artérielle, on voit la diurèse augmenter, mais en faible quantité, on pourrait donc l'employer utilement dans les cardiopathies avec hydropisie. Enfin la kola est un tonique général, véritable modérateur de la dénutrition.

La kola s'administre à l'état torréfié, en infusion, en teinture, en alcoolature, en élixir, en extrait.

Strophantus.

Le strophantus est un médicament cardiaque récemment étudié, que quelques-uns considèrent déjà comme l'émule de la digitale; mais, à l'heure présente, il est encore prématuré de se prononcer sur la valeur absolue de ce médicament, car il existe près de vingt espèces de strophantus dont la composition et les effets thérapeutiques sont mal séparés les uns des autres.

Les strophantus (Apocynacées) viennent d'Afrique, des Indes et de Java; ce sont des lianes de grande hauteur croissant dans les fourrés épais; les fleurs apparaissent plusieurs mois avant les graines. Quelques variétés du strophantus produisent le poison des Pahouins, l'*inée* ou l'*ouage*, dont les naturels imprègnent l'extrémité de leurs flèches de guerre.

Les premiers travaux entrepris en France sur le strophantus sont dus à Pelikan (1865), puis à Vulpian, Polaillon et Carville (*Arch. de Physiolog.* 1871-72). Ces derniers auteurs paraissent avoir employé le *strophantus glabre* du Gabon; il résulte de leurs recherches que le strophantus est un poison énergique qui paralyse le cœur. Fraser, d'Edimbourg qui a étudié le strophantus avec soin, désigne la variété dont il s'est servi sous l'épithète d'*hispidus*, alors que, d'après Hayem, il aurait employé probablement l'espèce la plus commune ou *strophantus kombé*.

Le principe actif du strophantus est la *strophantine* ; mais ici encore nous nous trouvons en présence de plusieurs espèces, et nous ne savons point encore celles qui doivent être employées de préférence dans la thérapie cardiaque.

On distingue en effet, à l'heure présente :

1° La strophantine de Fraser, très amère, très soluble dans l'eau, très peu dans l'alcool, insoluble dans l'éther et le chloroforme ; elle est extraite de la variété kombé ;

2° La strophantine de Hardy et Gallois, extraite des graines, qui ne serait, d'après eux, ni un glucoside ni un alcaloïde ; elle a été récemment perfectionnée dans sa préparation avec le plus grand soin par Catillon ;

3° La strophantine cristallisée d'Arnaud, extraite du strophantus kombé ; c'est une substance blanche, amère, cristallisée en paillettes étoilées, peu soluble dans l'eau, très soluble dans l'alcool.

Enfin le principe actif, d'après Mairet, Combemale et Grognier (*Soc. de Biolog.* 1887), serait encore contenu dans l'extrait alcoolique et dans l'extrait aqueux.

ACTION PHYSIOLOGIQUE. — Le strophantus est un poison du cœur ; les travaux de Polaillon et Carville, de Fraser, et ceux plus récents de Paschkis et Zerner, ont montré que cette substance n'a point d'action sur le système nerveux et les vaso-moteurs, mais qu'elle abolit la contractilité des fibres musculaires striées ; le cœur, plus rapidement imbibé par le toxique, est touché le premier, alors que les autres muscles conservent encore leur contractilité. D'après Gley et Lapicque (*Soc. de Biolog.* 1887), la strophantine diminuerait le pouvoir réflexe de la moelle ainsi que l'excitabilité des nerfs et des muscles ; elle produirait encore une vaso-constriction généralisée. Outre son action paralytique incontestable sur le cœur, Langgaard (*Therap. Monatsh.*, 1887) admet que le strophantus agit également sur le système nerveux.

EFFETS THÉRAPEUTIQUES. — Ils ont été étudiés avec soin, d'abord par Fraser, qui a introduit le premier le strophantus dans le traitement des maladies du cœur; plus récemment, en France, Dujardin-Beaumetz, et surtout Bucquoy ont repris son étude et examiné son action sur le cœur et sur la diurèse (*Acad. de Méd.*, janvier 1889.) Citons encore les recherches de Catillon (1887), d'Arnaud, et les recherches cliniques de David Evans (*Lancet*, 1888), les travaux de Rosenbusch (*Berlin. Klinik. Wochensc.* 1888), d'Egasse (*Bulletin de Thérap.* 1889), etc. Fraser, très enthousiaste, pense que le strophantus est aussi efficace que la digitale; d'après lui, cet agent médicamenteux régularise le pouls, relève la pression intravasculaire, active la diurèse, dissipe la dyspnée et les hydropisies. Il aurait même sur la digitale un quadruple avantage :

1° Il agirait avec une rapidité plus grande et d'une façon plus durable; 2° il n'exposerait pas aux accidents qui résultent de l'accumulation du médicament dans l'organisme; 3° son administration, même prolongée, n'occasionnerait que très rarement des troubles gastro-intestinaux; 4° le strophantus, enfin, ne provoquerait pas de contraction vaso-motrice, laquelle est nuisible au cœur, puisqu'elle augmente la résistance, et par conséquent l'effort que le myocarde est obligé de développer à chaque systole.

Le stophantus est un médicament de soutien pour l'action cardiaque, c'est un tonique du cœur dont il augmente l'énergie des systoles. Il est très bien supporté et ne produit pas d'effet accumulatif comme la digitale; le seul symptôme d'intolérance est parfois une diarrhée sans coliques qui cesse dès que la médication est suspendue. On peut donner le médicament durant dix à quinze jours consécutifs et peut-être davantage sans inconvénient; de plus l'accoutumance n'en détruit pas les effets, car l'action thérapeutique persiste assez longtemps encore après la cessation du médicament. Lemoine, en employant des extraits ou de la teinture alcoolique, a constaté que le strophantus produisait des effets diurétiques. G. Sée a nié cette action, que d'autres auteurs cependant ont retrouvée. Bucquoy et Dujardin-Beaumetz, entre autres, ont insisté sur cet effet diurétique.

Toutefois la diurèse produite par le strophantus n'est point comparable aux véritables débâcles urinaires produites par la digitale ; elle se manifeste par une émission d'urine régulière, constante, toujours à peu près de la même abondance journalière, pendant la durée de l'administration du médicament.

Enfin le strophantus élève la tension artérielle, mais non constamment ; le pouls devient plus fort et plus plein, se ralentit et se régularise (Zerner et Low, *Wien. Med. Wochenschr.* 1887). De plus il possède cette propriété précieuse de calmer la dyspnée, si pénible habituellement dans les maladies du cœur.

C'est surtout dans les *affections mitrales* que le strophantus s'est montré un agent thérapeutique vraiment actif.

INDICATIONS DU STROPHANTUS. — Dans les *lésions mitrales*, le strophantus relève l'énergie des contractions cardiaques, lorsque la compensation est rompue ou tout au moins insuffisante. Dans ce cas, c'est un excellent médicament pour *ralentir*, *renforcer* et *régulariser* le cœur. Le premier de ces effets est le plus rapide ; le dernier demande quelques jours pour se produire ; la dyspnée et les œdèmes sont promptement dissipés. La digitale, toutefois, est plus sûre, car dans la plupart des cas où le strophantus a échoué elle s'est encore montrée efficace.

Dans le *rétrécissement mitral*, Bucquoy le considère comme supérieur à tout autre médicament cardiaque lorsque le cœur commence à se fatiguer ; il ferait notamment disparaître la dyspnée. Hochhaus, qui n'est cependant pas un enthousiaste du strophantus, reconnaît encore que dans les dégénérescences chroniques du myocarde avec pouls faible et irrégulier, oppression et œdème, le strophantus calme promptement la dyspnée et exerce sur le cœur son action tonique et régulatrice.

Dans les néphrites il est moins utile ; il peut cependant calmer la dyspnée ; il amende également les palpitations et la dyspnée nerveuses.

Dans les *lésions cardio-aortiques*, lorsque le cœur commence à faiblir, le strophantus peut être d'une grande utilité ; son action cependant paraît moindre que dans les maladies mitrales.

Résumé. — Le strophantus est un bon médicament cardiaque ; j'en ai obtenu d'excellents effets ; on peut le recommander aux praticiens, cependant avec Fraenkel, il faut reconnaître qu'il est encore loin de la digitale, comme énergie d'action.

Voici comment je l'emploie dans l'hyposystolie et dans les accidents asystoliques.

Je prescris d'abord la digitale en macération ou en infusion pendant cinq à six jours consécutifs, ou encore la digitaline cristallisée en solution alcoolique au millième, pendant une journée, avec retour au médicament trois jours après si besoin est, en diminuant la dose de moitié. Je supprime ensuite ces médicaments et prescris alors, pour continuer l'action digitalique, le strophantus durant dix à quinze jours consécutifs. La succession de ces deux médicaments m'a paru presque toujours extrêmement favorable.

Contre-indications du strophantus. — Elles sont encore mal connues ; toutefois le strophantus, de même que la digitale, n'a plus d'action dans les périodes avancées des cardiopathies, alors que le muscle cardiaque est dégénéré. De même, son effet est à peu près nul, ou tout au moins infidèle, lorsque avec une maladie du cœur il existe parallèlement de l'artériosclérose et des lésions rénales.

Dans l'angine de poitrine, son action est discutée : pour G. Sée, il aggraverait les accidents. Bucquoy dit au contraire en avoir obtenu d'assez bons résultats.

PHARMACOLOGIE. POSOLOGIE. — La teinture et l'extrait de strophantus sont les seules préparations employées, leur action diurétique est établie.

Teinture alcoolique de strophantus.

Il en existe plusieurs sortes, titrées différemment. Fraser emploie la teinture à 1/20. En France, pour se conformer aux prescriptions du *Codex*, on a employé surtout la teinture à 1/5, qu'on donnera, suivant le conseil de Dujardin-Beaumetz, à la dose de 8 à 12 gouttes. Il existe encore une teinture à 1/8. Si l'on veut prescrire la teinture, on devra donc indiquer clairement le titre de celle-ci. Cependant, à cause de cette diversité même dans les différentes teintures employées, et aussi à cause de leur effet infidèle, on prescrit plus souvent aujourd'hui non plus la teinture, mais l'

Extrait de strophantus.

en granules de 1 milligramme

Dose : le premier jour 2 granules, les autres jours 3 à 4 pris à intervalles égaux. Catillon.

C'est une excellente préparation.

Laborde (*Soc. biolog.* 1887) a beaucoup vanté la *strophantine*. Celle-ci cependant a donné des résultats inférieurs à l'extrait de strophantus ; de plus elle n'est point diurétique, et exerce une action irritante sur le rein. Si on était amené à la prescrire, on pourrait choisir la

Strophantine cristallisée.

en granules de 1/10 de milligramme

CATILLON.

Il existe également des *strophantines* anglaises, celles de Ellborne, de Helbing, de Gerrard, et une strophantine allemande, de Merck, poudre amorphe, soluble, devenant opalescente en solution ; c'est un produit peu apprécié.

Muguet.

Le muguet de mai, *Convallaria maïalis* (Liliacées), était employé anciennement en médecine comme substance purgative. C'est vers la fin du XVIe siècle que Matthiole (1580) (Ed. Labbée, *Gaz. hebd.*, 1884) déclare que le muguet fortifie le cœur et est utile aux malades qui souffrent de cet organe. Beaucoup plus tard, Cartheuser (1745) reconnaît à cette plante la propriété de calmer les palpitations cardiaques. Malgré ces déclarations importantes, le muguet était tombé en désuétude lorsqu'il fut de nouveau utilisé empiriquement par les paysans russes comme hydragogue et tonique du cœur. Ary, ayant eu connaissance de ces faits, entreprit quelques expériences avec la teinture de fleurs de muguet, et quelques médecins russes, Troitsky et Botkin notamment, entreprirent de leur côté, des recherches expérimentales importantes. En France, l'action thérapeutique du muguet a été étudiée par G. Sée (*Acad. de méd.*, juil. 1882), qui a déclaré que cette plante pouvait remplir toutes les indications de la digitale dans les maladies du cœur, qu'elle n'avait point l'inconvénient de s'accumuler dans l'économie et ne présentait aucune contre-indication.

ACTION PHYSIOLOGIQUE. — Discutée encore, l'action du muguet, expérimentée sur le chien serait la suivante. Au début, il y aurait ralentissement des mouvements du cœur, élévation de la tension sanguine et exagération de l'amplitude des mouvements respiratoires. Plus tard il survient de l'arythmie cardiaque extrême et des vomissements. Enfin, dans une troisième période, la pression sanguine augmente pour s'abaisser bientôt, le pouls est arythmique et imperceptible; les respirations, de plus en plus profondes, se ralentissent considérablement; le cœur, affaibli progressivement, s'arrête ainsi que la respiration, et l'animal meurt.

Une goutte d'extrait de muguet déposée sur le cœur d'une grenouille agirait comme la digitaline : au bout d'une minute ou deux, le ventricule s'arrête en systole et les oreillettes en diastole. Chez le chien, quatre gouttes de ce même extrait injectées dans les veines amèneraient la mort au bout de dix minutes par arrêt du cœur.

Dans une communication récente, C. Paul (*Soc. thérap.*, nov. 1893) a insisté beaucoup sur les excellents effets qu'il a obtenus du muguet, dans le traitement des maladies du cœur. Il constitue pour lui un tonique du myocarde dont l'efficacité se fait sentir dix à douze jonrs environ après le début de la médication.

Le muguet a une action diurétique (Peter, Dujardin-Beaumetz), mais elle est fort irrégulière, et trop souvent nulle, aussi ne peut-on guère compter sur ce médicament dans le traitement des hydropisies cardiaques.

PHARMACOLOGIE. POSOLOGIE. — Les parties employées du muguet de mai sont les fleurs et la plante tout entière. On regarde comme plus actifs : 1° l'extrait de fleurs, 2° l'extrait de la plante tout entière (fleurs, feuilles, racines); quant à l'extrait de feuilles seules, son action serait moindre que les autres.

Infusion de muguet.

Troitsky (*Allgem. med. centr. Zeitung*, 1881) a préconisé l'infusion de fleurs et de tiges à la dose de 50 à 70 centigrammes ; mais cette dose est insuffisante et le plus souvent il faut employer de 3 à 7 grammes de muguet pour 120 à 180 grammes d'eau.

D'après Kislitchenkoff, les feuilles ont une action inférieure aux fleurs, mais elles seraient mieux tolérées par l'estomac. D'ailleurs, il faut reconnaître que l'infusion de muguet, qui occasionne quelquefois de la diarrhée et des vomissements (action éméto-cathartique, connue des anciens), est presque toujours sans effet, même à doses élevées. C'est donc une préparation à laisser de côté.

On a préparé alors des *extraits ;* ils sont aqueux, alcooliques ou hydro-alcooliques.

Extrait aqueux de muguet.

Se prépare avec la plante sèche. Dose : 1 à 2 grammes par jour.

Extrait aqueux de muguet.

Préparé (Langlebert, *Bull. thérap.*, 1882) avec les fleurs et les tiges, additionnées du 1/3 de leur poids de racines et de feuilles. *Dose : 1 à 2 grammes par jour.*

Cet extrait est constitué par une matière solide, noire, amère, d'une odeur agréable, et soluble dans l'eau et dans l'alcool.

D'après C. Paul (1893), l'extrait aqueux de muguet est la meilleure des préparations. La constance de ses effets, la simplicité de sa préparation plaident pour son emploi. Il le prescrit de la façon suivante :

Potion à l'extrait aqueux de muguet.

Thym	1 gr.

Faire infuser pendant cinq minutes dans :

Eau	200 gr.

Ajouter :

Extrait aqueux de muguet	10 gr.
Sirop d'écorces d'oranges amères	90

F. s. a. — A prendre en six jours consécutifs, soit 50 grammes par jour.

Sirop de convallaria maïalis.

préparé avec l'extrait aqueux. Il représente par cuillerée 50 centigrammes d'extrait de muguet. Dose : 2 à 4 cuillerées à soupe par jour. LANGLEBERT.

On peut encore prescrire le sirop sous les deux formes suivantes :

Sirop de convallaria maïalis.

Extrait de muguet	10 gr.
Sirop diacode	30
Sirop d'écorces d'oranges amères	200

Chaque cuillerée à soupe représente un peu moins de 1 gramme d'extrait de muguet. Dose : 1 à 2 cuillerées à soupe par jour.

Sirop de convallaria maïalis.

Extrait de fleurs et de feuilles de convallaria	7 gr.
Sirop des cinq racines	130
Sirop d'écorces d'oranges amères	120

Dose : 3 cuillerées à soupe par jour.

DUJARDIN-BEAUMETZ.

Alcoolature de convallaria.

Conseillée par Botkin (*Allgem. Med. Cent. Zeit.*, 1881), à la dose de 2 grammes par jour.

Insuffisante à cette dose, *elle doit être prescrite à la dose de 2 à 8 grammes par jour.*

Le muguet peut être encore prescrit sous la forme solide : poudre ou pilules :

Poudre de muguet.

Dose : 2 à 10 grammes par jour.

Pilules de muguet.

Extrait de muguet	10 gr.
Poudre de muguet	Q. s.

Faire 100 pilules; chaque pilule renferme 10 centigrammes d'extrait de muguet.

INDICATIONS DU CONVALLARIA MAIALIS. — Le muguet est un tonique du cœur et spécialement du myocarde. Il possède certainement quelques propriétés qui le rapprochent de la digitale, et peut par cela même rendre des services dans les cardiopathies, mais de là en faire un médicament capable de remplir les mêmes indications que la digitale, il y a loin. « L'enthousiasme du premier moment s'est refroidi..... et le muguet, essayé de tout côté, s'est montré souvent infidèle » (Hayem). D'après Eichhorst, ses effets seraient tellement inconstants, qu'il y aurait lieu de le laisser définitivement de côté. C'est évidemment aller trop loin.

Nous avons dit précédemment que lorsqu'on prescrit la digitale pendant quelques jours, il est bon d'interrompre ensuite le médicament durant quelque temps, pour le reprendre plus tard si besoin est. Dans cette période de repos, on a conseillé de continuer la diurèse à l'aide du muguet; je l'ai essayé plusieurs fois sans obtenir d'effet marqué, et j'aime mieux, dans cette période intercalaire, remplacer le muguet par deux à trois cuillerées à soupe, de vin diurétique amer de la Charité, ou, dans d'autres circonstances, par le strophantus.

Contre-indications. — Il n'y en a pas, car le muguet est sans effet fâcheux sur le système nerveux et sur les organes digestifs; il ne présente ni effet accumulatif, ni effet posthume, et ne séjourne pas longtemps dans l'économie.

CONVALLAMARINE

En 1865, S. Martin a extrait de la fleur du muguet des bois (*Bullet. thérap.*, t. II, p. 128) un alcaloïde qu'il a appelé la *Maïaline;* plus récemment Hardy et de son côté Tanret, par un autre procédé, ont retiré du muguet un principe actif, la *Convallamarine*, encore peu connu et qui n'est peut-être pas parfaitement pur. On le prescrit sous forme de solution alcoolique ou plus simplement de pilules. Le

Formulaire pharmaceutique à l'usage des hôpitaux et hospices civils de Paris (1887) indique la dose de 1 à 2 centigrammes.

Spartéine.

Le genêt (tribu des Genistées, famille des Légumineuses papilionacées) fournit à la thérapeutique le *genista purgans* (genêt purgatif) et le *spartium scoparium* ou genêt à balais. De cette dernière espèce, Stenhouse, en 1851, isola deux principes différents : la *scoparine*, substance colorante, jaune, cristallisable, et la *spartéine*, alcaloïde liquide et volatil. Le procédé de Stenhouse fut modifié par Mills, et plus récemment Wurtz a donné un mode de préparation plus expéditif. Les feuilles du *spartium scoparium*, desséchées et réduites en poudre grossière, sont épuisées par l'alcool à 60 degrés. La liqueur alcoolique est ensuite filtrée, distillée, puis on reprend le résidu par une solution étendue d'acide sulfurique. La solution de sulfate de spartéine impur, ainsi obtenue, est décomposée par du carbonate de potasse, puis agitée avec du chloroforme qui s'empare de l'alcaloïde. Le chloroforme est de nouveau agité avec de l'acide sulfurique étendu, et la liqueur acide que l'on obtient, concentrée à l'abri de l'air et de la lumière, donne des cristaux de sulfate de spartéine pur. Par décomposition de ce sulfate par le carbonate de potasse, on obtient la spartéine.

La spartéine est un liquide huileux, incolore quand il est pur, volatil, plus dense que l'eau. Son odeur faible rappelle celle de la pyridine. Sa saveur est extrêmement amère ; au contact de l'air, elle brunit peu à peu.

Peu soluble dans l'eau, elle se dissout dans l'alcool, l'éther, le chloroforme; elle est insoluble dans la benzine. Le chlorure de sodium la précipite de ses solutions. Sa réaction est alcaline et elle neutralise les acides. Mise en présence de l'acide chlorhydrique, elle donne naissance à des fumées blanchâtres épaisses, analogues à celles que produit l'ammoniaque dans les mêmes conditions.

La spartéine se combine facilement avec les acides pour former des sels, qui cristallisent difficilement; le sulfate est le plus stable et le seul employé en médecine. Il cristallise très facilement et se présente sous forme de gros rhomboèdres de couleur vert pâle transparent.

ACTION PHYSIOLOGIQUE. — **Effets sur le système nerveux.** — Ils ont été bien étudiés par Fick (1873) d'abord, et plus tard par de Rymon (Th. 1880) qui résuma le résultat de ses recherches, entreprises dans le laboratoire de Vulpian. Il résulte de ses expériences sur des grenouilles et sur des chiens que la spartéine agit sur le système nerveux central à la façon de la cicutine: elle enlève à la moelle son excitabilité réflexe après l'avoir exagérée. De plus, d'après Fick, elle produirait encore une paralysie des nerfs moteurs périphériques; pour de Rymon, au contraire, la spartéine serait sans action sur les faisceaux nerveux. Son action locale est nulle sur les muscles, soit lisses, soit striés.

Effets sur la circulation. — C'est Laborde qui mit en lumière (*Soc. de Biolog.*, 1885) l'influence remarquable de la spartéine sur le fonctionnement du cœur; ses expériences sur les animaux à sang chaud et à sang froid lui donnèrent toutes les mêmes résultats. Il résulte de ses recherches que la spartéine produit une *augmentation d'énergie* de l'impulsion systolique du cœur, qu'elle *régularise* et *ralentit* ses battements; il ne constate *aucun effet sur la pression sanguine*. De ces faits, Laborde a tiré les conclusions suivantes : « L'action prédominante et élective de la spartéine s'exerce sur le fonctionnement du cœur dont elle paraît à la fois augmenter l'intensité et la durée, ou mieux la persistance des contractions. » Cette action, d'après lui, est d'origine centrale. Legris (*Th.* Paris, 1886) et Bochefontaine ont constaté les effets décrits par Laborde, mais ils ont noté en outre, sous l'influence du médicament, une diminution de l'excitabilité des nerfs vagues. G. Sée (1885), qui a expérimenté la spartéine chez un certain nombre de cardiaques, conclut qu'elle produit comme effets caractéristiques : le relèvement du cœur et du pouls et la régularisation du rythme cardiaque troublé. En cela il est d'accord avec les expériences des physiologistes, mais il ajoute que la spartéine produit encore « une accélération des battements du cœur ». Ce dernier effet n'est point admis par Legris.

Depuis ces recherches, la spartéine a été étudiée de nouveau par Gluzinski et par Rummo Ferrannini. Au début (*stade thérapeutique*), l'action sur des animaux se traduit par une légère élévation de la tension sanguine, diminution progressive dans la fréquence des battements cardiaques et augmentation de l'énergie systolique. Plus tard, à un second stade (*stade toxique*), il survient de l'arythmie, une diminution progressive de la fréquence et de l'amplitude des battements allant jusqu'à l'arrêt du cœur qui se produit en diastole. La mort, chez les animaux supérieurs, serait due à l'arrêt de la respiration.

Effets sur la sécrétion urinaire. — L'effet diurétique de la spartéine a été indiquée par Léo et Prior. Cette action n'a été retrouvée ni par G. Sée, ni par Masius. Peut-être est-elle capable d'entretenir jusqu'à un certain point la diurèse digitalique, mais cela moins sûrement que la caféine, ou le strophantus.

Résumé. — La spartéine à dose thérapeutique augmente l'énergie contractile du cœur, régularise et diminue la fréquence du pouls, elle est sans effet sur la tension sanguine, ou l'élève fort peu.

PHARMACOLOGIE. POSOLOGIE. — Les applications thérapeutiques de la spartéine dans les maladies du cœur se limitent au sulfate de spartéine, qui est seul employé suivant les cas, à la dose de 5 à 15 centigrammes en moyenne par jour. Son intervention se manifeste très rapidement, au bout de deux heures, une heure, quelquefois une demi-heure (Legris) après l'ingestion du médicament et se maintient deux ou trois jours après la suppression. On n'observe pas d'effet accumulatif et le sulfate de spartéine s'élimine rapidement par les urines, même dans les cas de néphrite chronique.

Le meilleur mode d'administration du médicament consiste à le donner en *solution aqueuse*, mais l'amertume de celle-ci, quand elle est un peu concentrée, nécessite l'adjonction d'un sirop : sirop de sucre simple, de gomme, de framboise, de cerise, de groseille, etc. On peut encore dissoudre le sel dans une petite quantité de bière ou d'infusion de café torréfié. On notera que le médicament a provoqué dans quelques cas rares une diarrhée peu abondante qui disparaît d'ailleurs rapidement.

Solution aqueuse de sulfate de spartéine.

Eau distillée	100 gr.
Sulfate de spartéine	1

Chaque cuillerée à café représente 5 centigrammes de médicament; dose : de 1 à 3 cuillerées à café dans les 24 heures.

Sirop de spartéine.

Sulfate de spartéine	0 gr. 30
Sirop d'écorces d'oranges amères	300 gr.

Chaque cuillerée à soupe contient 2 centigrammes de spartéine.

HOUDÉ.

Potion de spartéine.

Eau distillée	45 gr.
Eau distillée de laurier-cerise	15
Sirop simple	20
Sulfate de spartéine	0 gr. 30

Chaque cuillerée à soupe renferme 75 milligrammes de médicament; dose : une ou deux cuillerées par jour.

BARDET.

Potion de spartéine.

Eau de tilleul	70 gr.
Sirop de tolu	30
Sulfate de spartéine	0 gr. 30

Dose : 1 à 2 cuillerées à soupe par jour.

Pilules de spartéine.

Sulfate de spartéine	1 gr.
Poudre de guimauve	0 gr. 50
Extrait de chiendent	Q. s.

Faire 20 pilules. Chaque pilule renferme 5 centigrammes de médicament; dose : 2 à 3 par jour.

Le sulfate de spartéine est facilement administré

en *injections hypodermiques ;* dans ce but on aura recours, par exemple, à la solution suivante :

Solution de spartéine pour injections hypodermiques.

Eau distillée	50 gr.
Sulfate de spartéine	1

Une seringue de 1 centimètre cube renferme 2 centigrammes de sulfate de spartéine.

Il existe une solution plus concentrée de Houdé qui représente exactement 4 centigrammes pour une seringue tout entière de 1 centimètre cube.

Indications de la spartéine. — Le sulfate de spartéine complété par l'action diurétique de l'infusion de genêt, dont nous parlons un peu plus loin, paraît une assez bonne médication dans les cas d'asystolie avec arythmie, hydropisie, congestions viscérales et rareté des urines. Il faut reconnaître cependant que ses indications ne sont point encore posées avec précision ; en effet, G. Sée déclare qu'il est indiqué dans la faiblesse du myocarde avec ralentissement de la circulation ; au contraire Prior pense que son action est surtout manifeste lorsque le myocarde est intact. Pour Clarke, c'est dans l'insuffisance mitrale que la spartéine, à doses petites et renouvelées, présente son maximum d'action utile.

La spartéine a été comparée à la caféine, mais alors qu'elle influence surtout l'excitabilité neuro-musculaire, la caféine paraît agir surtout sur la contractilité du muscle cardiaque. La spartéine n'agit pas dans les périodes avancées des cardiopathies ; lorsque le muscle cardiaque est dégénéré et que les œdèmes persistent, c'est à la digitale, dont l'action d'ailleurs ne tarde pas à s'épuiser, et encore mieux à la caféine qu'il faut recourir. L'action de la spartéine sur le myocarde est une indication formelle de son emploi dans les cas de cardiopathies toxiques comme dans le morphinisme, et dans les myocardites consécutives aux maladies infectieuses ou typhoïdes. Dans ces cas les injections sous-cutanées de spartéine sont souvent préférables à celles de caféine, parfois suivies d'un peu d'excitation cérébrale.

GENÊT

Le sulfate de spartéine est un bon tonique du cœur, mais son action diurétique est nulle ou inconstante. Aussi, dans le but d'obtenir du genêt un médicament cardiaque complet, a-t-on songé à utiliser l'action des fleurs, dont la décoction ou l'infusion jouit d'un pouvoir diurétique connu déjà de Pline et que Cullen, Christison et Sydenham utilisaient souvent. On peut y recourir et formuler par exemple :

Tisane diurétique de fleurs de genêt.

Fleurs de genêt....................	10 à 25 gr.
Eau bouillante....................	1 litre

Cette infusion est agréable et se rapproche un peu du thé, les malades la prennent sans difficulté, mais je n'en ai obtenu que des effets médiocres.

Tisane diurétique.

Fleurs de genêt....................	20 gr.
Baies de genièvre..................	10
Eau bouillante....................	1000

Edulcorer avec

Sirop des cinq racines..................	50 gr.

Legris a cru remarquer que l'infusion de genêt

donne quelquefois des douleurs gastriques et provoque des vomissements, quand elle est préparée avec des sommités fleuries et séchées, cueillies trop mûres alors que les fleurs inférieures de la grappe sont déjà transformées en gousses. On sait que les anciens médecins attribuaient en effet aux grains de genêt une action diurétique. Il faut donc choisir avec grand soin les sommités dont les fleurs inférieures sont épanouies, tandis que les supérieures sont encore à l'état de boutons.

SCOPARINE

La scoparine est le second principe que Stenhouse a retiré du *spartium scoparium*. C'est une substance cristallisable sous forme de cristaux jaunes groupés en étoiles. Elle est inodore, insipide, non volatile, peu soluble dans l'eau froide, très soluble dans l'eau bouillante et dans l'alcool. La scoparine ne possède pas les propriétés de la spartéine ; cependant c'est à elle qu'il faut rapporter, peut-être, l'action diurétique de l'infusion de sommités fleuries du genêt.

On a proposé la formule suivante de scoparine, pour injection sous-cutanée :

Solution de scoparine pour injection hypodermique.

Eau distillée	5 gr.
Glycérine	2 gr. 50
Scoparine	0 gr. 60 .

Adonis.

Les Adonis (Renonculacées) sont des plantes annuelles, vivaces, à tige droite ou cylindrique qu'on rencontre en Italie, en Suisse, en Espagne et dans le midi de la France. Il en existe plusieurs espèces, qui se plaisent de préférence dans les sols calcaires et sur les plateaux élevés. L'une d'elles, par exception, se trouve au bord des champs, et la couleur éclatante de sa corolle l'a fait désigner sous le nom de *goutte de sang*. Mais la variété la plus intéressante au point de vue médical est l'*adonis vernalis*, qui fleurit en avril ou en mai.

A l'état frais, l'adonis est irritante et caustique. Son action dans les affections cardiaques et dans les hydropisies a été indiquée par Günther, puis par Bubnow (janv. 1879), élève de Botkin. Depuis lors une étude plus complète de cette plante, au point de vue botanique, chimique et physiologique, a été faite par Marié (*Th. doct. sciences*, 1884) et par J. Mordagne (1885). En Allemagne, l'adonis a été expérimentée par Altmann, Leyden, Michaelis, Lublinski (*Soc. Med. int. Berlin*, 1884), et surtout par Vincenzo Cervello (Strasbourg, 1882) qui a extrait de l'*adonis vernalis* et de l'*adonis cupaniana*, un glucoside amorphe jaune clair, très amer, soluble dans l'alcool et fort peu dans l'eau, qu'il a désigné sous le nom d'*Adonidine*. Plus récemment Valerian Podwysotzky (1888) a isolé un autre glucoside ou *picro adonidine*, qui est un poison cardiaque très violent.

En Italie, Marfori et Borgiotti ont montré que l'*adonis æstivalis* paraît posséder les mêmes propriétés thérapeutiques que la variété *vernalis*.

En France, l'adonis a fait le sujet de recherches multiples dues principalement à Lesage (*Soc. biolog.*, 1886), à Huchard et Eloy (1884, et *Soc. thérap.*, 1886), à Julliard (1885), Armand Durand (*Th.* Paris, 1885).

ACTION PHYSIOLOGIQUE. — Il résulte des travaux précédents que l'adonis ralentit le pouls et élève la tension artérielle, qu'elle régularise et ralentit les battements du cœur et en accroît l'énergie contractile.

Cette plante accroît la diurèse, et pourrait à ce sujet être mise sur le même rang que la digitale; mais, contrairement à celle-ci, elle ne provoque aucun phénomène d'intolérance. Cette action diurétique de l'adonis est admise par presque tous les auteurs; les autres propriétés de la plante la rapprochent de très près de la digitale, malheureusement l'accord définitif n'est point encore fait sur la valeur de ses effets thérapeutiques. D'après Ollivier (1889), l'*adonidine* réussirait mieux dans les insuffisances aortiques artérielles que dans celles qui ont comme origine une endocardite valvulaire.

PHARMACOLOGIE. POSOLOGIE. — L'adonis reste encore jusqu'ici un médicament peu employé.

Voici quelques-unes des préparations qu'on a particulièrement recommandées :

Infusion d'adonis.

Eau................................	180 à 200 gr.
Adonis..............................	4 à 8

Par cuillerée à soupe toutes les deux heures.

BUBNOW.

Alcoolature et teinture d'adonis.

Par doses croissantes de 2 à 5 grammes.

Granules d'adonidine.

De 5 milligrammes chaque. Dose : 2 à 4 par jour.

Ergot de seigle.

ACTION PHYSIOLOGIQUE. — L'ergot de seigle, à

cause de son action tonique sur les fibres lisses des vaisseaux, élève la tension sanguine et ralentit le pouls (Gubler). C'est pourquoi on l'a prescrit avec un certain succès dans quelques cas où la digitale avait échoué. D'après Masini, son effet, à peu près nul dans les affections valvulaires ou orificielles, agirait surtout dans les cas de myocardite avec dilatation cardiaque. Elle a produit d'heureux effets dans quelques cas graves de fièvre typhoïde à forme cardiaque avec abaissement considérable de la tension artérielle, qui a pu descendre de 18 centimètres de mercure à 13 et même à 6 centimètres (Potain). En pareil cas, une série méthodique d'injections sous-cutanées d'ergotine ont pu relever l'action du cœur et des vaisseaux périphériques et sauver le malade d'une mort prochaine par asthénie cardio-vasculaire : Demange (*Rev. de Méd.*, 1885) a signalé des faits de cette nature.

PHARMACOLOGIE. POSOLOGIE. L'ergot de seigle peut être prescrit sous des formes variables.

Infusion d'ergot de seigle.

Ergot de seigle	4 à 6 gr.
Eau	200

On le donne quelquefois sous forme pilulaire, associé à la digitale.

Pilules d'ergot de seigle et de digitale.

Poudre de seigle ergoté	4 gr.
Poudre de digitale	1
Extrait de chiendent	Q. s.

F. s. a. 30 pilules. Dose : 6 à 8 par jour.

ERGOTINE

Dans presque tous les cas il sera préférable de recourir à l'ergotine plutôt qu'à l'ergot de seigle lui-même ; les préparations en sont nombreuses, nous indiquons ici les meilleures. On les emploiera sous forme d'*injections hypodermiques*.

Solution d'ergotine.

Ergotine Bonjean (extrait aqueux de seigle ergoté)	1 gr.
Eau distillée	10

BONJEAN.

Une seringue tout entière (1 gramme) représente 10 centigrammes d'ergotine.

L'ergotine Bonjean est prescrite encore sous forme de *dragées*.

Nous préférons à cette préparation la

Solution titrée d'ergotine.

préparée de telle façon qu'un poids de liquide représente le même poids d'ergot. Ainsi 1 *gramme de liquide* (une seringue de Pravaz tout entière) *représente 1 gramme d'ergot de seigle.*

YVON.

ERGOTININE

Tanret (1875) a extrait de l'ergot un alcaloïde incolore, cristallisable, qu'il a désigné sous le nom d'*ergotinine*. On recommandera celle-ci sous une des deux formes suivantes :

Solution d'ergotinine pour injections hypodermiques.

Eau distillée de laurier-cerise............	10 gr.
Ergotinine................................	0 gr. 01
Acide lactique...........................	0 gr. 02

Un milligramme d'ergotinine est contenu dans la seringue entière. *Dose : l'ergotinine ne se donne qu'à la dose de 1/4 de milligramme* (5 gouttes) *ou à 1/2 milligramme* (10 *gouttes*). *Ne pas dépasser* 1 *milligramme.*

TANRET.

Sirop d'ergotinine.

Ergotinine...............................	0 gr. 05
Acide lactique..........................	0 gr. 10
Eau distillée.............................	5 gr.
Sirop de fleurs d'oranger...............	995

La cuillerée à café contient 1/4 de milligramme d'ergotinine. Dose : 1 à 4 cuillerées à café par jour.

TANRET.

Strychnine.

On connaît les propriétés tétanisantes de la strychnine sur les muscles de l'économie ; au dire de Tessier (*Trait. des hydrop. asthéniq. par les préparat. de noix vom.*, *Bullet. thérap.*, 1851), Muller a démontré sur des grenouilles, que la strychnine diminue les battements du cœur comme la digitale, et augmente l'énergie de ses contractions. Desnos a songé à mettre à profit cette action de la strychnine dans le traitement des maladies du cœur. Il a obtenu de bons effets en prescrivant la *poudre de noix vomique* à la dose de 5 à 10 centigrammes. A cause de l'amertume du médicament, on pourrait remplacer la poudre par la teinture alcoolique de noix vomique au cinquième ; à la dose de 5 à 10 gouttes au commencement de chaque repas, ou par un granule de 1 milligramme de sulfate de strychnine.

II. — MODÉRATEURS DU CŒUR.

Bromures alcalins.

ACTION PHYSIOLOGIQUE. — Ils occupent une des premières places dans la classe des modérateurs du cœur. Gubler a noté que le bromure de potassium est un puissant sédatif du cœur, qu'il corrige et peut faire disparaître l'arythmie en même temps qu'il ralentit la fréquence des contractions du cœur.

Laborde (1867) a constaté également cette action paralysante, et Pletzer (1868) a vu l'énergie des mouvements cardiaques diminuer progressivement et le pouls tomber à 50 pulsations. Ce ralentissement et cette régularisation de la circulation cardiaque sont la conséquence du triple effet que produit le bromure de potassium, comme d'ailleurs tous les bromures : il agit sur les centres nerveux et produit de l'anémie cérébrale et de l'hypnose ; de plus, il diminue le pouvoir réflexe de la moelle (Hayem).

D'après certains auteurs (Falck, Krosz), le bromure agit sur le cœur surtout comme sel de potassium bien plutôt que comme bromure. Or, les sels de potasse ont une action toxique sur le muscle cardiaque ; introduits directement dans le torrent circulatoire, ils produisent l'arrêt du cœur ; absorbés par l'estomac, ils ralentissent et affaiblissent l'action du myocarde. En résumé ce sont des poisons du cœur, agissant directement sur la fibre cardiaque selon les uns, ou, suivant les autres, portant leur effet sur le centre auto-moteur du cœur qu'ils dépriment.

Cette action toxique a été démontrée par Podcopaew : 8 à 10 grammes de chlorure de potassium injectés dans les veines d'un chien du poids de 6 kilos le tuent en quelques heures; d'après cette expérience, il faudrait de 80 à 100 grammes de chlorure de potassium pour tuer un homme de petite taille.

C. Paul n'admet pas cette théorie, et remarque qu'on obtient des effets analogues avec le bromure de sodium, alors que, si on remplace le bromure de potassium par un sel de potasse, non bromuré : sulfate, acétate, on n'obtient rien de semblable ; c'est donc en tant que bromure qu'agiraient les bromures alcalins.

Cependant l'action défavorable des sels de potasse sur la fibre cardiaque, admise aujourd'hui par la plupart des auteurs, a fait préférer le bromure de sodium au bromure de potassium. D'ailleurs leur action modératrice sur le cœur paraît être à peu près identique; ajoutons enfin que les bromures alcalins sont diurétiques surtout chez les nerveux.

Résumé. — Les bromures alcalins sont des modérateurs et des régulateurs, qui trouvent surtout leur indication dans les cas d'excitabilité du cœur et d'élévation exagérée de la tension artérielle.

Indications des bromures alcalins. — Ils sont particulièrement indiqués dans les cas d'excitation nerveuse du cœur et dans les palpitations des névropathes. Dans la période hypersystolique des cardiopathies organiques, les bromures apaisent l'éréthisme cardiaque, modèrent l'impulsion des battements du cœur et l'oppression plus ou moins vive qui les accompagne.

La contre-indication des bromures alcalins est formelle à la période asystolique, lorsque le muscle cardiaque est considérablement affaibli et souvent atteint de dégénérescence graisseuse.

PHARMACOLOGIE. POSOLOGIE. — Les bromures alcalins seront administrés sous la forme liquide, en solution, sirop, ou mélangés à des potions.

Solution de bromures alcalins.

Eau distillée	100 gr.
Bromure de sodium ou de potassium	20

Chaque cuillerée à café représente 1 *gramme de bromure. Dose : 2 à 4 cuillerées à café dans les 24 heures*, dans un verre d'eau vineuse, dans de la bière, ou mieux dans une infusion aromatique (feuille d'oranger).

Sirop de bromures alcalins.

Sirop d'écorces d'oranges amères	400 gr.
Bromures alcalins (potassium ou sodium)	20

Chaque cuillerée à soupe contient 1 *gramme de bromure; dose : 2 à 4 cuillerées par jour.*

Chloral.

ACTION PHYSIOLOGIQUE. — Le chloral possède une action dépressive sur le cœur, connue depuis longtemps déjà : un animal intoxiqué par le chloral meurt par suite de paralysie du cœur (Leibreich, 1869). A *dose thérapeutique*, il provoque le ralentissement des contractions cardiaques et abaisse la tension artérielle. La première de ces actions est causée par une diminution de l'excitabilité des ganglions moteurs du cœur (G. Sée) ou encore par la parésie du centre vaso-moteur bulbaire (Vulpian). Enfin peut-être aussi, agit-il encore sur les vaisseaux périphériques qu'il paralyse et cause ainsi un affaiblissement notable des contractions cardiaques.

Résumé. — Le chloral agit sur le cœur en le déprimant. C'est un modérateur et un régulateur de la circulation.

Indications du chloral. — Il produit d'excellents effets pour combattre l'insomnie persistante par congestion encéphalique dans le cas de maladies mitrales. A cause de l'affaiblissement des contractions cardiaques qu'il produit, le chloral est contre-indiqué dans l'asystolie, et dans tous les cas de dégénérescence graisseuse ou de débilité du cœur.

PHARMACOLOGIE. POSOLOGIE. — Le chloral, qu'on emploiera toujours sous forme d'hydrate de chloral, possède une action caustique manifeste ; aussi est-il quelquefois assez mal supporté par l'estomac, c'est pourquoi Dujardin-Beaumetz préconise tout particulièrement l'emploi du lavement suivant :

Lavement de chloral.

Eau....................................	50 gr.
Hydrate de chloral....................	5

Dans un verre de lait additionné d'un jaune d'œuf.

Ce moyen est bon, mais il est préférable de donner d'abord le chloral à la dose plus faible de 1 à 2 grammes, pour arriver plus tard, si cela est nécessaire, à celle de 4 grammes.

Le chloral sera donné également en potion ou sous forme de sirop :

Potion de chloral.

Eau distillée de tilleul.................	120 gr.
Sirop de fleurs d'oranger..............	30
Hydrate de chloral......................	2 à 4

A prendre en 3 ou 4 fois dans les 24 heures.

Sirop de chloral.

Sirop de fleurs d'oranger..............	950 gr.
Chloral hydraté........................	50

Une cuillerée à soupe (20 grammes) représente un peu plus de 1 gramme de chloral hydraté.

Dose : 2 à 4 cuillerées à soupe.

Sirop de chloral.

Hydrate de chloral....................	60 gr.
Alcool à 65°..........................	50
Eau distillée.........................	380
Sucre blanc...........................	760
Essence de menthe.....................	XX gouttes

Chaque cuillerée à soupe contient 1 gramme de chloral.

FOLLET.

Valériane.

La valériane possède une action modératrice évidente pour les cas d'éréthisme et de névrose cardiaque ; elle est particulièrement indiquée lorsqu'il n'y a point de lésion organique. Cependant, même dans ce cas, elle rend de signalés services contre les phénomènes de suractivité et d'excitation qu'on rencontre dans la période de compensation avec hypersystolie.

La valériane se prescrit sous forme d'extrait (1 à 8 gr.), de poudre (1 à 10 gr.), de teinture alcoolique (2 à 10 gr.). Mais on aura recours surtout aux valérianiques, et principalement au valérianate d'ammoniaque. Il en existe plusieurs préparations ; une des meilleures est le valérianate d'ammoniaque liquide, de Pierlot, *à la dose de 2 à 3 cuillerées à café par jour.*

Vératrine.

La vératrine, principe actif de la racine de l'*ellébore blanc* et de la *cévadille*, est une substance blanche, cristallisée, presque insoluble dans l'eau, très soluble dans l'alcool et dans l'éther; c'est un purgatif violent. Cette substance possède une action particulière sur le système musculaire bien étudiée par Kolliker et Bezold ; cette action se divise en deux périodes : 1° une période de contraction énergique ; 2° une période de résolution lente, c'est-à-dire que le muscle après sa contraction ne reprend sa forme primitive qu'avec une extrême lenteur, et l'animal en expérience est comme exténué et plongé dans une inertie générale. D'après Bœhm, la vératrine portée directement sur le cœur y détermine les mêmes effets que sur les autres muscles striés. Cette propriété singulière a suggéré l'idée d'appliquer cette action modératrice de la vératrine contre les palpitations et l'impulsion brusque des contractions cardiaques liées à l'hypertrophie et à l'hypertension artérielle. Bitot (*Congrès Association franç.*, Bordeaux 1872), donnait, dans ce but, d'un à dix granules de vératrine de 1 milligramme. A vrai dire, cette médication a échoué complètement entre les mains de la plupart des cliniciens.

Anciennement déjà, Friedreich, dans le traitement de la péricardite aiguë, avait proposé de remplacer la digitale par la vératrine parce qu'elle calme les douleurs et abaisse la température. Ce traitement n'a pas été accepté. D'un autre côté, Liégeois (*Rev. gén. de Clin. et de Thérap.* 1889) ayant montré que la vératrine à la dose de 10 à 15 gouttes de teinture ralentit les contractions cardiaques et le pouls et diminué la tension artérielle, il y aurait lieu d'expérimenter de nouveau ce médicament énergique.

Nous rappellerons enfin que G. Sée et, plus récemment, Guyot ont employé avec quelque succès, dans le traitement de la maladie de Basedow, la teinture de vératrum viride (*Helleborus americanus*).

A cause de son action irritante, il sera préférable en général de donner la vératrine, non en solution, mais sous forme de granules de 1 milligramme. La dose moyenne variera entre 5 et 10 milligrammes.

Duboisine.

La duboisine est une substance jaunâtre, visqueuse, soluble dans l'alcool, le chloroforme, l'éther et l'eau ; elle est extraite du *Duboisia myoporoides* (Solanacées). C'est un succédané de l'atropine, employé avec un certain succès contre la tachycardie et les battements violents du corps thyroïde dans la maladie de Basedow. Mais le médicament semble avoir des effets accumulatifs et nécessite des périodes de repos intercalaires.

PHARMACOLOGIE. POSOLOGIE. — La duboisine est employée sous forme de sulfate de duboisine.

Granules de duboisine.

Sulfate de duboisine.................. 0 gr. 005

F. s. a. 20 *granules de* 1/4 *de milligramme ; dose :* 1 *à* 2 *par jour.*

Solution de duboisine pour injections hypodermiques.

Sulfate de duboisine.................. 0 gr. 01
Eau distillée bouillie 20

Une seringue d'un centimètre cube renferme 1/2 milligramme de sulfate de duboisine.

DUJARDIN-BEAUMETZ.

Antimoine.

Nous ne citerons que pour mémoire, parmi les modérateurs du cœur, l'antimoine, qui à haute dose peut momentanément diminuer la fréquence du pouls et la dyspnée chez les malades atteints d'affections organiques du cœur.

On a proposé dans ce but des granules d'arséniate d'antimoine contenant chacun 1 milligramme de médicament et qu'on pourrait prescrire à la dose de deux à huit granules par jour. C'est une médication infidèle sur laquelle on ne peut compter.

III. — DÉPRESSEURS DE LA TENSION ARTÉRIELLE.

Iodures alcalins.

Les iodures alcalins (potassium, sodium, auxquels G. Sée s'efforce de faire ajouter les iodures de calcium et de strontium) occupent une place très importante dans le traitement des cardiopathies chroniques et des maladies de l'aorte.

ACTION PHYSIOLOGIQUE. — Les iodures, d'une façon générale, s'adressent plutôt aux vaisseaux qu'au cœur lui-même : *ils possèdent une action vaso-dilatatrice manifeste et abaissent la tension artérielle*; par cela même ils diminuent les résistances périphériques et facilitent le travail du muscle cardiaque. G. Sée et Lapicque (1889) ont cherché à établir que l'iodure de potassium a, en plus, une action spéciale :

il déterminerait d'abord une élévation de la pression avec ralentissement du cœur, et plus tard une diminution de la pression avec accélération du cœur. D'après les mêmes auteurs, les iodures ne sont pas de véritables dépresseurs de la circulation, mais des régulateurs du cœur. En produisant une vaso-dilatation générale étendue aux artères coronaires, ils relèvent la nutrition du myocarde, car ils facilitent la circulation intra-cardiaque en ce sens que « le cœur pour chasser le sang dans ses propres artères et dans son propre tissu n'est plus obligé de fournir la même somme de travail que dans l'état préalable ». Enfin, comme dernier résultat, la nutrition du myocarde étant meilleure, il s'ensuivrait une augmentation dans l'énergie du travail du cœur : les iodures seraient donc des agents systoliques. D'après Hayem, ce seraient là simplement des vues théoriques en désaccord avec la clinique.

Nous venons de dire que les iodures étaient surtout des médicaments vasculaires, ils s'adressent, en effet, de préférence aux dégénérescences scléreuses et athéromateuses des vaisseaux avec ou sans dilatation consécutive. Ils agissent avec une efficacité toute particulière chez les sujets à pouls dur et tendu, avec tension artérielle exagérée, ainsi que dans les altérations de l'aorte et des artères coronaires.

D'un autre côté, la médication iodurée est prescrite journellement dans les maladies organiques du cœur, dans le but de favoriser la *réduction des épaississements et des indurations valvulaires*. Cette médication est malheureusement trop souvent insuffisante ; on se rappellera cependant qu'on « a vu des lésions valvulaires en apparence fort graves disparaître absolument sous l'influence de cette médication ». (Potain.)

Cette action, les anciens l'expliquaient en disant que les iodures sont des modificateurs directs du sang. G. Sée (*loc. cit.*) en a fourni une explication plus physiologique. Pour lui, l'iode en circulation dans le sang possède une action spéciale sur les globules blancs de la lymphe et du sang (leucocytes). D'un autre côté, on admet que l'iode en circulation devient libre dans certains points, puis, repris par les alcalis du sang, il repasse à l'état d'iodure et ainsi de suite. Or, à faible dose, l'iode, dès qu'il rencontre les leucocytes, excite leur activité, stimule les larges diapédèses, les transferts, les morcellements, les disparitions de déchets et de matériaux transformables (phagocytose). Dans le muscle cardiaque lui-même, l'iode provoque un mouvement de lymphe, évacuateur des déchets accumulés dans les espaces connectifs, d'où la propriété fondante, résolutive des iodures sur les néoformations.

Enfin, à un autre point de vue, on sait avec quel succès les iodures combattent les accès de pseudo-asthme, si fréquents dans les affections aortiques notamment. Cette propriété eupnéique des iodures les rend extrêmement précieux dans la thérapeutique des maladies cardio-aortiques.

Une question importante, et qui n'est pas résolue encore, est celle de la *préférence à accorder à l'iodure de sodium ou à l'iodure de potassium.*

Pour G. Sée, l'iodure de sodium ne possède qu'une « activité médiocre »; pour C. Paul, l'iodure de sodium est plus riche en iode; d'un autre côté, pour beaucoup de cliniciens, l'usage des sels de potassium est dangereux, à cause de l'action nocive exercée par la potasse sur les fibres musculaires. En fait, je crois que l'iodure de potassium est un peu plus actif que l'iodure de sodium, néanmoins, ce dernier doit être le médicament de choix, d'abord parce qu'il est mieux supporté par l'estomac que l'iodure potassique, ensuite parce que ce dernier peut devenir nuisible pour le cœur, lorsqu'il est administré pendant un long temps, et provoquer d'autre part des phénomènes d'intoxication générale, par accumulation dans l'économie, dans les cas de fonctionnement imparfait du rein.

Indications thérapeutiques. — Les iodures sont indiqués dans les affections valvulaires chroniques ou en voie d'organisation, dans l'angine de poitrine, dans l'artério-sclérose, dans les myocardites scléreuses, dans les aortites, dans les anévrysmes de l'aorte.

On a discuté fort longtemps sur l'action utile des iodures dans ces dernières affections : pour G. Sée, les iodures ne sauraient agir sur les parois artérielles sclérosées ou athéromateuses, mais leur action porterait *autour*, bien plus que *sur* le vaisseau lui-même ; au contraire, Potain admet que les iodures agissent d'une *façon directe* sur la paroi artérielle.

PHARMACOLOGIE. POSOLOGIE. — La médication iodurée dans le traitement des cardiopathies doit être de fort longue durée ; on la prescrira par séries de plusieurs semaines, séparées par des périodes de repos intercalaires, et le traitement se poursuivra ainsi pendant plusieurs mois, et même plusieurs années (dans l'angine de poitrine par exemple).

La dose d'iodure variera de 60 centigrammes à 2 grammes par jour. Le médicament sera donné sous la forme la plus simple, c'est-à-dire en *solution* dans de l'eau distillée par exemple.

Eau distillée	100 gr.
Iodure de potassium ou de sodium	10

Une cuillerée *à café* représentant 50 centigrammes d'iodure, on en prescrira de 1 à 6 par jour, dans une tasse d'infusion aromatique, telle que la feuille d'oranger par exemple, ou dans du lait, ou encore mélangées à du sirop de quinquina, de gentiane, d'écorces d'oranges amères, ou encore dans de la bière, un peu d'eau vineuse, ou encore dans une infusion légère de café torréfié édulcoré de sirop de sucre. Afin de faciliter l'absorption du médicament et de ménager la susceptibilité de l'estomac, on le fera prendre en deux ou trois fois au milieu des repas, lorsqu'il est donné en solution. S'il est mélangé avec du sirop ou simplement avec du lait, on boira le mélange au commencement même des deux repas. Il sera pris ainsi durant vingt jours consécutifs, puis repos d'une semaine avec cessation absolue du médicament, pour y revenir plus tard si cela est nécessaire.

Pour déguiser la saveur de la solution, on a proposé la préparation suivante :

Iodure de potassium ou de sodium	10 gr.
Eau distillée	10
Rhum	80

A prendre par cuillerées à soupe dans une tasse de thé, ou mieux de tilleul.

LECLERC.

On prescrit encore les iodures en *pastilles*, en *tablettes* ou en *dragées*, mélangés quelquefois avec du chocolat.

Chacune d'elles renferme 0 gr. 10, 0 gr. 15 ou 0 gr. 20 d'iodure de sodium.

Enfin on prépare aussi des biscuits iodurés.

Iodure de potassium ou de sodium	10 gr.
Pâte à biscuits	Q. s.

Pour cent biscuits de 10 *grammes chacun.*
Chaque biscuit contient 0 *gr.* 10 *d'iodure.*

DORVAULT.

Pour éviter les troubles digestifs, fréquents avec l'usage soutenu des iodures, on pourrait essayer de donner l'iodure de calcium qui « ménage bien mieux l'estomac que tous les autres iodures ». On le prescrira à la dose de 50 centigrammes à 1 gramme.

Si l'on s'en tient aux iodures de sodium ou de potassium, on pourra toujours, dans le but d'éviter les troubles digestifs, recourir à la formule suivante :

Solution iodurée et arsénicale.

Eau distillée..........................	300 gr.
Iodure de sodium	5
Arséniate de soude.....................	0,05

Dose : 2 *à* 3 *cuillerées à soupe par jour.*

HUCHARD.

Je lui préfère l'association de l'iodure avec l'opium à très petites doses; dans ce but j'ai imaginé la préparation suivante dont je recommande les bons effets.

Pour éviter le dégoût et la saveur métallique des solutions aqueuses, j'ai donné à la préparation la forme pilulaire, et, malgré la déliquescence des iodures alcalins, je suis arrivé à préparer une masse pilulaire d'une conservation parfaite, qui au bout de plusieurs semaines possède encore toute sa consistance et toutes ses propriétés thérapeutiques. J'emploie l'iodure de sodium, mais comme il paraît plus déliquescent que l'iodure de potassium, on devra au préalable le faire dessécher à l'étuve; on l'associe ensuite, non à l'extrait thébaïque qui renferme toujours une petite quantité d'eau qui ramollirait la masse, mais à l'opium brut. L'excipient peut être fait avec la térébenthine de Bordeaux (environ 5 centigrammes par pilule), ou avec un peu d'extrait de gentiane ou d'extrait de rhubarbe. Enfin l'enrobage peut se faire, soit au mastic dissous dans l'éther, ou mieux au baume de tolu. Je prescris ainsi :

Pilules d'iodure de sodium opiacé.

Iodure de sodium	0 gr. 15
Térébenthine de Bordeaux	0,05
Opium brut	0,01

Pour une pilule.
Dose : de 4 à 6 ou 8 par jour.

J'emploie cette médication dans les affections aortiques seulement, car il est préférable d'éviter l'opium dans les maladies mitrales.

Association des iodures avec d'autres médicaments cardiaques. — Dans certains cas d'artériosclérose, lorsque le muscle cardiaque commence à faiblir, qu'il y a hyposystolie, et qu'apparaissent déjà des stases et des œdèmes périphériques, continuer l'iodure, dépresseur de la tension, ce serait dépasser la mesure utile, car déjà la tension artérielle est au-dessous de la normale. C'est alors qu'on peut recourir aux toniques du cœur : digitale ou spartéine par exemple, associées à l'iodure; les premiers soutiendront le cœur, le dernier combattra les lésions artérielles. Dans ce but Huchard a proposé les formules suivantes; je n'ai pas eu l'occasion d'en vérifier la valeur.

Pilules d'iodure de sodium et de digitale.

Poudre de feuilles de digitale..............	2 gr.
Iodure de sodium........................	4

Faire 40 pilules. Dose : 3 à 4 par jour.

Pilules d'iodure de sodium et de spartéine.

Iodure de sodium........................	4 gr.
Sulfate de spartéine.....................	1
Poudre de réglisse.......................	Q. s.

Faire 40 pilules. Dose : 4 à 6 par jour.

Élimination. — Dès que les iodures sont introduits dans l'estomac, ils sont absorbés et éliminés très rapidement : on les retrouve dans la salive, l'urine, les larmes, et peut-être le lait de la nourrice. Lorsqu'ils sont donnés à dose un peu forte, on peut les retrouver dans l'urine au bout de quelques minutes seulement, deux à trois minutes en moyenne (A. Gautier). Il suffit pour cela d'introduire un morceau de papier blanc amidonné ou non, ou encore un fragment de linge usé dans le verre à expérience rempli d'urine et d'y verser ensuite de l'acide nitrique; celui-ci met l'iode en liberté, et le papier ou le linge prennent une coloration bleu foncé (iodure d'amidon). Cette recherche est nécessaire, car elle indique si le médicament est bien absorbé, et si les reins fonctionnent d'une façon satisfaisante. Mais ce n'est pas seulement par leur présence dans la salive et dans les urines que les iodures se manifestent, ils donnent lieu encore à du ptyalisme et à une diurèse assez marqués. Enfin les iodures s'éliminent encore probablement par le mucus nasal, l'appareil sudoral, et les glandes sébacées de la peau. Les iodures abandonnent presque entièrement l'économie en vingt-quatre heures; quant à l'élimination totale, elle demanderait quarante-cinq à cinquante heures après la dernière dose.

Chez l'homme à l'état de santé, la durée de l'élimination des iodures est de trente-six heures au moins pour les doses moyennes; dans des cas où le traitement ioduré dépassait 2 grammes, on a encore retrouvé la trace de l'iode dans les urines douze jours après la cessation du traitement. A l'état de maladie, l'élimination des iodures est ralentie, notamment dans la fièvre (Gubler), et dans les maladies du cœur à la période de compensation (Geisler, *Contrib. à l'éliminat. de l'iode par les reins.* (*Th.* Saint-Pétersbourg 1888); quelle que soit d'ailleurs la durée de cette élimination, l'iode s'élimine dans les urines, non à l'état d'iode ni d'iodates, mais d'iodure.

Dans des recherches expérimentales récentes, Lafay (*Étud. clin. chim. sur l'éliminat. urinaire de l'iode*, Paris, 1893), s'appuyant sur les travaux antérieurs de Berlioz, d'Éloy et autres, a montré nettement que, *après l'absorption d'iodure de potassium*, si la quantité d'iodure est faible et le chlorure de sodium de l'économie en proportion normale, il y a *échange complet : tout l'iode s'élimine à l'état d'iodure de sodium*, et la potasse à l'état de chlorure, avec l'excès de chlorure de sodium.

Si la quantité d'iodure absorbée est moyenne et voisine de la dose de chlorure de sodium, le partage est limité, et il s'élimine d'autant plus d'iodure à l'état de sel de potassium, que ce sel se trouve lui-même en proportion plus élevée.

Si l'iodure de potassium est administré à haute dose, il s'élimine presque tout entier sans décomposition.

Il n'est pas possible de fixer d'une façon générale la quantité d'iodure de potassium juste suffisante pour être transformée en sel correspondant de sodium; elle est subordonnée à la dose d'iodure de potassium absorbée et à la richesse en chlorure des liquides de l'économie.

Enfin les *accidents d'iodisme s'observent indifféremment* avec *les sels de potassium* ou *de sodium : ils résultent* simplement *d'une élimination nulle ou incomplète.*

Iodisme. — Le traitement ioduré, qui se prolonge souvent pendant plusieurs mois ou même plusieurs années, entraîne souvent des accidents toxiques ou des troubles fonctionnels plus ou moins graves dont l'ensemble constitue l'*iodisme*. Du côté des voies digestives il se traduit par un peu d'angine, de l'anorexie entretenue par la saveur métallique du médicament, par de la gastralgie, des nausées. Vers les autres appareils les troubles fonctionnels consistent surtout en poussées congestives, en fluxion catarrhale, et à leur degré extrême, en hémorrhagies muqueuses et sous-cutanées.

On note du coryza, des épistaxis, de la conjonctivite avec larmoiement, photophobie légère, de la rougeur de la gorge et de la luette, de la laryngite avec toux et raucité de la voix; on a noté aussi, dans quelques circonstances heureusement rares, de l'œdème des replis ary-épiglottiques, avec accidents d'œdème de la glotte, et menace de suffocation ayant nécessité quelquefois la trachéotomie immédiate.

Du côté de la peau, les manifestations sont extrêmement fréquentes : elles consistent le plus souvent en des érythèmes, des varicosités, des poussées d'acné rosacée sur la face, le front, le menton, les joues, le nez, la région scapulo-dorsale, etc. D'autres fois on a observé du purpura (Fournier). Chez quelques malades, j'ai noté un peu d'œdème de la face, spécialement au niveau des paupières. Enfin les poussées congestives peuvent se manifester, du côté des voies respiratoires, par des hémorrhagies bronchiques; toutefois ces hémoptysies sont exceptionnelles, et se manifestent sans doute de préférence chez les malades, menacés de tuberculose. On a noté quelquefois l'augmentation du flux menstruel ou même des métrorrhagies, c'est pourquoi la cessation du médicament au moment des règles est recommandée par plusieurs cliniciens. On a dit encore que l'iodure de potassium pouvait donner naissance à des hémorrhagies cérébrales. Ce ne peut être là qu'une complication exceptionnelle.

Enfin l'usage prolongé des iodures produit l'amaigrissement du sujet. Ces divers accidents d'iodisme sont extrêmement variables d'un malade à l'autre et la question de tolérance est purement individuelle ; on a dit quelquefois que les doses massives du médicament exposaient moins à l'intoxication iodique que les doses moyennes ou même petites; cela est possible, mais non définitivement établi.

Lorsque l'iode est pur, c'est-à-dire lorsqu'il n'est pas mélangé avec l'acide iodique et les iodates, les accidents d'intolérance sont assez rares ; toutefois, lorsqu'ils se montrent, il suffit de supprimer le médicament pour les voir disparaître. On a proposé encore, dans le but d'atténuer ou même de supprimer la toxicité des iodures, de les associer au bicarbonate de soude, mais ce moyen est souvent infidèle.

Quoique l'*intolérance absolue* pour les iodures alcalins, soit heureusement rare, il n'en est pas moins vrai qu'elle existe chez certains malades. Dans ce cas, on a proposé récemment (Kobner, 1889) de donner des iodures en lavements, mais c'est là un procédé qui ne peut suppléer la voie stomacale, surtout pour un médicament qui doit être longuement continué! On cherchera alors à *remplacer les iodures alcalins* par d'autres préparations.

On prescrira :

Solution iodo-tannique.

Eau distillée	10 gr.
Tannin	9

Faire dissoudre, puis ajouter :

Iode	1 gr.

Faire dissoudre et filtrer. Dose : 5 à 8 gouttes dans 120 grammes d'eau distillée, édulcorée avec sirop de sucre ou de groseilles, cerises, etc.

Ou encore le **Sirop iodo-tannique** (de Guillermond) qui renferme 4 centigrammes d'iode par cuillerée à soupe. On donne aussi le *sirop d'iodure de fer* du Codex et même tout simplement la *teinture d'iode :* 5 à 6 gouttes à chaque repas dans un verre de vin de Banyuls ou de Malaga.

On a proposé récemment, comme étant mieux tolérée et plus rapidement absorbée que les solutions iodurées alcalines, une potion glyco-iodo-iodurée, qui utilise la propriété de l'iode de se combiner à la glycose ; voici la formule :

Potion glyco-iodo-iodurée.

Iode	0 gr. 30
Iodure de sodium	4
Eau distillée	40
Sirop de glycose	120
Essence de Wintergreen	Q. s.

On donne d'abord 1 cuillerée à café, dans un quart de verre d'eau, après chaque repas. Lorsque la tolérance est assurée, on porte chaque dose à 1 cuillerée à soupe.

MOURA.

Nitrite d'amyle.

Le Nitrite d'amyle ou éther amylnitreux, découvert par Balard (1844), a été étudié surtout en Angleterre, au point de vue de ses propriétés thérapeutiques. Celles-ci nous sont bien connues grâce surtout aux travaux de Guthrie (1859), de Richardson, de Gamgee, de Lauder Brunton et de Wood (1871). En Allemagne, elles ont été le sujet de recherches importantes de la part de Pick (1874), Guttman et Eulenbourg et de Filehne. En France, il faut signaler surtout le travail étendu d'Amez-Droz (*Arch. de Physiolog.*, 1873), de Bourneville, et de C. Paul (1875), les thèses de Veyrières (1874), de Marsat (1875), de Dugon (1879), etc.

Le Nitrite d'amyle est un liquide d'un jaune pâle, à réaction acide, extrêmement volatil, insoluble dans l'eau, soluble dans l'alcool rectifié, rappelant l'odeur des poires mûres, ou encore de la pomme de reinette ; il s'altère rapidement quand il est exposé à l'air et renferme alors une certaine quantité d'acide cyanhydrique. C'est pourquoi il faut le conserver à l'abri de la lumière dans un flacon hermétiquement bouché ou; mieux, dans de petites capsules fermées à la lampe.

ACTION PHYSIOLOGIQUE. — Lorsqu'on verse sur un mouchoir ou dans la paume de la main quelques gouttes de nitrite d'amyle et qu'on le respire immédiatement, on éprouve d'abord une sorte de sensation de fraîcheur dans les fosses nasales et un peu de chatouillement dans l'arrière-gorge pouvant provoquer un peu de toux; puis il se produit presque de suite une congestion extrême de la face. Celle-ci se colore d'un rouge vif, les yeux s'injectent, la peau devient chaude, et quelquefois le malade accuse un peu de vertige.

La congestion n'est point seulement limitée aux capillaires, mais tous les vaisseaux de la face, artères, veines, participent à cet état; les carotides battent avec force; bien plus, la turgescence s'étend aux vaisseaux de la pie-mère et même au cerveau, ainsi qu'on l'a vu chez les animaux trépanés (Schüller). Par contre, cette poussée congestive ne dépasse guère la face, et les autres régions restent, ou peu s'en faut, tout à fait indemnes; tout au plus note-t-on un peu de rougeur de la partie supérieure du tronc, et quelques taches marbrées sur l'abdomen.

Cette excitation céphalique est d'ailleurs d'assez courte durée, et au bout de trois à cinq minutes elle a complètement disparu. Pendant tout le temps qu'elle dure, la respiration devient plus libre et plus fréquente.

Mais en même temps qu'il y a dilatation congestive des vaisseaux de la face, il se produit du côté de l'appareil circulatoire trois phénomènes importants : le pouls augmente de fréquence et la tension artérielle s'abaisse, non par affaiblissement du muscle cardiaque, mais comme conséquence directe de la dilatation vasculaire. En outre, par suite de la dilatation des vaisseaux périphériques, le travail du cœur diminue et les contractions du muscle augmentent d'énergie ; il y a là une action tonique du cœur, très manifeste, mais de courte durée.

Quant au mécanisme de la dilatation vasculaire sous l'influence de l'action du nitrite d'amyle, il reste encore le sujet de discussions nombreuses de la part des physiologistes ; nous indiquerons rapidement les meilleures théories proposées : Richardson pense que la dilatation vasculaire est le résultat de la suractivité du muscle cardiaque engendrée directement par le nitrite d'amyle qui serait un tonique du cœur. Lauder Brunton et Pick sont d'avis que le nitrite d'amyle est un poison du muscle et agit localement sur les fibres musculaires lisses des vaisseaux et les paralyse ; ce dernier auteur appuie cette opinion sur l'expérience suivante : un muscle de grenouille curarisé, qui se contracte sous l'influence d'un courant électrique, reste absolument inerte si on le laisse pendant quelques minutes sous une cloche remplie de vapeurs amyliques. Enfin cette action dilatatrice sur les vaisseaux a été expliquée tour à tour par la paralysie des vaso-moteurs (Filehne, Mosso), ou par l'action directe produite sur les nerfs vaso-dilatateurs par le sang altéré sous l'influence du nitrite d'amyle (diminution de l'oxygénation des globules et augmentation de l'acide carbonique) (Gamgee).

Indications du nitrite d'amyle. — Quelle que soit la théorie adoptée, il est certain que le nitrite d'amyle fait dilater les artères et en fait cesser le spasme; cette action vaso-dilatatrice et par suite dépressive de la tension vasculaire a été appliquée au traitement des accès d'angine de poitrine par Lauder Brunton, et son exemple a été suivi depuis avec succès par un grand nombre de médecins. Il agirait surtout en activant la circulation dans le myocarde, entravée par la contraction spasmodique ou par l'oblitération des artères coronaires. Le nitrite d'amyle pourra encore être utilisé avec quelque succès chez les aortiques sujets aux lipothymies et aux vertiges; chez ces malades il favorisera la circulation cérébrale et luttera avantageusement contre les accidents d'anémie encéphalique, si fréquente dans les maladies de l'aorte.

Contre-indications. — D'après Dujardin-Beaumetz, il faut proscrire le nitrite d'amyle chez les hystériques et les épileptiques, car il pourrait provoquer des attaques violentes au moment de son administration. De même il faudra s'abstenir chez les individus prédisposés par l'hérédité aux attaques apoplectiques, ou possédant des vaisseaux altérés, car la congestion intense qu'engendre le nitrite d'amyle pourrait entraîner des ruptures vasculaires.

PHARMACOLOGIE. — POSOLOGIE. — Le nitrite d'amyle a été employé en injections sous-cutanées (Wood), mais les résultats obtenus sont douteux. On peut encore l'administrer par la bouche, mais le procédé le plus sûr est l'inhalation. Pour cela il suffit de briser une des extrémités de l'ampoule de verre dans laquelle on a l'habitude de renfermer le nitrite d'amyle, puis de verser rapidement de 5 à 10 gouttes de celui-ci sur un mouchoir et de le faire respirer doucement par le malade, au moment de l'accès d'*angor pectoris*. Sous l'influence de cette inhalation, l'angoisse précordiale si douloureuse, qui caractérise l'angine de poitrine, ne tarde pas à s'amender. Ce mode d'emploi du médicament est très heureux, car il permet au malade de porter sur lui, dans une petite boîte, quelques-unes de ces ampoules, et d'en faire usage à la première menace d'accès angineux ; il est cependant indispensable que le nitrite d'amyle soit toujours fraîchement préparé.

A faible dose, l'effet du nitrite d'amyle est utile et rapide ; à dose élevée, cet agent est nuisible, il paralyse ou affaiblit l'action cardiaque. De plus, c'est un poison hématique : il rend le sang noir, asphyxique, puis brunâtre par transformation de l'hémoglobine en méthémoglobine. Plus tard, le sang devient impropre à l'hématose et la mort survient par asphyxie.

Nitro-glycérine.

La nitro-glycérine, ou *trinitrine* (Berthelot), ou *glonoïne* de la Pharmacopée homéopathique, est un liquide huileux, incolore, de saveur douce ; elle se mélange à l'eau dans la proportion de 1 pour 800 seulement, mais s'associe facilement à un mélange d'eau et d'alcool. Elle a été découverte par Sobrero en 1847 et étudiée avec soin par Field (1858-1859) et surtout par Meyer.

ACTION PHYSIOLOGIQUE. — D'après les recherches de Lauder Brunton, elle agirait sur le sang de la même manière que les nitrites. Son action est très énergique chez l'homme : trois ou quatre gouttes introduites sous la peau produisent immédiatement des effets congestifs analogues à ceux engendrés par le nitrite d'amyle : congestion de la face, peau chaude et couverte de sueurs, yeux injectés, bourdonnements d'oreille et céphalalgie; le cœur bat avec force. Cette action s'étend également à la circulation profonde, ainsi que le démontre l'examen à l'ophthalmoscope.

La trinitrine est un poison vaso-dilatateur, très voisin du nitrite d'amyle; d'après Hay, la trinitrine mise en présence des alcalis se décomposerait en nitrite pour les 2/3 et pour le dernier tiers en nitrate. A dose thérapeutique, la trinitrine agirait sur le sang d'une façon plus énergique que les nitrites qui seraient décomposés presque entièrement par les acides de l'estomac. La nitro-glycérine est une substance douée d'une grande activité, mais toxique; elle a été appliquée à l'industrie sous le nom de *dynamite* par l'ingénieur suédois Alfred Nobel, en 1864, et sa toxicité rend compte de la plupart des accidents qu'on observe chez ceux qui préparent cet explosif, et qui ont été bien étudiés par Bourru.

Outre les effets congestifs encéphaliques qu'elle engendre, la trinitrine dilate les vaisseaux périphériques et abaisse la tension artérielle : son action est donc comparable à celle du nitrite d'amyle, mais son effet utile serait plus durable et pourrait persister de deux à trois heures, alors que celui de l'éther amylnitreux ne dépasse guère trois à quatre minutes. Par contre, son action demande quatre à cinq minutes avant de se produire, alors qu'elle se manifeste au bout de quelques secondes seulement avec le nitrite d'amyle.

Indications thérapeutiques. — **La trinitrine, expérimentée d'abord par Hering, de Philadelphie (1848),** dans la congestion et l'apoplexie cérébrales, a été appliquée avec succès dans les accès d'angine de poitrine par Murrell, de Londres (1879), en premier; puis par Jameson (1880), Mac C. Anderson (1881), etc., et en France par Huchard (*Bullet. thérap.*, 1883). Dans l'angine de poitrine, elle peut être prescrite dans l'intervalle des accès angineux durant une douzaine de jours, où elle continue les effets utiles du nitrite d'amyle que l'on doit réserver pour le traitement de la crise angineuse proprement dite. Enfin, de même que ce dernier médicament, la trinitrine est conseillée encore dans les affections de l'aorte accompagnées de vertiges, lipothymies, syncopes, conséquences de l'ischémie cérébrale.

Résumé. — La trinitrine est un médicament qui mérite d'être expérimenté; je dois dire toutefois que jusqu'ici ses effets ne m'ont pas paru extrêmement sensibles, dans l'angine de poitrine notamment.

PHARMACOLOGIE. POSOLOGIE. — Lorsqu'on emploie la trinitrine, on a presque toujours recours aux formules suivantes.

Solution alcoolique de trinitrine.

Eau distillée	300 gr.
Solution alcoolique de trinitrine au centième	XXX gouttes

Dose : 3 à 4 cuillerées à dessert par jour HUCHARD.

Solution de trinitrine pour injections sous-cutanées.

Eau distillée de laurier-cerise	10 gr.
Solution alcoolique de trinitrine au centième	XXX à XL gouttes

Injecter un quart de seringue de Pravaz, au moment des accès; renouveler ces injections 2 à 4 fois dans les vingt-quatre heures.

Nitrite de sodium.

Le nitrite de sodium et le nitrite de potassium produisent dans le sang, d'après Gamgee, des modifications analogues à celles engendrées par le nitrite d'amyle ; c'est pourquoi quelques médecins ont pensé que ce dernier pouvait être remplacé par les nitrites métalliques. Mathew Hay, d'Édimbourg (1883), d'abord, W. Collier (1883) et Schweinburg (1885) ensuite, ont employé, les premiers, le nitrite de sodium. Toutefois, malgré la similitude de leurs effets, on doit relever quelques différences importantes entre les différents nitrites.

Les nitrites métalliques (sodium ou potassium), outre la propriété de transformer l'hémoglobine en méthémoglobine, comme le nitrite d'amyle, sont plus toxiques que lui, car ils détruisent un certain nombre de globules rouges. En outre, ils se distinguent encore de l'éther amylnitreux, en ce que, injectés dans les vaisseaux, ils produisent un effet narcotique marqué, et une parésie des extrémités nerveuses.

Hay et Lublinski prétendent avoir retiré de l'emploi de ce médicament, dans l'angine de poitrine, des effets supérieurs à ceux du nitrite d'amyle, mais le fait aurait besoin d'être appuyé par des observations plus nombreuses.

PHARMACOLOGIE. POSOLOGIE. — Si l'on se décide à employer le nitrite de sodium, on pourrait recourir à ces deux formules :

Solution de nitrite de sodium.

Eau distillée..............................	350 gr.
Nitrite de sodium..........	14

Dose : 1 à 2 cuillerées à café dans une infusion aromatique.

Potion de nitrite de sodium.

Eau distillée...........................	100 gr.
Sirop d'écorces d'oranges amères.......	25
Nitrite de sodium......................	1

Dose : 1 à 2 cuillerées à soupe par jour.

Opium.

ACTION PHYSIOLOGIQUE. — Les propriétés stimulantes de l'opium sur la circulation sont connues depuis fort longtemps; l'opium est un excellent cordial, disait Sydenham; il élève le pouls, le dilate, le rend plus souple... et quelquefois plus fréquent, disait Bordeu. Cullen reconnaissait que « les narcotiques, au lieu de se comporter toujours comme des sédatifs ou de diminuer l'action du cœur, sont souvent de puissants stimulants pour cet organe, et quand ils commencent à agir, ils augmentent souvent sa force et sa puissance ». De même, Hufeland trouvait dans l'opium un excitant de l'appareil circulatoire. Plus récemment, Vibert (1875), Gubler (*Indicat. comparat. de la morph. et de la digit. dans le cours des affect. organ. du cœur*, *Journ. de thérapeutique* 1877), Bordier, Laborde (*Soc. Biolog.*, 1877), Picard (*Acad. des Sc.*, 1878), ont bien mis en lumière les résultats favorables qu'on peut attendre de l'emploi de l'opium dans certaines affections cardiaques.

De ces différents travaux, il résulte que l'*opium et la morphine produisent* trois phénomènes importants : la *stimulation des battements du cœur*, la *dilatation des vaisseaux* et l'*abaissement de la tension sanguine*. L'atonie vasculaire n'est point seulement bornée aux capillaires périphériques, elle s'étend aussi aux artères, et le développement du pouls dépend à la fois de la force d'impulsion cardiaque et du défaut de résistance de la paroi artérielle. Outre cette triple action, l'opium jouit encore de la propriété si importante de *calmer la dyspnée* (A. Renault, 1874).

INDICATIONS THÉRAPEUTIQUES. — Par son action multiple, l'opium répond aux grandes indications fournies par les maladies aortiques (lésions sigmoïdiennes, aortites, angine de poitrine vraie); il diminue ou fait disparaître les accès de dyspnée, il calme les douleurs d'angor pectoris, et, de plus, combat l'anémie cérébrale (vertiges, lipothymies), en déterminant un état congestif de l'encéphale.

Cette dernière action physiologique entraîne la contre-indication formelle de l'opium dans les affections mitrales; son action serait nuisible au malade en augmentant la congestion passive encéphalique si fréquente en pareil cas, et contre laquelle les bromures alcalins et le chloral luttent avec tant d'avantages.

PHARMACOLOGIE. POSOLOGIE. — Le meilleur mode d'administration de l'opium consiste à employer la morphine et spécialement le *chlorhydrate de morphine* en *injections sous-cutanées*. Celles-ci peuvent être dosées de différentes façons : au centième, au cinquantième, au vingt-cinquième qui représente la limite de solubilité de cette substance. La meilleure est certainement la solution suivante, au cinquantième.

Solution de chlorhydrate de morphine.

Eau distillée de laurier-cerise............	50 gr.
Chlorhydrate de morphine..............	1

La seringue tout entière, qui contient 1 *gramme de li-*

guide, renferme 2 centigrammes de chlorhydrate de morphine.

Au début, on fera bien de s'en tenir au quart de la seringue, soit 5 milligrammes de chlorhydrate de morphine, et d'augmenter peu à peu les doses si besoin est. Cette solution doit être préparée avec de l'eau distillée de laurier-cerise, de préférence à l'eau distillée simple dans laquelle des mucidinées ne tardent pas à se développer, et la solution s'altère. Avec l'eau de laurier-cerise, on n'a pas à craindre cet incident, et la solution peut se conserver intacte pendant fort longtemps.

Quelques malades supportent mal la morphine et sont pris rapidement de vomissement dès que l'injection a été pratiquée. Dans ce cas, on se trouvera bien d'*associer l'atropine à la morphine*, qui, loin de présenter un antagonisme thérapeutique, donnent par leur association un excellent résultat. On formulera :

Solution de chlorhydrate de morphine et de sulfate d'atropine.

Eau distillée de laurier-cerise............	10 gr.
Chlorhydrate de morphine...............	0,10
Sulfate neutre d'atropine................	0,01

La seringue tout entière renferme 1 centigramme de chlorhydrate de morphine et 1 milligramme de sulfate d'atropine.

Dose : une demi-seringue d'abord.

Pour les malades qui reculeraient devant l'injection sous-cutanée, on aura recours simplement aux pilules d'*extrait thébaïque* de 1 à 5 centigrammes. On pourrait prescrire encore l'opium sous forme de sirop, dans une infusion aromatique ou dans une potion. On choisira le *sirop diacode* (20 grammes ou 1 centigramme d'extrait d'opium), le *sirop thébaïque* (20 grammes ou 4 centigrammes d'extrait d'opium), le *sirop de chlorhydrate de morphine* (20 grammes ou 1 centigramme de chlorhydrate de morphine), ou encore le *sirop de codéine* (20 à 40 grammes ou 4 à 8 centigrammes de codéine).

Atropine.

Dans un travail où il a réuni soixante-cinq observations, avec tracés sphygmographiques et mensurations au sphygmomanomètre, Cardarelli (*Gaz. degl. Osped.*, 1890) a établi que l'Atropine est un dépresseur de la tension artérielle. G. Sée n'admet cette action que si le médicament est donné à haute dose ; au contraire, à la dose d'un demi-milligramme à deux milligrammes en injections hypodermiques, l'atropine manifeste constamment son action sur le cœur et élève la pression vasculaire. De plus elle amoindrirait en partie la fonction modératrice du pneumogastrique, et comme conséquence, on observerait une accélération constante du rythme cardiaque, précédée, dans quelques cas, de ralentissement transitoire.

L'indication de l'atropine se trouverait réalisée, suivant certains auteurs, dans les cas de pouls lent permanent, avec vertiges épileptiformes et attaques syncopales graves. De nouvelles recherches sont nécessaires à ce sujet.

Aconit.

L'Aconit et l'Aconitine ne sauraient être considérés comme des médicaments cardio-vasculaires proprement dits, néanmoins leur action sur la tension vasculaire pourrait être utilisée parfois pour diminuer le travail du cœur.

En effet, les modifications éprouvées par la tension sanguine, sous l'influence de l'aconit ou de l'aconitine, consistent d'*abord en une élévation* plus ou moins *passagère* de cette tension, à la période d'excitation fonctionnelle générale ; *puis, et finalement*, en *un abaissement* plus ou moins rapide au milieu d'un certain nombre d'oscillations (Laborde et Duquesnel : *Des Aconits et de l'Aconitine*. Paris, 1883).

PHARMACOLOGIE. — POSOLOGIE. — Les préparations les plus employées sont les *extraits*, les *teintures* et les *alcoolatures* ; les deux premiers l'emportent en activité sur les dernières. On se rappellera que les préparations faites avec les racines sont d'une activité bien autrement grande que celles que l'on fait avec les feuilles ou les fleurs.

L'alcoolature est la préparation la plus usitée, mais alors que l'alcoolature de feuilles fraîches ne jouit que d'une faible activité, l'alcoolature de racine, au contraire, possède une action puissante. On se souviendra que l'aconit provenant de Suisse possède une supériorité toxique incontestable sur l'aconit des Vosges.

Quinine.

La quinine, sans être un médicament cardiaque proprement dit, possède une action cardio-vasculaire évidente mise en évidence par Briquet; elle se résume en un *ralentissement du cœur avec conservation de sa vigueur* et en une *diminution de la pression vasculaire*, due probablement à un affaiblissement direct des vaisseaux périphériques. La quinine peut avoir une certaine utilité dans les arythmies nerveuses. On la prescrira de préférence sous la forme de *bromhydrate*.

IV. — MÉDICAMENTS DIURÉTIQUES

La digitale et la caféine sont de puissants diurétiques ; à un degré moindre, le strophantus hispidus provoque une diurèse appréciable. Déjà nous avons relevé avec détail cette action thérapeutique importante dans l'étude consacrée à chacun de ces agents cardiaques, c'est pourquoi nous n'y insisterons pas davantage ; l'étude des médicaments diurétiques se trouvera par suite limitée au lait, à la scille, à la lactose, à la théobromine et au calomel.

Lait.

Le lait est un des meilleurs diurétiques que nous possédions : son action puissante contre les hydropisies est connue de toute antiquité et indiquée dans les livres hippocratiques. Mais ses indications n'étaient point réglées : on le donnait d'une façon empirique, et ce n'est guère que vers la fin du siècle dernier et au commencement de celui-ci, qu'on essaya de préciser les règles de l'administration du lait dans les hydropisies. Le premier travail sur ce sujet paraît être celui de l'abbé Tessier (*Sur une hydrop. guérie par l'empl. du lait. Mém. Soc. Roy. Méd.* 1776), puis vinrent les mémoires de Petit-Radel (1786), de Chrestien, de Montpellier [*De l'util. du lait administré comme remède et comme alim. dans le trait. de l'hydrop. ascit.* (*Arch. Méd.* 1831)], de Mauser (1834), de

Serres (d'Alais, 1854), de Guinier (1857), de Claudot (1858), de Chairou (1859), de Karell (*Arch. de Méd.* 1866), de Cordier (*Des modific. imprimées aux hydrop. dyscras. par le lait. Th.* 1871), de Siredey (*Trait. de l'anasarq. de l'ascite, etc., par le lait. Journ. méd. et chirur. pratiq.* 1872), de Lemoyne (*Diète lactée contre les hydrop.*, 1873); etc.

Associé à la digitale, le régime lacté est certainement le diurétique le plus puissant à employer dans l'hydropisie et l'anasarque consécutives à une maladie du cœur. Il doit être prescrit à l'exclusion de tout autre aliment si l'on veut obtenir le maximum d'effet utile : on le donnera à la dose de deux à trois litres par vingt-quatre heures, en doses fractionnées prises toutes les heures ou toutes les heures et demie.

Mais ce n'est point seulement comme médicament diurétique que le lait peut rendre de grands services dans les maladies du cœur, ses indications sont plus vastes. Nous reviendrons sur ce sujet important, en traitant du *régime des cardiaques*; nous indiquerons alors les règles, ainsi que les moyens pratiques pour la mise en œuvre du régime lacté dans les maladies du cœur. (Voir p. 198.)

Scille.

La scille (*Urgina* ou encore *Scilla maritima*, Liliacées) est un diurétique assez puissant dont la partie employée est le bulbe. Celui-ci, qui a la forme d'une très grosse poire, est garni de squames ou d'écailles. Celles qui sont à l'extérieur ainsi que les plus profondes sont rejetées, celles du milieu sont gardées, coupées en bandes étroites, séchées au soleil et conservées en vase clos et sec. La scille ne produit la diurèse que dans les mêmes conditions pathologiques où la digitale agit également comme agent diurétique; comme cette dernière, elle n'est point diurétique chez l'homme en bonne santé. La scille est souvent employée concurremment avec la digitale, et à propos de celle-ci, nous avons indiqué les préparations pharmaceutiques de scille et de digitale le plus souvent formulées (voir p. 68); on l'associe encore au calomel.

PHARMACOLOGIE. POSOLOGIE. — Seule, ou unie à la digitale, la scille est prescrite seulement sous forme d'extrait alcoolique à la dose de 2 à 15 centigrammes; de poudre, à la dose de 10 à 30 centigrammes; de teinture, 1 à 5 grammes; de vin, à la dose de 10 à 50 grammes. Après leur ingestion la plupart des préparations de scille sont irritantes et peuvent donner lieu à des nausées, des vomissements, de la diarrhée. Leur emploi demande donc quelques précautions.

On a retiré de la scille un extrait, la *scillitine*, principe actif de la plante, insoluble dans l'eau, mais soluble dans l'alcool et l'éther; sa saveur est amère, à la dose de 5 centigrammes elle serait toxique. On a extrait encore de la scille un glucoside : la *scillaïne*, et un autre produit, la *scillitoxine*, d'une coloration noire, d'une saveur amère, peu soluble dans l'eau, et un peu plus dans l'alcool. Ces produits déterminent des effets analogues à ceux de la digitaline. Administrée à une grenouille à la dose d'un demi-milligramme, la scillaïne amène l'arrêt du cœur en systole; la scillitoxine n'exige pour agir qu'un cinquième de milligramme. Enfin, après l'arrêt du cœur, on note une paralysie des muscles striés. Chez le lapin, on voit survenir une faiblesse musculaire considérable avec tremblements fibrillaires très marqués. Les doses faibles ralentissent les battements du cœur et élèvent la tension artérielle; les doses fortes accélèrent d'abord les battements; plus tard surviennent le ralentissement et la mort qui arrive sans convulsions (Hayem).

Lactose.

La lactose ou sucre de lait a été vivement recommandée par G. Sée comme puissant diurétique; d'après lui la diurèse produite par le lait serait causée par la lactose. Il la prescrit à la dose de 100 grammes répartis dans 2 litres d'eau à prendre pendant les repas, ou dans l'intervalle à n'importe quel moment de la digestion. On pourra ajouter au mélange un peu de vin blanc ou rouge, ou l'aromatiser avec un peu de rhum ou d'eau de menthe.

L'action diurétique de la lactose ne se manifeste pas chez les brightiques, ce qui indiquerait qu'elle est un diurétique direct, agissant sur l'épithélium rénal. Quoi qu'il en soit, l'urination au bout de vingt-quatre à quarante-huit heures se traduit par 2 à 4 litres d'urine claire, limpide, sans glycoazoturie, puis elle reste stationnaire et retombe à 2 litres pendant quelques jours. Le médicament pourrait donc remplacer le lait chez les malades auxquels celui-ci produit un dégoût insurmontable; de plus il aurait encore l'avantage de permettre une alimentation mixte et même l'usage de la viande. Sans nier les résultats diurétiques obtenus par la lactose, il est certain que la grande quantité d'eau ou de tisane nécessaire pour les provoquer est un obstacle sérieux qui en empêche l'emploi auprès de beaucoup de malades. Je n'en ai retiré que des effets douteux. On a proposé de réduire la quantité d'eau à un litre, tout en augmentant la puissance diurétique par l'adjonction du vin diurétique de Trousseau.

On formulera :

Lactose	50 gr.
Eau	1000
Vin diurétique de Trousseau	15 à 20

A prendre par demi-verre dans la journée.

Théobromine.

La théobromine, principe actif du *cacao*, est très voisine de la caféine; cependant, malgré leur analogie étroite, elles présentent une action physiologique distincte. Toutes deux sont diurétiques, mais la théobromine produit une diurèse cinq fois plus forte, en agissant directement sur l'élément sécréteur du rein, sans le secours de l'élément nerveux vaso-moteur (G. Sée. *Acad. de méd.* août 1893). Cet auteur déclare que l'action de la théobromine se manifeste nettement dans les hydropisies d'origine cardiaque, même les plus avancées, qu'elles soient dues à une lésion de l'aorte ou de la valvule mitrale ou à une dégénérescence du muscle cardiaque, qu'elles s'accompagnent ou non d'ascite. Dans tous ces cas, son action serait la même.

Dans plusieurs cas où la digitaline, la caféine, le strophantus avaient échoué, la diurèse s'éleva progressivement en trois à quatre jours jusqu'à 6 litres. La polyurie se produisait même quand il y avait un certain degré d'albuminurie, et se traduisait non seulement par l'excès d'eau, mais de tous les principes normaux de l'urine, entre autres de l'urée. La supériorité de la théobromine provient de son action directe sur le rein, alors que les autres diurétiques n'agissent qu'en excitant les vaisseaux et en renforçant l'action cardiaque, action qui ne saurait se soutenir longtemps sans inconvénient. De plus, sauf quelques nausées, d'ailleurs rares, la théobromine ne produirait pas le moindre signe d'intoxication (1), alors que la caféine s'accompagne quelquefois d'excitation cérébrale et même de délire.

La théobromine est insoluble dans l'eau, l'alcool et l'éther ; elle s'absorbe probablement par l'intestin. Elle n'exige point l'ingestion d'une grande quantité de liquide et sous ce rapport présente un avantage marqué sur la lactose, à cause des deux litres d'eau que cette dernière réclame. Il y a donc pour la théobromine cet avantage qu'elle peut se prescrire *à sec*, pour ainsi parler, c'est-à-dire en laissant le malade suivre le régime ordinaire d'une façon modérée.

La théobromine peut être prescrite dans les hydropisies autres que celles d'origine cardiaque, dans le mal de Bright, par exemple, mais son effet est variable.

PHARMACOLOGIE. POSOLOGIE — A cause de son insolubilité, la théobromine ne peut être prescrite que sous forme de pastilles, de capsules ou de cachets. Le malade devra garder le repos; puis on fait prendre le premier jour deux ou trois pastilles ou cachets de 1 gramme chaque, ou quatre à six capsules de 50 centigrammmes. Le deuxième jour il prendra 3 à 4 grammes et le troisième jour 4 à 5 grammes. On

(1) Dans un cas cependant où une malade avait pris 3 grammes de théobromine en 16 heures, on observa des suffocations graves et des lipothymies (Hallopeau, 1893).

cesse alors le médicament pendant plusieurs jours pour le reprendre plus tard si cela est nécessaire. Dès le premier jour, les urines augmenteraient de quantité, et la diurèse s'accuse encore les jours suivants.

Diurétine.

La diurétine (Knoll) est du salicylate de théobromine. Cette substance paraît troubler les voies digestives; son emploi ne s'est point répandu jusqu'ici. Son action dépend de ses effets sur l'épithélium rénal.

Calomel.

Dans des cas graves d'asystolie où les diurétiques habituels ont échoué, on s'est bien trouvé quelquefois du calomel, « diurétique de la dernière heure ». 15 à 20 centigrammes répétés deux fois par jour pendant un à deux jours peuvent provoquer, au bout de 24 à 48 heures, une diurèse notable. Son effet s'expliquerait par une action directe « excito-rénale » sur l'épithélium du rein. Cette médication, en tous cas, ne doit pas être suivie pendant plus de deux jours, à cause des accidents hydrargyriques qu'elle peut produire. J'ai eu rarement l'occasion de recourir au calomel, mais son action m'a toujours paru incertaine.

Enfin parmi les diurétiques susceptibles d'être employés dans le traitement des maladies du cœur nous signalerons encore comme moyens adjuvants, d'une efficacité moindre en tous cas, les **infusions diurétiques** de *fleurs de genêt*, de *chiendent*, de *queues de cerise*, d'*uva-ursi*, de *racines de fraisier*, etc., dans lesquelles on pourra ajouter les sels de potasse, nitrate, acétate, à la dose de 2 à 3 grammes par litre. On ne devra cependant employer ces derniers qu'avec ménagement, pour éviter l'action nocive des sels potassiques sur la musculature cardiaque.

Cette revue serait incomplète si nous ne signalions le **Chimaphila umbellata**, dont Abet (*Bull. de thérap.*, 1889) a étudié les propriétés diurétiques très puissantes. Cette plante, qu'on rencontre en Russie, en Alsace, en Dauphiné, mais surtout dans l'Amérique du Nord, est désignée par les Américains sous le nom de *pipsissewa*, et d'*herbe à pisser* par les Canadiens. En Amérique, on utilise surtout la décoction et la macération. Abet préfère l'extrait par épuisement dans l'alcool à 90 degrés, de 300 grammes de feuilles ; voici sa formule :

Extrait mou hydro-alcoolique dè chimaphila........................	10 à 15 gr.
Sirop d'écorces d'oranges amères....	25
Rhum............................	10
Eau..............................	80

A prendre dans une journée.

Sur onze cardiaques infiltrés, avec anurie et dyspnée, dix fois le médicament fut couronné de succès; tous les malades urinèrent et chez plusieurs la quantité d'urine dépassa 5 litres en vingt-quatre heures ; les malades prirent le médicament pendant un mois et demi. En résumé, le chimaphila ne produit pas d'effet accumulatif, la diurèse arrive dès le deuxième jour et se maintient jusqu'à disparition complète de l'œdème, puis la quantité redevient normale. Ce médicament, qui d'ailleurs ne paraît pas avoir d'action sur le cœur, serait un diurétique excellent.

V. — MÉDICAMENTS CARDIAQUES NOUVEAUX OU ENCORE A L'ÉTUDE.

Depuis quelques années, l'étude des médicaments cardiaques nouveaux reste, pour ainsi dire, à l'ordre du jour. Cependant, malgré de nombreuses recherches expérimentales et cliniques, il s'en faut de beaucoup que nous soyons fixés sur la valeur thérapeutique de ces agents nouveaux venus, dont beaucoup restent encore à l'état de substance plus propre au laboratoire qu'à la clinique. Cependant s'il est prématuré de recommander au clinicien la plupart d'entre eux, celui-ci doit tout au moins les connaître de nom. Nous croyons donc utile de terminer cette revue des médicaments cardio-vasculaires par une courte étude des substances nouvellement proposées, ou encore à l'étude, pour le traitement des cardiopathies.

La **saponine** est un glucoside extrait de la racine du *Polygala seneca*; on la trouve encore dans le marron d'Inde et dans l'écorce du bois de Panama. Son action physiologique est proche de celle de la *digitale*. C'est une poudre amorphe, incolore et soluble dans l'eau; très âcre et amère, elle arrête le cœur en diastole. Elle n'est point utilisée.

L'**antiaris toxicaria**, l'**ellébore noir**, l'**érythrophlœum guineense**, qui renferment un principe actif: l'antiarine, l'elléborine, etc., ces substances ne sont point employées.

La **thévétine**, principe des semences du *thevetia nereifolia*, est encore non utilisée, mais serait utilisable (Hayem).

L'**apocynine**, extraite des racines de l'*apocynum cannabinum*, pourra peut-être entrer dans le domaine de la thérapeutique.

Le **laurier-rose** (*Nerium Oleander*) renferme divers principes actifs (Schmiedeberg 1883) : la *nériine* qui agit comme la digitale, l'*oléandrine* qu'on extrait de ses feuilles, et dont l'action sur le cœur se rapproche beaucoup de celle de la digitale et de celle de la strophantine. Le laurier-rose est très toxique et doit se prescrire avec prudence ; Pouloux (*Th.* 1888) a étudié son action tonique sur le cœur. On peut choisir la teinture au 1/5, à la dose de cinq à dix *gouttes*, ou mieux l'*extrait hydro-alcoolique* à la dose de 5 à 15 centigrammes par jour. Cependant la difficulté d'avoir des extraits toujours identiques a empêché le médicament d'entrer dans la pratique habituelle ; rappelons d'ailleurs que c'est un poison actif qui ne peut être manié qu'avec le plus grand soin.

La **coronilla varia** est une légumineuse qu'on peut employer en *poudre de feuilles* à la dose de 1 à 2 grammes, ou en *teinture alcoolique* au cinquième, préparée avec la plante entière, à la dose de 2 à 3 grammes par jour. On en extrait un glucoside ou *coronilline*, poudre jaunâtre, amère, soluble dans l'eau, peu soluble dans le chloroforme. Son action sur le cœur serait analogue à celle de la digitaline, et sa posologie serait la même.

Le **cactus grandiflora** pourrait se prescrire à la dose de deux à trois gouttes d'*extrait fluide*, ou de deux à cinq gouttes de *teinture* au cinquième, deux à trois fois par jour.

D'après Horne (*Lancet*, 1892) qui s'est servi de ce médicament avec beaucoup de succès, il ne s'adresse pas aux lésions organiques du cœur mais aux troubles nerveux : palpitations, intermittences, troubles cardiaques des dyspeptiques et des fumeurs.

Tous ces divers agents sont des poisons violents, ils présentent une action commune à dose thérapeutique : augmentation d'énergie des contractions cardiaques, élévation de la tension artérielle, et action diurétique manifeste ; plus tard survient le ralentissement des mouvements du cœur, l'arrêt de la circulation et la mort rapide avec le cœur en systole, c'est-à-dire fortement contracté, parfois en diastole, c'est-à-dire paralysé.

Plus récemment, Rummo (de Pise) a eu l'idée d'associer certains dérivés de la xanthine, tels que la caféine et la théobromine, avec les iodures alcalins, et a obtenu trois composés : l'**iodocaféine**, l'**iodothéine** et l'**iodothéobromine** avec lesquels il a entrepris une série de recherches physiologiques et expérimentales (*Sem. médic.*, oct. 1893) que nous allons résumer. Injectées dans le membre d'une grenouille ou appliquées sur un muscle de cet animal, ces trois substances produisent la pâleur, le raccourcissement et la rigidité musculaire. La striation transversale disparaît, tout en rendant plus apparentes les stries longitudinales. Cette action est plus marquée avec l'iodocaféine qu'avec l'iodothéine ou l'iodothéobromine.

L'injection intraveineuse d'**iodocaféine** chez le chien produit rapidement une amplitude des *systoles*, une augmentation de fréquence des battements du cœur, qui ensuite se ralentissent graduellement pour revenir au bout de cinq minutes à leur nombre normal. La pression artérielle augmente peu avec des doses de 4 à 5 centigrammes par kilogramme du poids de l'animal. Elle s'abaisse sous l'influence de doses élevées. L'iodocaféine produit facilement de l'arythmie et des intermittences du pouls, même aux doses de 4 à 5 centigrammes, et cela dès le début de l'injection intraveineuse. Chez les animaux à sang chaud, l'iodocaféine agit surtout sur l'innervation cardiaque et beaucoup moins sur la contractilité systolique du myocarde. Quant à son action sur les vaso-moteurs et les vaisseaux périphériques, on sectionne le sciatique du chien, et on compare les variations thermométriques survenant sous l'influence du médicament, dans le membre sain et dans le membre opéré, suivant la méthode de Vulpian. Or l'expérience a montré que l'injection intraveineuse d'iodocaféine produit un abaissement de la température, de 1° dans le membre sain de même que dans le membre dont le sciatique a été sectionné. Donc l'iodocaféine fait contracter les vaisseaux périphériques.

Les effets physiologiques de l'**iodothéobromine** en injections intraveineuses sont constants et rapides. A doses petites et moyennes (5 à 10 centigrammes par kilogramme du poids de l'animal), cette substance produit aussi une accélération des battements cardiaques (de dix à onze pulsations par minute, au début) avec augmentation considérable de l'amplitude des systoles, qui doublent presque d'étendue. Cette augmentation de l'énergie systolique est accompagnée d'une augmentation de la pression artérielle d'environ 34 millimètres, qui, ainsi qu'on le voit, est plus prononcée que celle que provoque l'iodocaféine. On observe également du ralentissement du pouls, consécutif à l'accélération initiale, et de l'arythmie. Tous ces effets physiologiques de l'iodothéobromine surviennent même chez les chiens atropinisés jusqu'à la disparition complète de l'excitabilité des pneumogastriques et du sympathique.

Donc l'iodothéobromine n'exerce que peu d'action sur l'innervation du cœur (elle ne produit, au début, qu'une excitation modérée des pneumogastriques et du sympathique), mais elle influence surtout la contractilité et l'élasticité des fibres musculaires du cœur, dont elle augmente l'énergie fonctionnelle. Ainsi donc, au point de vue de son action physiologique, l'iodothéobromine se rapproche de la digitale et du strophantus, médicaments myocardiokinétiques par excellence.

L'**iodothéine** agit aussi rapidement et aussi sûrement, même à petites doses (2 centigrammes par kilogramme de poids de l'animal). Avec des doses petites et moyennes du médicament, l'augmentation de fréquence du pouls ne dépasse pas 12 à 13 pulsations par minute. L'amplitude des contractions systoliques varie beaucoup sous l'influence de l'iodothéine : parfois, elle augmente du double, d'autres fois, elle ne change pas, ou bien elle diminue même de moitié. L'arythmie et l'inégalité du pouls sont très considérables, même avec de petites doses d'iodothéine. Quant à l'augmentation de la pression artérielle, elle est, en moyenne, de 20 millimètres pour les petites doses, c'est-à-dire que, sous ce rapport, l'iodothéine occupe une place intermédiaire entre l'iodocaféine et l'iodothéobromine.

L'iodothéine étant un médicament qui excite également l'innervation du cœur ainsi que la contractilité et l'élasticité du myocarde, doit être considérée comme l'analogue du *convallaria maïalis* et de l'*Adonis vernalis*.

Quant à l'*action thérapeutique* de ces trois substances, elle serait la suivante.

On peut constater les propriétés cardio-vasculaires

et diurétiques de l'iodocaféine et de l'iodothéobromine dans les affections organiques du cœur, à la période d'hyposystolie. De même les effets diurétiques de ces mêmes substances ont été observés encore dans les ascites d'origine hépatique ou péritonéale, dans les épanchements pleurétiques et dans la néphrite diffuse subaiguë.

Dans tous ces cas l'iodocaféine aussi bien que l'iodothéobromine ont augmenté la fréquence des battements cardiaques. Cet effet a été particulièrement prononcé chez les malades qui présentaient de la bradycardie. Il a été peu apparent lorsque la fréquence des pulsations ne dépassait pas le chiffre normal.

Cette accélération du pouls continue tant que dure l'administration du médicament et persiste même pendant quelques jours après la cessation de son emploi.

Dans les cas de tachycardie, l'iodocaféine et l'iodothéobromine produisent une diminution considérable du nombre des pulsations, qui de 120 descend, par exemple, à 90 par minute.

Ces deux médicaments, et en particulier l'iodothéobromine, augmentent l'énergie et l'amplitude du pouls et en font aussi disparaître l'arythmie et les irrégularités.

Sous l'influence de l'iodothéobromine, la pression dans l'artère radiale s'élève lorsque le pouls est faible au point même de n'en pouvoir déterminer la pression; l'administration de l'iodothéobromine renforce alors le pouls, et permet d'en évaluer la pression.

L'action diurétique de l'iodothéobromine et de l'iodocaféine est manifeste. Elle se produit même chez les malades qui n'ont pas d'œdème ni d'hydropisie, alors qu'il existe de la polyurie, comme dans la néphrite subaiguë en voie de résolution.

De même l'action diurétique fut encore manifeste dans un cas de cirrhose veineuse du foie avec ascite et anasarque.

Les *doses* employées chez l'adulte ont varié de 50 centigrammes à 3 grammes par jour. Jamais le besoin de recourir à des doses plus élevées ne s'est fait sentir. Le meilleur mode d'administration du médicament consiste à le prescrire sous forme de poudre, en paquets, ou en cachets.

L'étude comparée des effets thérapeutiques de l'*iodocaféine* et de l'*iodothéobromine* a montré que ce *dernier médicament* augmente plus que le premier l'énergie systolique, la pression artérielle et la diurèse.

Autant qu'on peut en juger par les faits cliniques observés jusqu'ici, l'*iodocaféine* semble être *indiquée* surtout dans le cas où — comme dans le *rétrécissement mitral* — il est nécessaire d'augmenter l'amplitude de la diastole, afin de faciliter le passage du sang dans le ventricule à travers l'orifice rétréci. *Quant à l'iodothéobromine*, elle doit *être préférée à l'iodocaféine* (qui *excite moins* les nerfs modérateurs du cœur) *dans les cas* où il s'agit d'*augmenter la diurèse* et de *renforcer les systoles cardiaques*. On lui donnera encore la préférence quand il s'agit de malades chez lesquels — comme dans l'insuffisance aortique — l'augmentation de l'amplitude des diastoles pourrait être nuisible, en favorisant le reflux du sang dans le ventricule gauche à travers la valvule insuffisante.

L'*iodocaféine* et l'*iodothéobromine* n'exercent pas d'action marquée sur la respiration ni sur la température, et sont bien tolérées par l'estomac. Elles sont rapidement éliminées par les reins, lorsque ces organes ne présentent pas d'altérations morbides trop considérables. Elles n'ont qu'un seul inconvénient, c'est de provoquer, lorsqu'elles sont employées à forte dose, une *toux spasmodique* due à l'élimination de l'iode en grande quantité par la muqueuse des voies respiratoires.

Ces substances, dont l'action réunit d'une part les propriétés des iodures, et d'autre part celles de la caféine et de la théobromine, seraient intéressantes à mieux connaître en thérapeutique ; *malheureusement ces trois composés* iodurés de la xanthine *sont peu stables*, comme tous les sels de caféine et de théobromine. Il suffit, en effet, de les dissoudre dans l'eau chaude et de laisser ensuite la solution se refroidir, pour voir se déposer des cristaux de caféine, de théine et de théobromine, tandis que l'iodure de sodium reste dans la solution.

DEUXIÈME PARTIE

HYGIÈNE DES CARDIAQUES

L'hygiène des cardiaques soulève un grand nombre de problèmes. Elle a pour but de régler, au mieux de la santé du malade, toutes les conditions concernant l'alimentation, le séjour, l'habitation, la vie sociale du cardiaque, d'indiquer les professions qu'il doit éviter, de faire connaître les précautions spéciales que comportent les cardiopathies suivant l'âge et le sexe, suivant l'état de grossesse, d'allaitement, etc., etc. Nous examinerons chacun de ces points avec quelque détail..

Régime alimentaire.

1° ALIMENTATION GÉNÉRALE. — Le régime alimentaire des malades atteints d'affections du cœur doit être substantiel et tonique, sans être très copieux. C'est là le point capital qui doit régler toute l'alimentation ; en s'y soumettant, on évitera d'une part, le retentissement si fâcheux des digestions laborieuses sur le cœur et le poumon (palpitations, anhélation, etc.), et, en second lieu, l'obésité si préjudiciable aux cardiaques. Dans ce but, on ne donnera à l'organisme que la ration d'entretien, pour mettre les tissus à l'abri de la surcharge graisseuse.

Le malade devra donc d'abord restreindre la quantité des liquides absorbés et ne point dépasser la dose de 200 à 250 grammes de pain dans les vingt-quatre heures; on se rappellera à ce sujet que, quoi qu'on en ait dit, le pain blanc, dit de première qualité, est très nutritif, et que la croûte semble plus nourrissante que la mie (Violet, *Th.*, Paris, 1876).

Le repas du matin se composera de lait ou de laitages, de cacao, ou même d'un peu de café noir léger, avec ou sans lait, et additionné de pain grillé avec ou sans beurre. Au déjeuner et au dîner, on peut faire usage de toutes les viandes, blanches ou rouges, de préférence rôties, grillées ou braisées; d'œufs, d'huîtres et de poissons (sauf dans les cas d'albuminurie). Les poissons à chair blanche (sole, truite, merlan) sont les plus digestifs, mais peu nourrissants; ceux à chair rose (saumon) le sont davantage, mais d'une digestibilité plus laborieuse; enfin, les poissons à chair grasse, comme l'anguille, sont très nourrissants, mais souvent mal digérés.

On a dit que quelques cardiaques à estomac paresseux se trouvaient bien de l'usage du gibier un peu faisandé, c'est-à-dire qui commence à subir un certain degré de putréfaction; or, celle-ci est une sorte de fermentation un peu analogue, par certains points, à la peptonisation, et par ce côté favorise le travail de la digestion stomacale. Je ne pense pas que cette alimentation doive être conseillée à la légère, car dans certains cas la dyspnée chez les cardiaques, surtout les aortiques, paraît être entretenue par les ptomaïnes de l'alimentation; ce serait là, en un mot, une véritable dyspnée toxique (voir p. 296).

Les farineux sont bons, à condition d'être bien cuits et réduits en purée, autrement leur digestion exige une grande quantité de liquide, ce qu'on doit éviter avant tout. Les pommes de terre cuites à l'eau ou sous les cendres seront utilisées avec avantage, de même les légumes herbacés qui favorisent la régularité des selles; le beurre, les huiles, les graisses, ne devront être pris qu'en petite quantité; il en sera de même des épices.

Les fromages secs, les fruits cuits, ne sont point contre-indiqués. Les boissons consisteront en vin rouge ou blanc étendu d'eau simple ou d'eaux digestives faiblement minéralisées: Evian, Alet, Vals (Saint-Jean), Châteldon, Soultzmatt, Condillac, etc.

Les malades devront s'abstenir de bière, de champagne, de vins mousseux, de thé et de café, à moins que ce dernier soit peu concentré et pris en très petite quantité. Les boissons alcooliques, le cognac et les spiritueux aromatiques tels que le curaçao, la chartreuse, le cassis, l'anisette, pris à *très petites doses* après les repas, ne seront permis qu'à titre d'exception. Quant aux liqueurs stimulantes, soi-disant apéritives, prises entre les repas, elles sont rigoureusement interdites.

Le repas du soir sera aussi frugal que possible, afin d'assurer au malade un sommeil réparateur et non troublé.

Lorsque les cardiaques sont en même temps des obèses, il faut réduire les boissons à leur minimum, un litre environ par jour, et repousser les aliments trop aqueux; la quantité de pain ne devra guère dépasser 60 grammes à chaque repas; s'abstenir de soupes, potages, pâtisserie, féculents, graisses et matières sucrées.

2° Régime lacté. — Nous avons signalé déjà le puissant effet du lait dans le traitement des hydropisies d'origine cardiaque. Jusqu'en ces derniers temps, tous les auteurs qui ont recommandé l'usage du lait dans les maladies du cœur, n'avaient en vue que cette action diurétique. Or, dans un autre but, le lait peut rendre encore les plus grands services aux cardiaques, en l'utilisant dans le régime alimentaire journalier.

Le lait est un aliment complet : il renferme des matières albuminoïdes : la caséine, l'albumine; des matières grasses : le beurre; une matière sucrée : la lactose ou sucre de lait; des sels minéraux : chlorure de sodium et de potassium, phosphates de chaux, de soude, de magnésie. Sa réaction est alcaline et sa densité moyenne : 1028. Exposé à l'air pendant quelques jours, il subit plusieurs modifications importantes : une partie de la caséine se transforme en beurre, et il se forme de l'acide lactique. Quand on fait bouillir le lait, il se produit à sa surface une pellicule due à ce qu'une partie de la caséine devient insoluble à l'air. Lorsque le lait a été introduit dans l'estomac, il se coagule rapidement sous l'influence de l'acidité du suc gastrique : la caséine insoluble qui en résulte se transforme alors, sous l'influence de la pepsine, en pepto-caséine qui est soluble; d'autre part, le suc gastrique agissant par fermentation sur le sucre de lait, il se forme de l'acide lactique.

Les phénomènes intimes de la digestion du lait ont été bien étudiés par Ch. Richet (1878). En premier lieu, le lait régularise l'acidité du suc gastrique, c'est-à-dire qu'une petite quantité de celui-ci suffit pour produire la fermentation lactique d'une grande quantité de lait; d'autre part, une faible quantité de lait, mise en présence d'une grande quantité de suc gastrique, restreint l'acidité de ce dernier. En troisième lieu, il est nécessaire qu'une certaine quantité de caséine intervienne, pour que la lactose fermente en présence du suc gastrique.

Quoi qu'il en soit, la digestion du lait est prompte et ne nécessite qu'un faible travail de la part de l'estomac; alors que certains aliments séjournent jusqu'à quatre à cinq heures dans celui-ci, le lait n'y demeure pas plus de deux heures. Le travail digestif commencé dans l'estomac va se terminer dans l'intestin grâce à l'action probable du suc pancréatique.

Lorsque le lait est bien digéré, le résidu est peu abondant, et la constipation s'ensuit, les matières fécales sont rares, dures, sèches, et se présentent souvent sous forme de petites masses ovoïdes; au contraire, si le régime lacté n'est point assimilé, il produit des évacuations alvines abondantes.

Un caractère important des selles dans le régime lacté, c'est leur coloration pâle ou très faiblement teintée de jaune par la bile; c'est qu'en effet le lait ne demande de la part du foie qu'une très minime quantité de sécrétion biliaire, alors que les matières animales, au contraire, exigent une quantité de bile considérable. Il y aurait donc utilité d'appliquer le régime du lait dans les cas où la glande hépatique a besoin d'être ménagée.

En résumé, la digestion du lait réclame une faible quantité de suc gastrique et de pepsine; l'émulsion toute préparée, pour ainsi dire, n'a besoin que d'une quantité minimum de bile; la caséine seule, qui demande un peu plus de travail digestif, forme la plus grande partie du résidu fécal.

Le lait de vache, le plus employé de tous, a une densité variant de 1028 à 1036 ; il est légèrement alcalin au moment de la traite, mais au contact de l'air, et surtout si la température est de 25 à 30°, il éprouve rapidement la fermentation acide. L'acide lactique qui prend alors naissance, réagit sur la caséine et détermine la coagulation : on dit alors que le lait « a tourné ». Dans le commerce, pour éviter cette altération, on ajoute fréquemment 1 gramme de bicarbonate de soude par litre.

La valeur nutritive du lait est considérable; le lait de vache représente :

Eau	86gr50
Caséine	3.60
Beurre	4.05
Sucre	5.50
Résidu sec	13.50
Sels et extractif	0.40

ou encore par litre et plus simplement :

Substances albuminoïdes	50 gr.
Substances grasses	40
Sucre de lait	55

(A. Gautier.)

Si on se rappelle maintenant que l'homme adulte doit consommer pour sa ration quotidienne d'entretien :

Eau	2635 gr.
Albumine sèche	137
Graisse	117
Hydrate de carbone	352

on voit alors que si le malade est soumis au régime lacté exclusif, il est nécessaire de porter à trois litres en moyenne, pour les vingt-quatre heures, sa ration quotidienne, car trois litres de lait fournissent une ration nutritive à peu près équivalente à celle que réclame l'adulte en bonne santé. Trois litres de lait donnent en effet :

Eau	2593 gr.
Albumine et caséine	108.80
Beurre	121.50
Sucre	165

Si le sujet est capable de prendre de l'exercice et de travailler, on pourrait porter la dose à quatre litres par jour, à condition qu'ils soient bien tolérés par l'estomac ; d'ailleurs cette dose n'est point indispensable, et trois litres peuvent suffire le plus souvent.

Lorsqu'on prescrit le régime lacté exclusif, il faut de préférence conseiller le lait cru et non cuit, de façon à se rapprocher le plus possible du lait sortant de la mamelle. La difficulté de se procurer du lait pur et indemne de tout germe infectieux a fait adopter depuis plusieurs années l'usage des *laits stérilisés* industriellement. C'est une pratique excellente, mais la saveur un peu particulière de quelques-uns d'entre eux les rend inacceptables pour certains malades.

Lorsque le lait est trait depuis quelque temps déjà, on pourra le faire bouillir, puis le faire refroidir ; on se rappellera cependant que l'ébullition fait coaguler certains principes albuminoïdes dont elle prive ainsi le lait, et en diminue un peu la digestibilité. *En résumé*, on donnera le lait au gré du malade, soit chaud, tiède ou froid ; en général le lait frais à la température de 10 à 12 degrés est le mieux supporté.

Dans le but de rendre plus active la digestion du lait, on peut le mélanger avec certaines préparations faiblement alcalines : telles que l'eau de chaux médicinale, l'eau de Vichy, de Vals, d'Alet ou d'Évian à la dose d'une cuillerée à soupe par bol ; on pourra se contenter parfois d'une eau minérale légèrement gazeuse, comme l'eau de Soultzmatt, de Schwalheim, de Saint-Galmier, de Saint-Alban, ou simplement d'eau de Seltz artificielle.

Certaines personnes digèrent mal le lait et sont prises régulièrement de diarrhée, dès qu'elles en font usage; dans ces cas, il sera bon de prescrire simultanément une certaine dose d'un ferment digestif, et principalement la pancréatine (Potain), par pilules ou paquets de 0,10 centigr., après chaque tasse de lait. D'autres se plaignent de ressentir des renvois aigres, acides, on pourra conseiller deux à trois fois par jour le bicarbonate de soude à la dose de 30 centigrammes, associé à une petite dose de craie lavée : 10 à 15 centigrammes.

D'autres malades, tout en digérant bien le lait, ne tardent point à s'en dégoûter, lorsque son usage est prolongé, à cause de sa saveur fade, pâteuse et quelquefois un peu aigre. On a proposé, pour éviter ce dégoût, d'ajouter au lait, suivant le choix du malade, un peu de café, quelques gouttes de rhum, de kirsch, d'anisette, de cognac, ou mieux peut-être, de l'aromatiser avec une à deux gouttes d'essence de menthe, de vanille, etc.; dans le même but, Serres (*Bullet. de Thérap.*, 1853) conseillait d'y joindre de l'oignon cru.

Si le malade doit suivre le régime lacté exclusif, il faut qu'il s'astreigne à prendre le lait à intervalles égaux, par exemple toutes les heures ou toutes les deux heures, par tasse de 100 à 200 grammes environ; plus tard, lorsque le régime devient moins sévère, on peut faire alterner le lait avec des potages préparés au lait, avec des crèmes, avec des légumes verts, des féculents, des purées de légumes, des herbes cuites, des viandes blanches.

Indications du régime lacté dans les maladies du cœur. — Le lait, prescrit pendant fort longtemps, sans méthode et d'une façon empirique dans les maladies du cœur, surtout à cause de son action diurétique, n'a été vraiment considéré comme agent thérapeutique dans les cardiopathies que depuis le travail de Pécholier (*Des Indicat. de l'emploi de la diète lactée, etc. Montpellier Médical*, 1866), qui proposa de substituer le régime lacté au traitement de Valsalva, dans l'anévrysme actif du cœur. Mais les indications de ce régime ont été surtout précisées avec une grande netteté par le professsur Potain (*Associat. franç. pour l'avanc. des scienc.* Congrès de Reims, 1880); nous en résumons ici les points principaux.

a. Dans les *névroses cardiaques* primitives, englobant les palpitations des chlorotiques et des hystériques, voire même les différentes formes de la maladie de Basedow, il ne semble pas qu'on puisse retirer de service utile de l'emploi méthodique du lait.

b. Dans les *maladies aiguës*, endocardites et péricardites, le lait trouve assurément sa place à titre de diète, au même titre et de la même façon que dans la plupart des autres phlegmasies aiguës. Pris en petite quantité, souvent même étendu d'eau, il est pour la plupart des malades une boisson agréable, salutaire, aisément supportée et qui s'oppose à une trop rapide dénutrition. Mais on ne saurait penser que son mode d'action ait, en pareil cas, rien de spécifique ni que son emploi doive alors être jamais très prolongé, sauf peut-être dans le cas d'hydropéricarde, où on en pourrait obtenir, à titre de diurétique, les mêmes services qu'on lui a vu rendre dans les pleurésies avec épanchement.

c. Lorsqu'il s'agit d'*affections organiques chroniques*,

lésions orificielles ou valvulaires, myocardites et dégénérescences du muscle cardiaque, la lésion elle-même ne fournit aucune indication du régime lacté; elle ne peut être modifiée en rien par lui et d'ailleurs un régime trop sévère ferait décliner les forces et ne pourrait avoir que de fâcheux résultats, car l'énergie cardiaque se trouverait elle-même atteinte. De sorte que, si dans le cours de ces maladies le régime lacté peut se trouver et se trouve assez souvent indiqué, l'indication ne résulte jamais de la lésion primitive elle-même, mais seulement de quelque complication surajoutée.

d. Le régime lacté est particulièrement favorable dans les *maladies secondaires du cœur*, hypertrophies ou dilatations ayant une origine rénale ou gastrique. Dans les hypertrophies cardiaques consécutives à la néphrite interstitielle, le lait, non seulement diminue les hydropisies, mais agit encore à titre « d'aliment innocent », en ne fournissant, dans les matières extractives qu'il livre à l'élimination rénale, rien qui stimule ou excite par trop les éléments anatomiques du rein. C'est donc le médicament tout indiqué, et on sait de longue date combien les malades sont soulagés par l'usage persistant du régime lacté qui procure au rein un repos prolongé.

Dans les cas de dilatation du cœur droit, d'origine gastro-hépatique ou intestinale, il y a lieu de faire une distinction. Lorsque le point de départ des troubles digestifs est le foie, le régime lacté n'est pas d'une grande efficacité, mais il en est tout autrement lorsque la dyspepsie est d'origine gastrique; en pareil cas, le régime lacté donne des succès véritablement surprenants (E. Barié, *Des accid. cardio-pulm. consécut. aux troubl. gastro-hépat. Rev. de Médecine*,

1883); mais à condition d'être donné d'une façon exclusive.

e. Chez quelques malades, et principalement chez les aortiques, on observe quelquefois une *dyspnée* fort vive, sorte de pseudo-asthme, à manifestations surtout nocturnes; c'est là une sorte de dyspnée urémique, même en l'absence d'albumine, dont la cause ne vient ni du cœur ni du poumon, mais d'un état d'imperméabilité relative du rein qui n'élimine plus qu'incomplètement les toxines, développées ou introduites par l'alimentation dans le tube digestif. Contre cette dyspnée, le régime lacté exclusif est le principal remède; il doit être suivi rigoureusement, et repris de la même façon dès que les accidents se renouvellent.

On a reproché au régime lacté exclusif de déterminer de la glycosurie et de l'azoturie, et par suite une action de dénutrition. La première est certainement rare et ne s'observe guère que chez les cardiaques, dont le foie est profondément altéré. L'azoturie, il est vrai, est la règle (1), mais elle ne prouve pas que le malade soit en état de dénutrition progressive, car l'expérience a prouvé depuis longtemps que les patients soumis pendant un temps, même prolongé, au régime lacté exclusif, y trouvent non seulement la ration d'entretien, mais même la ration de travail.

3° Petit-lait. — La cure de petit-lait peut être d'une sérieuse utilité chez les cardiaques. Lorsque le lait est abandonné à l'air, il se coagule ; le coagulum, qui renferme le beurre et la caséine, surnage dans un liquide jaune verdâtre, qui est le petit-lait. Celui-ci ne renferme plus que de l'eau, une faible

(1) L'absorption d'un litre de lait donne lieu à l'élimination, par les urines, de 11 grammes d'urée en moyenne.

quantité de caséine, le sucre de lait et des sels (chlorure de potassium et phosphate de chaux).

Voici sa composition :

Eau	92gr.264
Albumine et caséine	1.080
Sucre de lait	5.100
Matières grasses	0.116
Sels et matières extractives	0.410

Ce petit lait est légèrement laxatif et agit efficacement sur les congestions viscérales secondaires aux maladies du cœur (Traube).

Cette cure de petit-lait, dont les indications ont été bien données par Aran et par Carrière (1866), se pratique surtout en Suisse et dans le Tyrol; les stations en sont nombreuses; citons seulement celles de Gais, de Wiesbad, d'Interlaken et d'Engelbert; en France, elle a été essayée, sur une échelle moindre, à Allevard et à Saint-Nectaire.

Le petit-lait, légèrement sucré, est difficilement digéré au début, aussi fera-t-on bien de le couper avec quelques eaux minérales, chlorurées sodiques et gazeuses comme l'eau de Schwalheim par exemple. La cure consiste à prendre le matin à jeun 120 grammes de petit-lait, et un quart d'heure après on prend une nouvelle dose, puis on augmente celle-ci graduellement.

Le petit-lait a été employé encore en Suisse et dans le Jura sous forme de bains, et Niepce, qui en a précisé les indications (*Acad. des Sc.*, 1840) a toujours observé sous leur action une diminution notable du pouls. Ces bains, qu'on fait prendre à la température assez basse de 25 à 30 degrés ne donnent de succès sérieux que dans les cas de palpitations nerveuses, indépendantes de toute affection organique du cœur.

Le petit-lait s'obtient, en pharmacie, en faisant bouillir le lait de vache et en le faisant coaguler au moyen d'une solution d'acide citrique à 1/8; il ne doit pas être acide et contient 45 grammes de sucre de lait pour 1 litre (*Formulaire pharmaceutiq. des hôpit. et hosp. civils*, Paris, 1887).

4° Cure de raisin. — La cure de raisin complète ou remplace celle du petit-lait. En France, les meilleurs raisins propres à cette cure sont : le chasselas dit de Fontainebleau; les raisins de Bourgogne et ceux du midi de la France peuvent également être utilisés. En Suisse, la cure se fait surtout à Montreux, à Vevey et à Aigle; dans le Tyrol, elle se pratique à Méran; en France, elle est moins répandue, on a essayé cependant de l'appliquer dans quelques stations, à Celles-les-Bains notamment, dans l'Ardèche.

De préférence, la cure de raisin se fera à la vigne même, et la cueillette aura lieu le matin, à la rosée, car le fruit pris à ce moment est sensiblement laxatif et diurétique. Le malade, tout en se promenant, devra consommer par jour, d'abord 1 kilogramme de raisin, puis peu à peu il augmentera la dose, pour arriver à la quantité journalière de 2 à 4 kilogrammes, quand la cure est exclusive. Sous l'influence de la cure de raisin, la circulation devient plus active et le pouls plus plein, plus ample; les urines sont plus abondantes, les selles régulières, quelquefois un peu diarrhéiques, l'état général devient meilleur et les forces plus vives.

La cure de raisin peut être exclusive; d'autres fois elle est mixte; le raisin sera alors consommé en trois fois : une heure avant la collation du matin, avant le déjeuner et le dîner du soir. La cure sera accompagnée d'abord de viandes blanches et de légumes herbacés ; plus tard on permet les viandes noires et l'usage du vin léger.

Usage du tabac.

Le tabac doit être proscrit du régime des cardiaques. On sait, en effet, depuis les recherches de Cl. Bernard, de Vulpian, que la nicotine accélère les battements du cœur et peut produire des intermittences ; d'après Fageret et Stugocki, il suffirait d'un seul cigare ou d'une seule pipe pour amener une accélération du pouls, caractérisée par une dizaine de pulsations de plus qu'avant d'avoir fumé.

Cliniquement, on observe souvent chez les fumeurs deux variétés d'accidents : des palpitations et des accès d'angine de poitrine. D'un autre côté l'usage du tabac trouble souvent la digestion, et on sait que les troubles cardiaques ne sont point rares chez les dyspeptiques ; voilà des raisons suffisantes pour engager les cardiaques à renoncer définitivement au tabac.

Régularité des garde-robes. Purgatifs.

Le complément d'une bonne hygiène alimentaire est la régularité des garde-robes ; les moyens d'entretenir ou de provoquer celles-ci sont nombreux. Le plus souvent il suffira de recourir aux substances laxatives : à la rhubarbe, dont on prendra de 2 à 4 grammes en vingt-quatre heures, de préférence le matin à jeun, en pilules ou en cachets ; au podophyllin, à la dose de 1 à 3 centigrammes (en pilules ou en poudre), employé seul, ou associé à 1 ou 2 centigrammes d'extrait de belladone ; à l'évonymine seule, à la dose de 5 centigrammes, ou associée à l'extrait de jusquiame à la dose de 1 centigramme ; à la cascara sagrada, par cachets de 25 centigrammes, etc. Dans le même but, on pourrait prendre le matin, à jeun, un verre à bordeaux des eaux minérales purgatives de Rubinat, de Carabaña, de Villacabras, ou un à deux verres de table des eaux de Montmirail (Vaucluse), d'Hunyadi-Janos, de Châtel-Guyon, de François-Joseph, etc. — La constipation tenace sera combattue par des purgatifs plus actifs : le sulfate de soude (sel de Glauber) à la dose de 30 à 40 grammes, excellent purgatif qui ne produit point de coliques intestinales. Dujardin-Beaumetz conseille le mélange de 60 grammes de ce sel dans un litre d'eau, dont le malade prend un verre le matin à jeun. On conseillera encore le sel d'Epsom (sulfate de magnésie) à la dose de 40 à 50 grammes, le citrate de magnésie avec lequel on prépare la limonade Rogé, dont chaque bouteille renferme : citrate de magnésie 50 grammes, acide citrique libre 2 gr. 50 ; le sel de Seignette (tartrate de potasse et de soude) à la dose de 15 à 30 grammes.

Chez d'autres malades, il est nécessaire de recourir aux drastiques, à l'aloès, au jalap, à la scammonée, etc. ; les grains de santé de Franck (aloès, jalap et rhubarbe), les pilules d'Anderson (aloès et gomme-gutte), celles de Bontius (aloès, gomme-gutte, gomme ammoniaque), etc., répondent à cette indication, à la dose de 1 à 2 pilules le soir, en se couchant. On aura recours encore au séné, excellent purgatif dont on fera infuser durant une demi-heure 8 grammes de follicules dans un litre d'eau bouillante, sucrée avec du miel, et dont on prendra un grand verre, le matin à jeun. On l'emploiera encore, suivant une habitude populaire, en l'associant aux pruneaux, c'est-à-dire en faisant cuire ceux-ci dans une infusion de séné au lieu d'eau simple, et on obtient ainsi une tisane purgative efficace. Enfin la constipation pourra encore être combattue par l'usage régulier des lavements : eau froide, gros miel, miel de mercuriale, huile d'amandes douces, glycérine, etc.

Habitation.

Les cardiaques supportent péniblement les brusques changements de température, il y aura donc plus d'avantage, pour eux, à habiter les vallées abritées des vents que les collines élevées; cependant si l'augmentation de la pression barométrique est mal tolérée des cardiaques, ils supportent bien, au contraire, une diminution de pression : c'est pourquoi, s'ils y sont obligés, ils pourraient résider dans des pays d'une altitude modérément élevée.

L'habitation devra se composer, si cela est possible, de pièces spacieuses, largement aérées; les malades séjourneront de préférence dans celles qui ne recoivent point le soleil durant toute la journée, car la grande chaleur est mal supportée des cardiaques, surtout de ceux atteints d'affections mitrales dans lesquelles les poussées congestives vers la face et l'encéphale sont fréquentes; d'un autre côté, beaucoup de cardiaques sont frileux, aussi sera-t-il préférable de leur conseiller le séjour dans un climat tiède, tel que le midi de la France et le littoral de la Méditerranée. Le rez-de-chaussée ou le premier étage seront choisis tout particulièrement, car l'ascension des étages exagère le travail imposé au muscle cardiaque. La chambre à coucher sera fraîche, presque toujours sans feu, et les malades devront s'habituer à dormir sur des matelas et des oreillers durs et rembourrés de crin.

Tous les cardiaques en général, et principalement ceux qui sont atteints de lésions mitrales, sont exposés à prendre des poussées de bronchite, sous l'influence de refroidissement, même léger. Ils devront donc éviter de sortir durant les matinées ou pendant les soirées où la fraîcheur de l'atmosphère pourrait être un danger; ils se garderont également de s'exposer au brouillard humide et à la pluie.

Villégiature.

Au moment de la belle saison, les malades dont la situation sociale le permet, désirent souvent changer de résidence, soit pour eux, soit pour accompagner leur famille ; or le choix de la station n'est point indifférent pour eux.

Le *séjour à la campagne* est excellent pour les cardiaques : le calme absolu, le repos dont on y jouit, loin du bruit et de l'agitation des villes, sont d'excellents sédatifs du cœur ; la lecture, la musique, le dessin, la promenade, les petites occupations du jardinage feront éviter l'ennui.

Les *bords de la mer* ne sont point le séjour qu'on préfère pour les cardiaques, encore qu'il soit assez bien supporté en général, sauf pour les cardiaques névropathes atteints de palpitations ; en pareil cas, en effet, l'atmosphère marine, un peu excitante, ne ferait qu'exagérer l'éréthisme du cœur. Mais si les sujets atteints de cardiopathies organiques peuvent séjourner auprès des plages, ils doivent éviter les bains de mer qui nécessitent des mouvements violents pour la natation, et prédisposent aux congestions locales vives, principalement à celle du poumon, qui augmenterait la gêne dans la petite circulation déjà si entravée dans les affections du cœur. D'un autre côté, les cardiaques sont presque tous des rhumatisants, et doivent redouter l'exposition au froid humide, capable d'amener une poussée rhumatismale aiguë ou subaiguë, dont l'influence est si fâcheuse sur les cardiopathies préexistantes. C'est pourquoi les malades devront préférer aux plages de la Manche, où les variations de température sont si fréquentes, certaines plages de la Bretagne, où l'air est plus tiède, et surtout celles du littoral de l'Océan et du golfe de Gascogne, où le climat est plus doux et le temps moins instable. Les stations maritimes de la Méditerranée ne seront favorables aux cardiaques qu'en hiver, au printemps et à l'automne ; durant l'été la chaleur y est trop vive et son action est défavorable aux malades atteints de cardiopathies.

La villégiature dans les *stations de montagne*, recommandée par Stokes, peut être utile ; mais là encore il y a lieu de redouter les changements brusques de température, car les pluies et les brouillards y succèdent brusquement aux plus chaudes journées.

Exercice.

Les cardiaques doivent éviter tout effort violent, mais le repos prolongé et l'immobilité ne leur sont pas moins préjudiciables, car ils mènent à l'obésité. Tous les jours les malades devront faire, au grand air, une ou deux promenades, d'une durée variable qui ne dépassera pas cependant une heure et demie en moyenne. Après les repas, ils resteront au repos durant deux heures environ. Les malades devront marcher sur des terrains peu accidentés et ne point faire de longues courses sans arrêt.

Les exercices du corps qui nécessitent un effort soutenu seront proscrits. L'escrime, la danse, les sauts, la natation, le canotage, le patinage, le cyclisme, la gymnastique avec appareils (perches, haltères, anneaux, trapèzes, barres parallèles, cordes à nœuds, etc.), la course, devront être évités.

La gymnastique suédoise, dite gymnastique de Ling, qui consiste à faire contracter certains muscles en leur opposant une résistance avec la main, nécessite des efforts puissants; aussi, quoi qu'on en ait dit, je la crois peu favorable aux cardiaques.

Le jardinage, le billard, ne sont pas défendus quand on en use avec mesure; la chasse peut être permise jusqu'à un certain point, et à condition d'éviter les longues marches; quant à l'équitation, elle ne peut être tolérée qu'à titre d'exception.

Le jeu des instruments de musique comme le piano, la harpe, le violon, qui ne fatiguent guère que les membres thoraciques, n'est point interdit. Au contraire, celui des instruments à vent ne peut être autorisé : il nécessite des efforts et, à la longue, prédispose à l'emphysème.

On permettra encore les exercices passifs, la voiture, les voyages en chemin de fer ou en mer. La culture des arts, la peinture, la sculpture, ne sont point refusées au cardiaque; dans cette dernière cependant, le sujet évitera de rester trop longtemps debout, cette station étant défavorable à la circulation veineuse.

Dans ces dernières années, quelques médecins, surtout des Allemands et des Autrichiens, ont rompu brusquement avec la tradition, en recommandant d'une façon expresse les exercices physiques et la marche aux malades atteints de maladie du cœur : la méthode la plus connue, sur laquelle on a fait grand bruit en Allemagne, est connue sous le nom de traitement ou de *méthode d'Œrtel*. Disons de suite qu'elle avait déjà été indiquée, avant ce dernier, par Corrigan et plus tard par Stokes.

« Les symptômes qui accompagnent la débilité du cœur, dit Stokes (*Trait. des malad. du cœur et de l'aorte*, traduc. Sénac, p. 362, 1863) disparaissent souvent sous l'influence d'exercices gymnastiques réguliers, ou par la marche, même dans les pays de montagne, tels que la Suisse, ou les parties élevées de l'Écosse ou de l'Irlande... »

MÉTHODE D'ŒRTEL

Œrtel, de Munich (1885), a proposé une méthode complexe, comprenant à la fois un régime alimentaire spécial, le massage, les bains de vapeur et d'étuve, ainsi que la marche progressive et ascensionnelle sur un terrain de montagne. Le but qu'il se propose est :

1° De diminuer, par la sudation et la restriction des boissons, la quantité de liquide existant dans l'économie, et par cette déshydratation des tissus, de faire disparaître les stases veineuses, les œdèmes périphériques, et de diminuer l'obésité ; en agissant ainsi on diminue le travail du cœur.

2° Il se propose encore, par l'exercice méthodique et la marche ascensionnelle, de relever la force contractile du muscle cardiaque et d'en augmenter l'énergie.

Pour atteindre le premier point, il recommande un

régime propre à empêcher l'obésité, qui se rapproche beaucoup de celui que nous avons décrit au début de cette deuxième partie, et consistant surtout dans la diminution des boissons. Il complète ce régime par le massage et l'emploi des principaux moyens propres à provoquer la sudation, bains de vapeur, bains romains, étuves, enveloppement dans la laine et quelquefois même l'usage de la pilocarpine. Le massage devra être pratiqué en faisant une pression, avec les deux mains, sur les parois thoraciques, en allant de la cinquième ou sixième côte au niveau de la ligne axillaire vers l'extrémité du septième ou huitième cartilage costal, au niveau de l'appendice xiphoïde : l'opération devrait être faite pendant l'expiration (*Massage du cœur ; Munch. Med. Woch.* 1889).

Le second but à atteindre s'appuie sur cette loi physiologique que la fibre musculaire se fortifie en raison directe du travail qu'elle opère : or le cœur étant un muscle doit être soumis aux lois qui régissent tous les autres.

Il s'agit donc d'obtenir de lui un fonctionnement plus actif. Pour cela Œrtel recommande la gymnastique, les mouvements, la marche en plein air, et surtout les ascensions graduées sur des terrains en pente ; cette médication constitue la *cure de terrain* (*Terrain-Kurorte*). Œrtel recommande de faire l'ascension de ces terrains de montagne, tantôt avec une ou deux étapes, tantôt avec trois ou quatre, pour arriver au point curatif qui répond à trois ou quatre mille pas, deux fois par jour. Dans ces ascensions, le malade doit aller aussi loin que ses forces le lui permettent. Ces ascensions viennent compléter le traitement diaphorétique, commencé par les étuves et les bains de vapeur : c'est ainsi qu'Œrtel estime qu'une montée de 362 mètres procure une déperdition aqueuse plus considérable même que celle des bains d'étuve.

Ces ascensions concourent donc au but final, qui est le « dégraissement général du corps et en particulier du cœur ». La fibre musculaire, ainsi débarrassée, par ce véritable travail de combustion, des masses adipeuses qui l'étouffent et tendent à se substituer à elle, reprend peu à peu sa vigueur contractile, et l'énergie totale du muscle cardiaque se trouve ainsi ranimée. Ces ascensions ont encore pour résultat de relever la pression vasculaire, d'élargir les voies artérielles, par suite d'augmenter la masse du sang dans les artères et par conséquent de soulager le système veineux distendu. Telle est la méthode « diétético-mécanique » d'Œrtel dont les résultats généraux se résument en :

Suractivité des combustions, d'où diminution de la surcharge graisseuse dans l'économie tout entière et en particulier du cœur ;

Augmentation des sécrétions de la peau, et de l'exhalation aqueuse du poumon, d'où disparition et élimination des œdèmes et des hydropisies locales ;

Augmentation de l'énergie contractile du muscle cardiaque, rétablissement de l'équilibre de tension entre le système artériel et le système veineux et, par suite, régularisation du cours du sang.

Cette méthode, d'après son auteur, conviendrait particulièrement dans les cas de *surcharge graisseuse du cœur* et dans les *lésions valvulaires insuffisamment compensées*. Elle s'est rapidement étendue en Allemagne et la cure de terrain est pratiquée dans un grand nombre de stations montagneuses, notamment à Bade, Reichenall et Ichl, à Méran et à Lemnering en

Autriche. Œrtel, atteint de scoliose avec surcharge graisseuse du cœur, en a fait l'épreuve sur lui-même et serait arrivé, grâce à la marche méthodique en montagne et au régime réduit des boissons, à faire, sans gêne aucune, des ascensions de six à huit heures de durée.

Cependant, en Allemagne même, le « Terrain-Kurorte » a trouvé des contradicteurs. Bamberger a critiqué ce traitement dans les cas de lésions valvulaires, et Rosenfeld n'a point eu à s'en louer. Fraentzel (7e *Cong. méd. int.* Wiesbad. 1888) accepte le traitement lorsque les lésions valvulaires sont bien compensées, mais le rejette quand la compensation est devenue insuffisante, et encore ajoute-t-il que dans le premier cas, si la cure donne parfois d'excellents résultats, dans d'autres, son action est nulle ou même nuisible. Lichtheim, Sommerbrodt, n'acceptent la méthode qu'avec la plus grande réserve ; c'est à pareille conclusion que nous arrivons aussi, car si la masse du sang et les obstacles à la circulation sont diminués par ce traitement, d'autre part, l'emploi systématique de la chaleur (bains, sudation) et la marche en montagne augmentent le travail du cœur, et loin de produire l'hypertrophie des fibres musculaires dégénérées, ils favorisent la dilatation des cavités cardiaques et ses graves conséquences asystoliques.

Ce que l'on peut dire, cependant, c'est que le traitement d'Œrtel sera d'une certaine utilité dans les lésions bien compensées et surtout chez les cardiopathes obèses, gros mangeurs ; encore faut-il que la méthode soit appliquée avec mesure, d'une façon graduelle et en tenant compte des effets obtenus. Par contre, nous la rejetons complètement dans l'endocardite récente, dans l'artériosclérose un peu avancée, dans l'angine de poitrine vraie, dans les cardiopathies orificielles et valvulaires en hyposystolie et à plus forte raison à la période asytolique.

Bains. — Eaux minérales. Hydrothérapie.

Il faut faire ici une distinction. Les bains *froids* sont contre-indiqués chez les cardiaques ; ils refoulent le sang de la périphérie vers les centres et prédisposent aux congestions viscérales, surtout du côté du poumon. On défendra donc les bains de mer et les bains de rivière ; toutefois si la saison était particulièrement chaude, l'air ambiant très calme, et que la température de l'eau ne fût pas inférieure à 25°, on tolérerait quelques bains très courts avec immersion rapide, suivie d'un bain de pied chaud, et de frictions sèches sur tout le corps, à la sortie de l'eau.

Les bains *tièdes* et les bains *chauds* (34° à 35°) sont permis à titre de toilette hygiénique ; ils auront une durée d'un quart d'heure et ne seront répétés que tous les dix jours au plus ; quant aux bains très chauds (au-dessus de 35°), ils sont proscrits formellement.

Bains minéraux et médicamenteux. — Les cardiaques peuvent prendre indifféremment des bains d'eau simple et la plupart des bains médicamenteux. On permettra les bains savonneux, les bains de tilleul, de son, d'amidon, les bains alcalins (sous-carbonate de soude, biborate de soude), les bains dits de Vichy (bicarbonate de soude) ou de Plombières (carbonate et sulfate de soude, chlorure de sodium et gélatine), les bains arsénicaux, les bains de sublimé, et les bains aromatiques dits de Pennès. Quant aux bains de sel marin, ainsi que les bains chloro-iodo-bromurés, quelquefois trop stimulants, ils seront défendus dans les cas où le cœur est dans un état d'éréthisme évident.

L'usage des bains sulfureux au trisulfure de potassium, et des bains dits de Barèges (hydro-sulfure de soude, carbonate de soude et sel marin) a été et est encore fortement discuté. Il y a là un point de pratique fort important à connaître. En effet la majorité des cardiaques est composée de rhumatisants ; or le rhumatisme se trouve fort bien de l'usage externe des eaux sulfureuses; dès lors la question qui se pose souvent en pratique est la suivante : faut-il, oui ou non, envoyer aux thermes sulfureux les rhumatisants avec maladie du cœur? Durand-Fardel, Dujardin-Beaumetz et la majorité des cliniciens considèrent l'action des eaux sulfureuses comme nuisible à l'évolution des affections du cœur ; pour ces auteurs, les cardiopathies « constituent une contre-indication de l'usage de ces eaux ». De même Candellé (1880) déclare qu'elles sont un stimulant trop énergique ; elles provoquent des palpitations et rendent les souffles plus intenses. Par contre, Dupré (Cauterets) et Blanc (Aix-en-Savoie) ont remarqué que certains malades, venus dans ces deux stations pour traiter diverses maladies et surtout le rhumatisme, s'en étaient trouvés assez bien, du côté de leur affection cardiaque ; toutefois, d'après ce dernier médecin, il faudrait distinguer, et dire que l'endocardite rhumatismale supporte mal le bain sulfureux d'Aix, mais trouve un bon résultat dans l'usage des douches générales.

Dufresse de Chassaigne (1877) a soutenu que les eaux thermales légèrement alcalines de Chaudes-aigues (Cantal) et celles de Bagnols (Lozère), sulfurées calciques, ont une action curative sur l'hypertrophie du cœur, « lorsque cette lésion est un des effets de la diathèse rhumatismale ». Les malades soumis à ce traitement prenaient chaque jour un bain thermal d'une demi-heure suivi du séjour dans l'étuve et d'enveloppement dans la laine, pour provoquer la sudation ; le traitement se complétait par un à deux verres d'eau thermale, pris en boisson. Chez un grand nombre de malades, Dufresse de Chassaigne constatait, au bout d'un certain temps, la diminution des bruits de souffle, des palpitations, de la dyspnée et même du volume du cœur. C'est ainsi qu'à Bagnols, 46 malades auraient obtenu leur guérison complète, due à l'action du sulfure de potasse et pour prouver cette action curative, Dufresse de Chassaigne a traité des cardiaques par ce médicament à la dose quotidienne de dix centigrammes pendant plusieurs mois.

L'heureuse influence du traitement thermo-minéral de Bagnols sur les affections cardiaques a été soutenue depuis par Hermantier (*Th.* Paris, 1879), Coulomb (*Soc. de méd.* Lyon, 1883); Gubian (*eod. loc.*) a noté des effets identiques avec les eaux de La Motte, près La Mure (Isère); Vernière (1852) avait réclamé de pareils résultats pour Saint-Nectaire. Il serait à souhaiter que ces recherches fussent contrôlées par de nouveaux faits, car jusqu'ici, il nous semble difficile d'admettre cette action curative des eaux minérales sur les lésions organiques du cœur.

Résumé. — Jusqu'à nouvel ordre on fera bien de réserver le traitement sulfureux aux rhumatisants non cardiaques, et de diriger les rhumatisants cardiopathes vers les eaux thermales simples comme Néris ou Plombières, par exemple. En Allemagne,

Jacob a proposé comme traitement curatif des maladies du cœur, les bains d'eau minérale de Cudowa (bicarbonatées sodiques) et Schott (1888), puis Benecke, ont vanté les eaux thermales chlorurées sodiques de Nauheim dans le traitement des endocardites rhumatismales récentes, mais ici encore les résultats obtenus restent incertains.

Bains de vapeur. — Ils sont nuisibles aux cardiaques (Peter, Dujardin-Beaumetz). D'après C. Paul, cependant, il faudrait faire à ce sujet une distinction importante; les bains de vapeur généraux, dans une étuve humide, font suffoquer les malades et précipitent les battements du cœur, mais les sujets pourront prendre des bains de vapeur simple ou aromatisée, enfermés dans une caisse, avec la tête en dehors, permettant de respirer l'air frais de la chambre, et à l'abri de l'air saturé de vapeur de l'étuve. Sans doute, ce procédé est plus pratique, mais nous le croyons encore trop dangereux pour pouvoir être conseillé à la légère.

Bains romains (ou d'air chaud ou d'étuve sèche). — On a préconisé, dans les affections du cœur, les bains d'air chaud, suivis quelquefois de douches froides (Frey); nous faisons à ce sujet les mêmes réserves que pour les bains de vapeur.

Bains d'air comprimé. — Les cliniciens ne sont point d'accord sur leur action. D'après Ducrocq (*Th.* Paris, 1875), Fontaine (*Th.* 1877), Schnitzler (de Vienne) et le plus grand nombre des médecins, les bains d'air comprimé, excellents dans l'emphysème pulmonaire, sont contre-indiqués chez les cardiaques. Au contraire, Lambert (*Etud. clin. et expér. sur l'act. de l'air comprimé*, th. Paris, 1877) conseille la pneumothérapie par l'air comprimé dans les affections valvulaires. D'après lui, l'air comprimé agirait comme la digitale; il rendrait la systole plus facile, diminuerait le travail du cœur gauche et augmenterait celui du cœur droit. On observerait encore la disparition des congestions pulmonaires et de la dyspnée, l'oxygénation avec décarbonisation du sang. Dans l'hypertrophie du ventricule gauche, l'air comprimé produirait l'abaissement de la tension artérielle. Peter, très affirmatif, déclare que le bain d'air comprimé avec pression de 30 à 32 centimètres au-dessus de la pression atmosphérique est bienfaisant dans les cas de lésions valvulaires avec congestion, pourvu qu'il n'y ait pas de fièvre. A la suite du bain, les battements du cœur se ralentissent et se régularisent, et le bien-être persiste durant une grande partie de la journée. Le malade, qui fait un séjour assez long dans la cloche, doit éviter de s'y refroidir en se couvrant chaudement. Le bain devra être répété en moyenne tous les deux jours pendant un mois environ.

Hydrothérapie. — Bouillaud, Hirtz et Schutzenberger (de Strasbourg), Sieffermann (*De l'empl. de l'hydroth. dans les mal. du cœur*, *Gaz. méd. de Strasb.*, 1872), et d'autres, ont recommandé l'hydrothérapie dans les maladies du cœur. D'après Fleury (*Trait. clin. et thérap. d'hydrothérapie*, 1866), elle est surtout indiquée à la phase des congestions viscérales. Elle stimule et tonifie les vaisseaux de la périphérie dont elle combat l'asthénie; elle diminue ainsi le travail du cœur et peut faire disparaître l'anasarque sans spoliation aucune.

La pratique la meilleure consiste à essayer d'abord la friction au drap mouillé et tordu, ou les lotions froides avec l'éponge imbibée, sur la partie antérieure du corps, les premières fois. Au bout de quelques jours, on fait les lotions sur tout le corps, en commençant par la partie antéro-supérieure du tronc; pour stimuler la peau, il est préférable d'ajouter un dixième d'alcool à l'eau de la lotion. Plus tard, enfin, on continue le traitement par la douche en jet, promenée pendant quelques secondes sur la colonne vertébrale, puis sur toute la région thoracique, la région précordiale et la région du foie. On procédera, d'ailleurs, avec une grande prudence, et la durée des douches sera très courte (20 secondes au plus).

Cependant, la douche froide en pluie, qui produit de la suffocation instantanée, est à rejeter surtout dans les cas de lésions aortiques où de pareils saisissements peuvent retentir sur le cœur et amener des accidents graves. D'ailleurs, on pourra atténuer l'impression subite produite par le froid, en donnant d'abord une douche chaude à 30°, puis la douche froide à 12° ou 15°.

Lorsque les troubles cardiaques sont d'ordre purement nerveux, comme les palpitations des névropathes ou des chlorotiques, l'hydrothérapie est non seulement bien tolérée, mais elle est un puissant agent thérapeutique. Pendant la période de compensation des affections valvulaires, c'est une pratique hardie, mais qui peut rendre des services si elle est bien appliquée, et si on tient compte des réactions du malade; on devra, d'ailleurs, en surveiller l'emploi chez les rhumatisants sur lesquels le froid humide agit d'une façon fâcheuse. L'hydrothérapie est contre-indiquée à la période de rupture de la compensation.

Eaux minérales. — Nous avons indiqué plus haut l'action des eaux minérales prises sous forme de bains; on a conseillé également, dans un but curatif, l'usage de certaines eaux minérales employées en boissons. Michel Bertrand (1823) a signalé des cas d'amélioration de cardiopathies chroniques sous l'influence des eaux arsénicales du Mont-Dore, et V. Nicolas (1851), par les eaux alcalines de Vichy. Ces eaux agiraient, dans la plupart des cas, par leur effet sur la diathèse rhumatismale, cause de l'endocardite, mais pour que leur action soit vraiment utile, il faut que les malades soient adressés aux stations dès que la fièvre, les poussées rhumatismales et l'excitation cardiaque ont disparu ; quand la maladie du cœur est avancée, on devra s'abstenir de les y envoyer.

Malgré ces observations favorables, il faut reconnaître qu'il n'existe point d'eaux minérales qui puissent guérir une maladie organique du cœur, et que le traitement hydro-minéral doit toujours être conseillé avec la plus extrême prudence.

Inhalations d'oxygène. — Les inhalations d'oxygène recommandées spécialement par Lender (1871) peuvent être utiles, surtout dans les périodes avancées des cardiopathies. A ce moment, en effet, les malades cachectisés présentent presque tous des phénomènes « subasphyxiques », contre lesquels l'air suroxygéné est d'un utile secours, et cela d'autant plus que la généralité des sujets ont des reins malades et de l'albuminurie, et que l'oxygène a une influence heureuse sur la dyspnée urémique.

Les inhalations d'ozone ont été préconisées dans le même but.

Massage. — Le massage est utile principalement aux cardiaques obèses; on l'emploie encore dans l'hyposystolie contre les infiltrations œdémateuses des membres. Nous n'avons pas à insister ici sur la technique de ce massage qui devra se pratiquer exclusivement sur les membres thoraciques et pelviens. On évitera cependant les *frictions* rudes sur les membres œdématiés où elles provoqueraient des érythèmes et surtout des excoriations difficiles à guérir et qui pourraient se sphacéler. On cherchera surtout à faire de l'effleurage, des frictions douces, puis du pétrissage ; le tout doit être pratiqué, de préférence, dans le sens de la circulation veineuse.

Vêtements.

Le malade, dans son habillement, doit être à l'aise, éviter toute constriction soit de la région cervicale, soit de la région abdominale, et surtout autour des membres inférieurs. Les vêtements trop ajustés, les corsets trop serrés, doivent être évités, car ils troublent le fonctionnement du cœur et du poumon. Fraëntzel recommande aux malades de porter de la flanelle sur la peau, des chaussettes de laine, une chaussure à semelles épaisses, afin d'éviter de se mouiller les pieds. Myers (1870) a montré la fréquence des maladies du cœur dans l'armée anglaise, et l'attribue à l'étroitesse de certains uniformes qui, enserrant le cou, entravent la circulation. Cette influence se ferait surtout sentir chez les jeunes recrues dont le thorax, non ossifié encore, se trouve comprimé par l'habit militaire et empêche le développement normal de la poitrine.

Vie sociale. — Professions.

« Le cœur physique est doublé d'un cœur moral, » disait Peter ; il faut donc que le cardiaque accommode sa vie de façon à éviter toutes les causes d'émotion vive qui retentissent si fâcheusement sur le cœur. Les situations sociales et les professions qui suscitent des préoccupations permanentes doivent être fermées pour lui : il renoncera à la politique, à la finance, aux fonctions publiques, aux affaires industrielles ou commerciales. De même, les efforts musculaires, la fatigue, le travail manuel lui sont funestes; c'est pourquoi dans le choix d'une carrière, le cardiaque devra renoncer à l'état militaire, à la marine, à la profession médicale; dans une autre catégorie sociale, les malades devront éviter les métiers qui réclament des efforts musculaires soutenus ou violents, ou nécessitent des marches longuement prolongées : forgeron, terrassier, charpentier, boulanger, porteur aux halles, camionneur, livreur de marchandises, placier, facteur des postes, mécanicien de chemin de fer, etc. etc. Ce qu'il faut pour ces malades, ce sont des professions sédentaires, ou qu'on peut exercer la plupart du temps en restant assis. On voit par cela même que les maladies du cœur sont surtout fâcheuses pour la classe ouvrière, car les rudes travaux sont un excitant permanent pour le cœur. On voit journellement la preuve de ce fait dans nos hôpitaux urbains : des malades, atteints d'affections du cœur en hyposystolie ou en asystolie véritable, entrent dans les salles, avec de la dyspnée, des œdèmes et des stases veineuses périphériques, des engorgements viscéraux et des urines rares. Sous l'influence du repos au lit, du régime lacté, des diurétiques et d'un peu de digitale, tous ces accidents s'amendent et le malade se croyant guéri reprend son travail manuel. Peu à peu les troubles fonctionnels du début réapparaissent, les malades rentrent à l'hôpital, en sortent de nouveau améliorés, pour y revenir quelques mois après, etc., et tout recommence jusqu'à la période ultime.

Les cardiaques doivent éviter également tout ce qui excite les mouvements passionnels soutenus : ils renonceront au jeu, et n'useront du coït qu'avec modération ; on sait combien l'abus génital retentit sur le cœur : beaucoup de palpitations n'ont pas d'autre cause.

Menstruation. Mariage. Grossesse.

MENSTRUATION. Elle est assez fréquemment troublée ; le cœur malade rapproche souvent les règles, en exagère l'abondance et provoque des ménorrhagies, véritables épistaxis utérines.

MARIAGE. Pour un jeune homme, il est préférable au célibat, car il régularise la vie ; pour une jeune fille, le mariage est plus à redouter à cause de la *grossesse*. C'est qu'en effet, la coïncidence d'une maladie du cœur peut compromettre la santé de la mère et de l'enfant ; les accidents surviennent pendant la grossesse même, durant l'accouchement et la délivrance, et même quelque temps après.

La GROSSESSE a pour conséquence l'hypertrophie du ventricule gauche (Larcher 1859) et l'augmentation de la masse du sang. Or si la mère est atteinte d'une maladie du cœur, voici ce qui va se passer. Dans les cas les plus simples, on observera quelques troubles nerveux, des palpitations et un peu de dyspnée, à la suite de tout effort. D'autres fois, et surtout dans les cas d'insuffisance mitrale, le ventricule gauche hypertrophié fait, à chaque systole, rétrograder le sang dans l'oreillette à travers l'hiatus, avec une impulsion plus forte et en plus grande quantité, puisqu'il circule davantage; peu à peu et comme conséquence il se produit une stase sanguine dans l'oreillette gauche, puis dans les veines pulmonaires et dans les capillaires du poumon, par excès de pression rétroactive et surabondance de liquide. Ces phénomènes peuvent avoir pour conséquence des hémorrhagies bronchiques (hémoptysie), et surtout des accidents graves de congestion pulmonaire à généralisation rapide, pouvant mettre en danger la vie de la femme. Ces accidents cardio-pulmonaires de la grossesse ont été décrits par Peter (1873) sous le nom d'*accidents gravido-cardiaques*. Ils surviennent principalement vers le cinquième mois, parce que, à cette époque, le volume du fœtus est devenu assez considérable et que la masse dn sang qui lui est nécessaire est notablement accrue, d'où le travail du cœur lui-même commence à être plus actif vers cette époque.

Mais les accidents ne sont pas seulement limités aux poumons; le cœur, qui met en mouvement une masse plus considérable de liquide, ne tarde pas à se fatiguer, il souffre, de là des palpitations et de la dyspnée, et aggravation de l'affection cardiaque préexistante. D'un autre côté, les cardiaques, pendant leur grossesse, sont sujettes à des métrorrhagies; quelquefois elles surviennent après l'accouchement, ou au moment de la délivrance ou un peu après. D'autres accidents ont encore été notés : des syncopes, des embolies, des ruptures du cœur, et même la mort subite, quelques heures ou quelques jours après l'accouchement (Duroziez, *Infl. des mal. du cœur sur la menstr. et la gross.* 1874-1876). Du côté du fœtus, d'autres complications graves peuvent intervenir :

les métrorrhagies peuvent être, en effet, suivies d'avortement ou d'accouchement prématuré. Porak (*Th. agrégat.* 1880), chez deux cent quatorze cardiaques, a trouvé cent douze accouchements à terme, et quatre-vingt-huit accouchements avant terme, soit 41,12 pour 100. Sur quarante et une femmes, vingt et une firent une fausse couche vers le sixième mois; quant au fœtus, il est en danger, car sa mort arrive chez un dixième des cardiaques. Quand l'enfant vient à terme vivant, il meurt souvent dans l'enfance; c'est ainsi que, sur quarante cardiaques, trente-sept perdirent leur enfant avant l'âge de six ans.

Au point de vue de la gravité du pronostic, il y a lieu cependant de faire une distinction entre les différentes maladies du cœur : les plus redoutables sont les affections mitrales. L'insuffisance aortique qui expose moins aux complications pulmonaires est moins à redouter; l'opinion contraire, il est vrai, a été soutenue par Spiegelberg (1871). Jaccoud (1887) pense que les lésions aortiques sont tout aussi graves, seulement les perturbations à redouter sont différentes et c'est surtout des accidents cérébraux qu'on devra craindre.

Les conclusions pratiques qu'on peut tirer de ces considérations sont que les maladies chroniques du cœur, et surtout les affections mitrales, doivent être considérées comme un sérieux obstacle au mariage des jeunes filles, et cela d'autant plus que l'affection cardiaque est plus ancienne et s'est manifestée déjà par des troubles fonctionnels (palpitations, dyspnée, œdème). Si cependant le mariage a lieu et qu'une grossesse survienne, il faut redoubler de précaution et éviter tout surcroît de travail et d'effort musculaire qui retentirait sur le cœur, surtout dans les premiers mois. C'est pourquoi après l'accouchement, il faut défendre à la mère d'allaiter son enfant, car l'allaitement paraît augmenter l'hypertrophie du cœur, à cause du travail que lui impose la circulation « adventice » de la sécrétion lactée; enfin il faut déconseiller absolument une seconde maternité. Telles sont les conclusions de Peter sur cette question si éminemment pratique; il les a résumées par cet aphorisme frappant : Fille, pas de mariage ; femme, pas de grossesse; mère, pas d'allaitement.

Leyden (*Zeit. f. Klin. Med.* 1893) dans un récent mémoire a appuyé les déclarations de Peter :

Les modifications du fonctionnement du cœur pendant la grossesse sont redoutables, dit-il, quand il existe une cardiopathie chronique, surtout au moment du travail. A preuve, la mortalité des complications cardiaques chez les femmes gravides, évaluée à 60 0/0 par Macdonald, à 71 0/0 par Lublinski, 40 0/0 par Schlayer, 37 0/0 par Wesner et 55 0/0 par l'auteur.

D'où ces conclusions : proscrire le mariage des femmes atteintes de cardiopathies chroniques, leur défendre la répétition des grossesses, pratiquer sans temporiser l'avortement si les troubles de compensation deviennent graves (dyspnée, hydropisie, adynamie rebelle, etc.). Enfin, Leyden estime que l'usage du chloroforme avant le travail est légitime, à moins de symptômes de profonde adynamie.

A notre sens, il faut bien le dire, ces conclusions sont trop sévères, et dans l'application il y a lieu de se montrer moins rigoureux : des faits assez nombreux montrent en effet que la grossesse a pu évoluer assez souvent sans accident notable. Le danger de la grossesse est réel, mais n'entraîne point fatalement des conséquences graves pour la femme atteinte de maladie du cœur. Nous nous rangeons à ce sujet à l'opinion soutenue nettement par Jaccoud (*Leçon cliniq.* août 1887), et nous ne pensons pas qu'il y ait une réponse identique à faire dans tous les cas. Il y a plusieurs questions à se poser.

La malade a-t-elle déjà, oui ou non, souffert du fait des lésions cardiaques ?

1° *Si la malade n'a jamais souffert*, il n'y a pas de raison pour interdire le mariage.

Toutefois, il faut tenir compte des *conditions sociales* de la jeune fille. Il s'agit de savoir si, lorsque cette femme deviendra enceinte, elle sera dans l'obligation de travailler, ou si elle pourra obéir aux conseils médicaux et passer la dernière moitié de sa grossesse dans un repos presque absolu. Dans le premier cas, il y a beaucoup à craindre. Mais néanmoins il vaudra mieux incliner vers la permission.

2° *La malade a déjà eu des accidents d'asystolie avant le mariage.* Il y a toutes les probabilités possibles pour que, une grossesse survenant, les accidents se reproduisent vers le quatrième ou cinquième mois. Ici encore, pas de réponse absolue. Il faut bien examiner quels ont été les accidents survenus. S'il s'agit d'œdème passager, de palpitations, ces accidents n'ont pas une grande gravité. Mais il n'en est pas de même de la dyspnée et des hémoptysies, surtout s'il s'y joint de l'albuminurie. Ces accidents se reproduisent presque fatalement vers le quatrième mois de la grossesse, et comme ils dureront autant qu'elle, il n'est pas certain que la malade y survive. Ici donc, interdiction du mariage.

On s'est surtout préoccupé des lésions mitrales; les lésions aortiques sont tout aussi graves, et les accidents cérébraux y sont à redouter. Les considérations à examiner seront les mêmes : il faudra considérer l'état antérieur, le caractère des accidents déjà survenus, les conditions matérielles dans lesquelles se trouvera la femme; enfin, un point fort délicat, c'est qu'il faut également tenir compte des *aspirations morales* de la jeune fille. Dans un cas de ma pratique privée, dit Jaccoud, cette dernière considération aurait suffi à me décider. La jeune fille désirait ce mariage depuis dix-huit mois. Elle avait une lésion aortique. Si on était venu, avec des raisons plus ou moins bonnes, lui dire de renoncer à ce mariage, il y avait à craindre une syncope qui pouvait être mortelle. Car quel est le plus grand danger dans les lésions aortiques? C'est la syncope.

Ces conclusions favorables viennent d'être appuyées par un travail très étendu de Vinay, médecin de l'Hôtel-Dieu de Lyon (*Sem. méd.*, déc. 1893).

Pendant les années 1891 et 1892, il a ausculté invariablement toutes les femmes qui se sont présentées pour accoucher à la Maternité de Lyon. Sur le nombre total de 1,700 femmes ainsi examinées, il a constaté 29 cas, soit 1,70 0/0 de cardiopathies diverses.

La lésion le plus ordinairement observée était le rétrécissement mitral, qui existait onze fois à l'état isolé; il était accompagné sept fois d'une insuffisance mitrale et une fois d'une insuffisance aortique. Sur l'ensemble de ces 29 observations, la grossesse a été très bonne dix-huit fois; trois fois on a noté des maladies accidentelles (deux attaques d'influenza et une psychose à forme lypémaniaque);

quatre fois sont survenus des œdèmes des membres inférieurs, mais il s'agissait dans ces cas de malades atteintes de varices; enfin, chez quatre femmes seulement on a constaté un retentissement fâcheux de la grossesse sur la lésion cardiaque : chez l'une il y eut des hémoptysies et des accès d'oppression; une autre présentait de l'essoufflement très marqué; enfin, deux femmes, chez lesquelles il s'agissait d'une grossesse gémellaire, ont souffert de dyspnée et d'œdème des membres.

L'accouchement se fit à terme dans vingt-quatre cas, dont un de grossesse gémellaire. Il eut lieu prématurément dans cinq cas seulement, parmi lesquels deux se rapportaient à une grossesse double. Il est à remarquer que deux malades seulement présentaient de l'albumine dans les urines; toutes les autres en étaient exemptes.

Vinay divise les cardiopathies des femmes enceintes en trois catégories distinctes :

Un premier groupe comprend les cas où l'affection cardiaque, latente avant la fécondation, continue à l'être pendant la grossesse, le travail et les suites de couches. Ces faits sont plus nombreux qu'on ne l'admet généralement.

Le second groupe est constitué par les cas où le fonctionnement du cœur n'est troublé que faiblement et pour la première fois, au cours de la gestation. Le pronostic est ici moins favorable que pour les faits de la catégorie précédente, mais il reste cependant bénin. En effet, chez ces malades, l'insuffisance cardiaque est peu marquée. De plus, elle peut être atténuée par le repos et le traitement; enfin, elle disparaît à la suite de l'accouchement.

Le dernier groupe se rapporte aux cas dans lesquels on voit survenir l'ensemble des accidents gravido-cardiaques et dont la terminaison est fatale à une époque plus ou moins éloignée de la conception.

L'existence ou l'absence de l'albuminurie est un élément important du pronostic. La présence de l'albumine dans les urines, au cours d'une cardiopathie, est l'indice habituel de la période troublée avec insuffisance de la compensation. C'est toujours un signe fâcheux, mais particulièrement chez la femme enceinte.

Résumé. — La conclusion pratique à tirer de ces faits est que, chez les jeunes filles et les femmes cardiaques, le mariage et la maternité peuvent, suivant les conditions de chaque cas particulier, être tantôt permis et tantôt déconseillés.

Ils pourront être permis, mais non sans restriction, quand on se trouvera en présence d'affections cardiaques bien compensées (qu'il s'agisse d'un rétrécissement mitral aussi bien que d'une insuffisance aortique), dans lesquelles il n'existe pas d'albuminurie et alors qu'à aucune époque, ne sont survenus d'accidents graves d'asystolie.

Mais si la malade a déjà eu des accidents, si, par exemple, elle a présenté des signes bien nets d'insuffisance cardiaque, tels que congestion pulmonaire, hémoptysies et surtout albuminurie, on peut être certain que sa grossesse et l'avenir de son enfant seront gravement compromis, et on fera bien de lui interdire le mariage et la maternité.

Si malgré toutes les précautions prises, on voit survenir, pendant la grossesse, les accidents gravido-cardiaques, il faut les attaquer de suite avec énergie par les moyens que nous indiquerons ultérieurement (voir page 382).

Enfin, outre les accidents que nous venons de signaler, il ne faut pas oublier que la puerpéralité expose encore la femme à de graves complications d'une autre nature, nous voulons parler des *endocardites infectieuses*, d'autant plus à craindre qu'il existe une cardiopathie préétablie.

Ménopause.

Chez quelques femmes, arrivées à la période de la cessation des règles, on observe des troubles cardiaques complexes, tels que des palpitations, de l'anhélation, de la tachycardie, etc. Ces phénomènes, d'ordre purement nerveux d'abord, pourraient dans la suite dégénérer en véritables cardiopathies organiques (Clément). Il faudrait donc, à cette période de la vie génitale, éloigner toutes les causes physiques ou morales, capables de stimuler outre mesure le muscle cardiaque.

Maladies du cœur chez les enfants.

Elles ne sont point rares (Rillet et Barthez, West, R. Blache, Cadet de Gassicourt, J. Simon, etc.), soit qu'elles résultent d'une malformation cardiaque congénitale, ou qu'elles succèdent à certaines affections telles que le rhumatisme, la chorée, la scarlatine, etc. Dans tous les cas, il faut veiller à la suppression des exercices physiques brusques : gymnastique, saut, danse, course, jeux violents. L'état sédentaire est ici nécessaire ainsi que le travail intellectuel modéré. Assez souvent les troubles fonctionnels n'apparaissent qu'à une époque éloignée du début de l'affection cardiaque, quelquefois même après la puberté, sans doute parce que l'accroissement physiologique du cœur est capable d'établir une compensation suffisante pour maintenir l'équilibre circulatoire.

Quoi qu'il en soit, en mettant le petit malade à l'abri de tout effort brusque et des émotions morales vives, on peut espérer une survie de longue durée ; bien plus, contrairement à ce qui arrive chez l'adulte, l'affection cardiaque peut guérir complètement si elle ne résulte point d'une malformation congénitale, si elle n'est pas de date trop ancienne, et si le jeune malade est soumis à une bonne hygiène.

Troubles cardiaques de la croissance.

Nous avons déjà dit qu'au moment de la croissance il n'est pas rare de noter chez les adolescents, surtout chez ceux dont la croissance s'est faite rapidement, des palpitations assez violentes, et quelquefois des signes d'hypertrophie du cœur (R. Pfaff), qui se caractérisent par l'augmentation de la matité précordiale ; on note encore un souffle systolique à la pointe et un peu de gêne respiratoire. En général de sept à douze ans le cœur reste stationnaire ; de quinze à vingt ans, il subit un accroissement rapide, devançant parfois le développement général, ou au contraire, suivant avec peine l'élongation du corps ; quoi qu'il en soit les troubles cardiaques sont assez fréquemment accompagnés d'une céphalée particulière dite encore : céphalée de croissance. Pour obvier à ces troubles cardiaques, ou tout au moins pour ne pas les accroître, on veillera avec soin à écarter de l'adolescent tout ce qui peut exciter outre mesure le muscle cardiaque : jeux, exercices musculaires, violents, etc., etc.

Cardiopathies des aliénés.

Sennert, Lieutaud, Guislin, et surtout Nasse (1818) ont affirmé que l'aliénation mentale peut être le résultat d'une maladie du cœur. Burrows, en Angleterre, et Romberg, de Berlin ont fait la même remarque, qui a été surtout appuyée par le travail de Saucerotte (1844), celui de Limbo (*Th.* inaug. 1867-8), et le relevé intéressant de Dufour (1876) qui sur soixante et une autopsies d'aliénés a constaté 44 cas de cardiopathies.

A côté de ces affirmations catégoriques, il faut signaler l'opinion divergente de Magnan, qui déclare qu'il n'existe pas de folie cardiaque, « c'est-à-dire une maladie mentale à caractères nettement définis, ayant une étiologie, une forme, une marche déterminées ». Si quelques cardiopathes délirent, ils doivent leurs troubles vésaniques non à l'affection du cœur, mais à la prédisposition propre à chaque individu, et la durée du délire et sa gravité sont en rapport avec la nature même de cette prédisposition. Au point de vue pratique, outre les indications relevant de l'affection cardiaque, il faudrait s'abstenir, d'après cet auteur, de la camisole de force, cause de gêne pour la respiration et la circulation.

Anesthésie chirurgicale chez les cardiaques.

En principe lorsqu'on doit pratiquer une opération chirurgicale chez les cardiaques, il faut s'abstenir de donner du chloroforme, surtout dans les cardiopathies qui exposent le plus aux lipothymies, aux syncopes, etc. : les maladies aortiques, l'angine de poitrine, l'artériosclérose du cœur (cardiosclérose), et en général dans toutes les affections valvulaires. Mais en pratique, cette interdiction prête à des exceptions encore nombreuses. Cependant il est nécessaire de prendre des précautions importantes :d'abord il faut avoir recours à la « chloroformisation goutte à goutte » (Nicaise, 1892). On ne donne au début que quatre à cinq gouttes de chloroforme sur le mouchoir plié en deux pour couvrir la bouche et le visage, puis dès que survient la période d'excitation, on élève la dose : dix à quinze gouttes au plus, jusqu'à la résolution complète. C'est alors qu'on continuera la chloroformisation goutte à goutte, sans arrêt, d'une façon continue pour entretenir l'anesthésie qui se produit au bout d'une douzaine de minutes environ, accompagnée de ses signes habituels : abolition du réflexe cornéen et myosis pupillaire.

Enfin il est nécessaire, avant d'opérer, que l'anesthésie soit complète. En agissant ainsi on évitera de provoquer la syncope due au contact des vapeurs chloroformiques avec les cordes vocales (syncope laryngo-réflexe), et celle qui peut résulter d'une action toxique, par absorption trop grande de chloroforme.

Si, malgré toutes les précautions indiquées, la syncope se produisait, on aurait recours aux inhalations de nitrite d'amyle et aux tractions rythmées de la langue (Laborde).

TROISIÈME PARTIE

THÉRAPEUTIQUE GÉNÉRALE DES MALADIES DU CŒUR

Considérations générales. — Les maladies du cœur peuvent être divisées en maladies *aiguës* et en maladies à marche lente et progressive ou maladies *chroniques*. Le traitement des premières sera étudié ultérieurement à propos de chacune d'elles ; quant aux maladies chroniques, celles qui constituent en définitive les véritables cardiopathies, on doit les distinguer, suivant qu'elles occupent le cœur gauche ou le cœur droit. Ces dernières étant presque toujours secondaires, soit à une maladie du cœur gauche, soit à des affections diverses, dont le point de départ peut être le poumon ou les organes digestifs : estomac, foie, intestins, l'étude de leurs indications thérapeutiques viendra après que nous aurons exposé celles des maladies du cœur gauche.

Les maladies du cœur gauche forment, d'après la localisation des lésions, deux groupes distincts : les *maladies mitrales* (rétrécissement de l'orifice, insuffisance valvulaire) et les *maladies aortiques* (rétrécissement orificiel, insuffisance sigmoïdienne).

Cette distinction classique mérite sans aucun doute d'être conservée ; cependant il faut reconnaître qu'au point de vue spécial de la thérapeutique des affections du cœur, il ne faut pas attacher trop d'importance à la localisation de la maladie vers tel orifice ou tel voile valvulaire. Les recherches modernes ont établi que dans les cardiopathies, *c'est l'état du myocarde qui doit surtout attirer l'attention du clinicien.* Sans doute pour l'avenir du malade il n'est point indifférent d'avoir une insuffisance aortique ou un rétrécissement mitral, mais encore une fois ce qui prime le tout, c'est l'état du muscle cardiaque, et on peut dire avec juste raison : tant vaut le muscle, tant vaut le cœur. C'est qu'en effet, il paraît établi aujourd'hui que le système cardiaque ne dépend ni des centres nerveux, ni des ganglions de la base, mais exclusivement du muscle cardiaque lui-même. « Le muscle cardiaque, a-t-on dit, travaille sans aucune excitation nerveuse, il travaille automatiquement et par sa propre force. » C'est donc à soutenir la vigueur du myocarde et à ranimer son énergie contractile que doivent tendre d'abord les efforts du médecin dans le traitement des maladies organiques du cœur. L'état des vaisseaux périphériques et celui de la tension vasculaire seront ensuite l'objet de ses préoccupations.

A. — MALADIES MITRALES

Pendant leur évolution, généralement longue, les maladies du cœur présentent un ensemble clinique différent, suivant que l'affection est de date récente ou qu'elle remonte à une période éloignée ; à propos des *indications de la digitale dans les maladies du cœur* (voir page 89), nous avons dit qu'on s'accordait généralement à considérer dans celles-ci quatre périodes différentes, dont les indications thérapeutiques sont distinctes.

Dans la première période des affections cardiaques, les lésions organiques sont constituées, mais les troubles fonctionnels n'ont point apparu encore et le malade conserve un bon état de santé apparent. On a dit avec juste raison qu'il y a lésion, mais pas encore maladie du cœur proprement dite ; ce premier stade constitue la période d'*eusystolie*.

Dans la seconde période, le complexus pathologique est plus avancé. La lésion d'orifice a pour conséquence première d'accumuler le sang dans la cavité du cœur et dans les parties du système circulatoire situées en deçà de la lésion ; et peu à peu la cavité se laisse distendre. Les effets nuisibles de l'altération d'orifice se trouvent ainsi temporairement diminués ou *compensés*, suivant l'expression habituelle, par l'hypertrophie et par l'augmentation d'énergie contractile de la cavité en deçà de la lésion organique. Dans cette période, dite d'*hypersystolie*, les troubles fonctionnels, encore peu marqués, sont dus principalement à la suractivité du cœur : un peu d'oppression, une impulsion de la pointe plus vigoureuse, quelques palpitations passagères, à l'occasion d'un effort ou d'un exercice musculaire un peu exagéré, quelques poussées congestives, vers la face, parfois des épistaxis, des bourdonnements d'oreille, de la céphalalgie, etc., voilà en quoi consistent, en général, les troubles de cette période.

Cependant, cette suractivité a besoin, non seulement de se maintenir, mais encore d'augmenter chaque jour ; bientôt le muscle cardiaque commence à se fatiguer devant ce surcroît incessant d'activité, il lutte et ne tarde pas à fléchir : ses contractions s'affaiblissent, ses cavités se laissent distendre, les bruits d'abord plus mollement frappés deviennent arythmiques, le pouls se montre très irrégulier; la compensation a cessé d'être suffisante, l'équilibre est rompu, la tension artérielle diminue alors que celle du système veineux s'élève. Les troubles fonctionnels qui en résultent se manifestent par un peu d'œdème qui apparaît temporairement autour des malléoles et aux membres inférieurs, les urines sont plus rares, rougeâtres, sédimenteuses, quelquefois avec une légère quantité d'albumine, le foie est un peu gros, les poumons se congestionnent aux bases, et le malade a de la toux assez fréquente; il expectore quelques crachats blancs, mousseux, un peu adhérents au vase. Cette troisième période, *véritable période troublée* des maladies du cœur, constitue le stade d'*hyposystolie*.

Sous l'influence d'une hygiène bien conduite et d'un traitement régulier, ces accidents disparaissent, la tension artérielle se relève, et la diurèse s'établit, les œdèmes ne se montrent plus. Ce retour à la santé n'est malheureusement que temporaire, et dans la suite plusieurs attaques d'hyposystolie se succèdent à des intervalles plus ou moins rapprochés, séparés par des périodes de repos de plus en plus courts. C'est alors qu'insensiblement le malade s'achemine vers la dernière période des cardiopathies : l'*asystolie*, caractérisée par une altération plus ou moins profonde du myocarde avec parésie de ses fibres musculaires, et ataxie des mouvements du cœur (*cardioplégie* et *cardiataxie* de Gubler). C'est alors que vont se montrer les œdèmes persistants, les stases veineuses périphériques, les hydropisies des séreuses, les congestions viscérales, la rareté des urines, le pouls petit, arythmique, incomptable, si l'on peut dire ainsi, bref tout ce qui constitue l'*asthénie cardio-vasculaire* (Rigal).

Cette division, encore qu'elle réponde bien au tableau clinique des cardiopathies dans leur longue évolution, a paru à certains auteurs un peu artificielle et surtout trop compliquée; aussi a-t-on proposé de diviser les maladies organiques du cœur en maladies *compensées* et *non compensées*. Cette division cependant a le tort de n'être point assez précise, car il est bien évident que les malades en hyposystolie et en asystolie, quoique appartenant tous deux au même groupe des cardiaques non compensés, ne sauraient être confondus : le pronostic, les indications thérapeutiques, et le choix des agents médicamenteux n'est point identique dans les deux cas.

Nous considérerons donc, pour l'évolution des maladies organiques du cœur, quatre périodes distinctes, dont nous allons indiquer maintenant le mode général de traitement, en commençant par les maladies mitrales.

Traitement des maladies mitrales d'origine récente

Lorsque la lésion valvulaire est à la période aiguë, son traitement se confond avec celui de l'endocardite aiguë; nous renvoyons le lecteur au chapitre (voir page 325) où ce traitement est indiqué.

Il arrive malheureusement trop souvent que malgré le traitement énergique de la période aiguë, la lésion valvulaire se développe et passe à l'état chronique; d'autres fois l'altération a pris cette forme d'emblée, et le résultat de ces deux processus est la création d'une lésion indélébile de l'appareil mitral. Mais pendant un temps, variable suivant chaque individu, mais en général assez long, si la lésion esι créée, la maladie ne l'est point encore, en ce sens que le sujet ne présente pas de troubles apparents, ou tout au moins sérieux, dans sa santé générale. On conçoit donc qu'à cette période, le traitement doit être, par-dessus tout, un traitement hygiénique.

Il convient d'établir de suite que désormais le cœur n'est plus fait que pour une petite besogne. Tous les efforts vigoureux ou prolongés, tous les exercices musculaires intenses et de longue durée, doivent être interdits rigoureusement.

Si le sujet est un enfant, il faut empêcher les jeux violents, les sauts, les courses, les marches prolongées et la plupart des exercices de gymnastique.

S'il s'agit d'un adolescent, il faut proscrire la danse et tous les exercices sportifs, dont on a beaucoup abusé dans ces dernières années, sous prétexte d'entraînement physique (marches forcées, courses de vitesse, lawn-tennis, foot-ball, bicycle, etc.). L'abus de quelques-uns de ces exercices peut entraîner, chez ceux qui sont en bonne santé, des accidents graves de dilatation cardiaque aiguë avec asystolie transitoire : aussi conçoit-on quelles perturbations sérieuses il pourrait produire sur un cœur déjà malade.

Chez l'adulte, les mêmes recommandations sont de mise, mais ici se présente la question très importante de l'influence des professions sur les maladies du cœur. La fatigue et l'effort soutenu d'une part, d'une autre, les émotions fréquemment renouvelées, activent l'évolution fâcheuse des cardiopathies ; aussi dès qu'on est consulté sur le choix d'une carrière pour un jeune homme atteint de maladie du cœur, doit-on conseiller, sans hésitation, les professions qui ne réclament que peu de travail musculaire, permettent de rester assis ou de ne faire que des mouvements doux pendant la plus grande partie du temps. Déjà, à propos de l'*hygiène des cardiaques* nous avons insisté sur ce point et montré que les cardiaques devaient renoncer aux travaux manuels un peu rudes, de même que, dans un autre ordre d'idées, aux affaires de spéculation et à la finance qui suscitent des émotions vives sans cesse renouvelées. De même l'état militaire, la marine, la profession médicale ne sauraient convenir aux cardiaques.

Parmi les professions manuelles, celles qu'il faut éviter surtout, sont la profession de forgeron, charpentier, maçon, déménageur, porteur aux halles, camionneur, mineur, homme d'équipe, livreur de marchandises, boulanger, facteur, placier, qui exigent de la force musculaire ou des marches prolongées. Il faut renoncer aussi à certains métiers qui exposent au froid humide et par suite au rhumatisme : blanchisseur, teinturier, corroyeur, batelier, etc.

Ces prescriptions d'hygiène seraient insuffisantes, si elles n'étaient appuyées de certaines précautions concernant le régime alimentaire : les sujets, au lieu de faire trois repas copieux, devront de préférence multiplier ceux-ci et les faire peu abondants; les aliments seront choisis parmi ceux dont la digestibilité est facile, pour éviter l'encombrement de l'estomac, et une distension qui retentirait sur le fonctionnement du cœur. On s'exposerait autrement à créer un état dyspeptique souvent fatal aux cardiaques (palpitations, dilatation du cœur droit, asystolie d'origine gastrique, etc.). L'usage habituel de l'alcool est à surveiller : on le permettra seulement, sous forme de vin, coupé d'eau simple ou faiblement minéralisée, aux repas. Un petit verre de liqueur douce et aromatique, pris immédiatement après le principal repas, peut être toléré de loin en loin; quant aux spiritueux ou aux boissons alcooliques soi-disant apéritives, leur proscription est absolue. On ne permettra qu'à titre d'exception les infusions stimulantes de café, de thé, de maté, etc., leur action étant nuisible au cœur (palpitations); quant au tabac, il est interdit sans exception aucune. La régularité des garde-robes est encore un point sur lequel doivent veiller les malades; l'usage des laxatifs répondra à cette indication. Les cardiaques devront séjourner le moins souvent possible dans les lieux surchauffés et mal aérés, tels que les salles de théâtre, de bal, de concert, car nous avons montré l'influence mauvaise de la chaleur sur les cardiopathies.

Tels sont, en résumé, les préceptes généraux du traitement essentiellement hygiénique, auquel doit se soumettre le malade atteint d'affection mitrale d'origine récente; il complètera le traitement par un genre de vie réglé et méthodique, à l'abri des émotions morales, autant que faire se peut, en évitant les veilles prolongées et les excitations passionnelles que produisent le jeu et certains spectacles trop émouvants, cirques, ménageries, théâtre de drame, etc., en un mot tout ce qui surexcite le cœur.

Traitement des maladies mitrales compensées
(*hypersystolie*)

La délimitation rigoureuse entre cette période et la précédente est chose difficile : elle en est cependant la suite nécessaire, obligée pour ainsi dire. La période de compensation est l'expression d'un complexus pathologique déjà plus avancé; ce qui domine toutes ses manifestations pathologiques, c'est la dilatation hypertrophique du muscle cardiaque. Ici comme précédemment, le traitement sera purement hygiénique, et les agents médicamenteux n'y occupent qu'une place secondaire. Je ne reviendrai pas sur l'influence des professions, sur la réglementation du régime alimentaire, pas plus que sur les autres principes d'hygiène générale que nous avons rappelés précédemment; qu'on sache seulement que leur importance est au moins aussi grande à cette période que dans la précédente; je ne veux insister seulement que sur quelques points particuliers.

Jusqu'au siècle dernier, suivant l'inspiration de Sénac, de Valsalva et de Corvisart, on s'attachait à traiter l'hypertrophie du cœur; la diète sévère était l'élément capital du traitement. Cette pratique était mauvaise et ne contribuait pas peu à hâter l'affaiblissement du myocarde. Aujourd'hui, au contraire, la thérapeutique des cardiaques s'efforce de conserver, puis de relever les forces du malade, dont il aura tant besoin dans l'avenir pour lutter contre le mauvais fonctionnement du cœur. Le régime alimentaire, loin d'être débilitant, sera donc substantiel et réparateur. Tout en évitant la fatigue et les longues courses, on permettra la marche, la promenade, quelques occupations manuelles peu fatigantes, et même quelques exercices appropriés. Par ces moyens, on tiendra l'appétit en éveil, et on évitera l'obésité qui succéderait à un long repos.

Cependant, malgré le traitement le plus rationnel, il arrive assez fréquemment, surtout à la suite d'un manquement aux prescriptions hygiéniques indiquées (écart de régime, tabac, surmenage, émotions vives, etc.), il arrive, disons-nous, que le cœur présente un peu d'excitation passagère : le malade sent son cœur battre dans la poitrine, il éprouve une oppression inaccoutumée, ou quelques poussées congestives vers la tête, le teint est plus animé, la face est le siège de bouffées de chaleur, il y a de la céphalalgie, des battements dans les tempes, des bourdonnements d'oreille, et quelques épistaxis peuvent survenir; l'examen direct montre alors un choc énergique, violent, de la pointe du cœur, et des battements tumultueux. C'est alors qu'il faut recourir à un sédatif du cœur comme le bromure de potassium ou de sodium, à la dose quotidienne de 2 à 4 grammes à prendre pendant 5 à 6 jours consécutifs, puis cesser, et le reprendre de temps à autre pendant quelques jours si cela est nécessaire.

Chez les névropathes invétérés ou chez les malades dont le système nerveux a été momentanément ébranlé (émotions vives, par exemple), on aura recours, de préférence, aux antispasmodiques : l'éther, la valériane (poudre, extrait, teinture), ou mieux, au valérianate d'ammoniaque (1 gramme dans une potion édulcorée de 150 grammes; chaque cuiller à soupe représente 10 centigrammes de sel; on en donnera de deux à trois par jour). On prescrira encore le valérianate d'ammoniaque cristallisé, en pilules de 5 centigrammes à la dose de deux à trois, ou la solution de Pierlot, à la dose de deux à trois cuillerées à café par jour dans un peu d'eau, ou d'infusion de tilleul et de feuilles d'oranger au moment des repas. La digitale ne trouve pas, dans ce cas, son indication réelle, car il n'y a point à agir ici sur les œdèmes, sur l'arythmie cardiaque, ou pour provoquer une diurèse évacuatrice; cependant, elle peut encore rendre service pour ralentir les mouvements cardiaques et en modérer l'éréthisme. On la donnera à la dose de 32 gouttes (10 centigrammes de poudre de feuilles), durant 4 à 5 jours au plus, pour éviter l'effet accumulatif et les troubles digestifs. La digitaline chloroformique de Homolle et Quévenne peut trouver également son emploi à la dose d'un granule de 1 milligramme durant 3 à 4 jours au plus, mais, nous le répétons, *ce sont les sédatifs* et les nervins tels que les bromures, la valériane et ses composés, *dont il faut attendre le meilleur résultat*. Le traitement sera complété par le repos, un régime alimentaire doux, la proscription du thé, du café et du tabac. Il est indispensable de veiller également à la régularité des garde-robes, par des lavements laxatifs, des purgatifs légers : rhubarbe, podophyllin, evonymine, etc., et même à des intervalles plus ou moins éloignés, quelques verres d'eaux minérales de Montmirail, Pullna, Hunyadi-Janos, etc.

Dans d'autres circonstances, le malade présente concurremment des signes évidents d'anémie, ce qu'on observe tout particulièrement dans le rétrécissement mitral pur des jeunes femmes, lequel est bien plutôt une maladie d'évolution qu'une cardiopathie organique proprement dite. On recommandera l'emploi quotidien des toniques, des amers, comme le quinquina, sous forme d'extrait mou en pilules, ou de macération aqueuse d'écorces, préférablement au vin, souvent excitant et pouvant faire naître des gastralgies. Le fer, vanté surtout par Scott Alison (*De l'empl. des ferrugin. notam. dans le trait. des affect. or-*

ganiq. du cœur, 1851), peut être utile dans le même cas, mais on sait, d'autre part, que les préparations martiales peuvent produire des accidents congestifs. On ne prescrira donc le fer que dans des conditions bien déterminées, et encore avec les plus grandes précautions. Mais on fera mieux encore de s'en abstenir dans les maladies mitrales véritables (d'origine rhumatismale) qui prédisposent plutôt aux congestions qu'à l'anémie. C'est pourquoi il a paru préférable à certains auteurs de substituer au fer, l'arsenic, qui, outre une action tonique sur le cœur, stimule les fonctions générales, active l'appétit, et par cela même diminue les désordres anémiques. Il ne faut pas oublier cependant que certains malades supportent mal ce médicament qui produit chez eux des troubles digestifs, notamment la diarrhée. Dans le même ordre d'idées, et aussi dans le but de retarder l'évolution de la cardiopathie mitrale vers l'hyposystolie, on a conseillé l'hydrothérapie. On a prétendu que ce moyen était très favorable aux cardiaques anémiés avec grand abattement des forces, palpitations, oppression, et Hirtz déclare avoir fait disparaître en six semaines tous les accidents secondaires, dans un cas d'insuffisance mitrale, par l'usage des douches froides journalières d'une demi-minute de durée. L'hydrothérapie est un moyen très efficace, mais très énergique, et déjà nous avons dit (voir p. 222) qu'il faut, dans son emploi, les précautions les plus minutieuses. C'est qu'en effet on expose le malade à un double danger : ou bien on exagère, par un exercice trop actif, la réaction nécessaire qui favorise les bons effets de l'hydrothérapie, et alors on augmente l'excitabilité cardiaque, ou bien la réaction est insuffisante et l'action du froid humide peut produire une poussée rhumatismale désastreuse pour le cœur (Potain).

Lorsque l'éréthisme cardiaque sera calmé, on cessera tout médicament, puis on soumettra le malade durant plusieurs mois à la médication iodurée, l'iodure de sodium de préférence, parce qu'il est mieux supporté par l'estomac. On le prescrira à la dose de 60 centigrammes par jour, pris en deux fois, immédiatement avant chaque repas, dans un peu d'infusion de tilleul ou de feuilles d'oranger, ou suivant l'un des moyens que nous avons indiqués. Le traitement sera suivi pendant trois semaines par mois, interrompues par dix jours de repos, et cela durant plusieurs mois consécutifs, en tenant compte de la tolérance de l'estomac.

Cette médication a pour but de favoriser la résolution des épaississements et des indurations valvulaires ; en fait, elle est trop souvent insuffisante, on devra toutefois ne pas perdre espoir et se rappeler que Potain a vu des lésions valvulaires, en apparence fort graves et consécutives à un rhumatisme articulaire aigu, disparaître sous l'influence de cette médication.

Traitement des maladies mitrales en hyposystolie

Cette *période troublée* des maladies mitrales (*dyssystolie;* Fernet) est caractérisée par la rupture des phénomènes de compensation qui assuraient jusqu'alors au malade une santé relativement bonne. Elle se montre à une époque variable, suivant l'apparition plus ou moins rapide de l'insuffisance du myocarde et de l'asthénie du système vasculaire (Rigal), suivant la résistance des divers organes et l'état de tonicité de leur réseau capillaire, enfin suivant les conditions générales d'hygiène et de régime propres à chaque malade (And. Petit). Ainsi que l'a montré Stokes, les accidents de cette période ont une évolution relativement indépendante du degré de la lésion orificielle ou valvulaire, qui leur a donné naissance. Les troubles fonctionnels y sont nombreux, mais transitoires : à de certaines périodes, sous l'influence de causes diverses ayant surmené le cœur, celui-ci, fatigué de la lutte qu'il soutient depuis longtemps, finit par fléchir, il y a de la faiblesse et de l'arythmie dans ses contractions, et la petite circulation ne tarde guère à s'entraver; plus tard la gêne s'étend à toute la circulation de retour, d'où des stases, des œdèmes périphériques, et des congestions viscérales, plus ou moins persistantes.

Le plus souvent sous l'influence du repos complet, du régime lacté et d'une médication appropriée où la digitale joue le rôle prépondérant, ces véritables petites attaques d'asystolie passagère, sont enrayées pour un temps plus ou moins long, le malade reprend un état de santé apparent, et les choses dureront ainsi d'autant plus longtemps que le sujet ménagera mieux son cœur. Peu à peu cependant et après une série d'attaques analogues à celles que nous venons de décrire, le cœur cède définitivement, il y a asystolie complète, et le malade entre dans la période ultime des maladies mitrales.

Pendant cette période d'hyposystolie, la médication ne s'éloigne pas sensiblement de celle qui conviendra plus tard dans l'asystolie finale ; aussi pour éviter les redites inutiles, nous confondrons son étude avec celle du traitement de l'asystolie auquel nous arrivons maintenant.

Traitement des maladies mitrales à la période asystolique.

(*Traitement de l'asystolie*)

Cette période est caractérisée, en premier lieu, par un affaiblissement considérable de la force contractile du cœur, manifestée cliniquement par une faiblesse et une arythmie des bruits cardiaques, par de la stase veineuse et de l'œdème périphérique, des hydropisies des séreuses, des congestions vers les principaux viscères : poumon, foie, rein, cerveau, de la rareté des urines et d'une façon générale par l'affaiblissement de la pression artérielle et l'augmentation de la tension veineuse.

Les conséquences de ces troubles complexes sont nombreuses et échappent à toute description régulière ; c'est qu'en effet chaque malade fait son asystolie à sa manière, si l'on peut dire ainsi ! Chaque organe lutte isolément suivant que son état d'intégrité ou de maladie antérieur augmente ou diminue sa résistance. Chez les alcooliques par exemple, les accidents de congestion et de stase veineuse commenceront de préférence par le foie, d'où ascite précoce avant que l'œdème des membres inférieurs et que les complications vers le poumon et le rein se soient manifestées. De même les bronchitiques, les emphysémateux, commenceront plus volontiers leur asystolie par le poumon. De là ces différences si grandes entre les malades, les manifestations viscérales, indépendantes les unes des autres, présentant une répartition variable qui en fait de véritables *asystolies locales*. On conçoit cependant qu'on ne puisse étudier les indications thérapeutiques que comportent les accidents asystoliques de chaque organe en particulier ; il est préférable de les grouper en plusieurs classes ; nous aurons donc dans le traitement de l'asystolie à étudier les moyens thérapeutiques à employer contre :

Les troubles cardio-vasculaires,

Les hydropisies (œdème du tissu cellulaire souscutané, ascite, hydrothorax, etc.,

Les congestions viscérales (poumon, foie, reins, cerveau),

Les accidents dyspnéiques,

Les troubles digestifs,

Les troubles nerveux.

a) Traitement du cœur asystolique.

Les troubles cardiaques se décèlent par des signes variables : faiblesse des bruits, impulsion de la pointe imperceptible, battements tumultueux, désordonnés, avec arythmie (intermittences, irrégularités, etc.). Le médicament par excellence de cette faiblesse arythmique est la digitale ; son emploi est ici formellement indiqué. Or nous avons précédemment étudié, avec de longs détails, les indications de la digitale, son action thérapeutique et ses différents modes d'emploi (voir p. 89), le lecteur voudra bien se reporter à ce chapitre où il trouvera tous les renseignements nécessaires sur ce sujet. Il suffira de dire ici que le malade doit garder d'abord le repos absolu, condition nécessaire à la réussite du traitement ; il prendra ensuite un purgatif salin, pour débarrasser les voies digestives, puis sera soumis à la digitale sous l'une des formes indiquées précédemment. On choisira de préférence l'infusion ou la macération de poudre de feuilles à la dose de 25 à 40 centigrammes par jour, édulcorées d'un sirop diurétique (sirop des cinq racines, sirop d'uva-ursi, etc.) prises en deux fois, surtout le matin à jeun. Le médicament sera prescrit durant 4 à 6 jours au plus, à cause de ses effets accumulatifs et des troubles digestifs qu'il peut produire. Au bout de quelques jours de repos durant lesquels, d'ailleurs, l'action digitalique continue à se faire sentir, le médicament pourra être repris, s'il y a lieu. Pour éviter les troubles digestifs, ou les accidents d'intolérance, quelques médecins conseillent de prescrire la digitale à dose décroissante durant 5 à 6 jours, ou préfèrent encore recourir à la digitaline suivant le conseil de Potain. On donnera par exemple, un matin, et en une seule fois, dans une tasse d'infusion diurétique ou simplement aromatique : 50 gouttes d'une solution alcoolique de digitaline cristallisée au millième, qui représentent un milligramme de digitaline cristallisée. On se contente de cette dose unique; ou bien encore, on donne le lendemain 25 gouttes seulement de cette solution, puis on cesse durant 4 à 5 jours, pour revenir à la médication quelques jours après, s'il y a indication. La teinture alcoolique (55 gouttes d'emblée, c'est-à-dire 1 gramme de teinture équivalant à 17 centigrammes environ de poudre de feuilles) pourra également être choisie, quoique son action soit plus lente. Durant tout le temps du traitement digitalique, le malade restera soumis au régime lacté absolu. Après suppression de la digitale, on pourra, s'il y a lieu, continuer son action diurétique en prescrivant durant quelques jours le Vin diurétique de la Charité qui ne contient pas de digitale, puis, après suppression de celui-ci, l'action tonique de la digitale sera heureusement complétée par le strophantus durant une quinzaine de jours consécutifs. Ainsi réglé, le traitement de l'asystolie m'a donné des succès nombreux.

Lorsque, dès le début même, la digitale est mal tolérée, ou que, pour d'autres raisons, on ne peut avoir recours à elle, le cœur asystolique peut encore être modifié d'une façon heureuse par d'autres médicaments cardiaques, dont nous avons également étudié les effets thérapeutiques. L'extrait de strophantus, à la dose de deux granules d'un milligramme chaque, le premier jour, puis à celle de trois à quatre durant les dix ou douze jours qui suivent, est un médicament précieux, qui se rapproche de la digitale, mais dont on n'a pas à craindre les effets accumulatifs. Le sulfate de spartéine (5 à 10 centigrammes par jour) relève le pouls et l'action du myocarde; le muguet peut être aussi d'un bon emploi (extrait aqueux surtout), mais il faut bien reconnaître que la digitale reste encore le médicament, par excellence, de l'hyposystolie et des états asystoliques, le seul qui ne donne point de déboires si on sait bien l'employer.

Dans la période avancée de l'asystolie, l'arythmie cardio-vasculaire est complète, les contractions du cœur sont très affaiblies (cardioplégie), le pouls est petit, misérable, l'infiltration œdémateuse des extrémités est considérable, il y a des plaques marbrées et de la cyanose des pieds, des mains; les joues, les lèvres sont violacées, le refroidissement périphérique intense et le malade présente des tendances aux défaillances, aux lipothymies, etc. Il s'agit alors de ranimer vivement et énergiquement le cœur et le système vasculaire, et pour cela il faut recourir aux cordiaux et aux stimulants. Loin de proscrire l'alcool, comme au début et pendant la période compensée, il faut le faire intervenir : on prescrira les vins de Porto, de Malaga, de Xérès, de Banyuls, l'élixir de Garus, ou plus simplement le cognac sous forme de grogs, les potions cordiales au vin rouge, au rhum, additionnées de teinture de cannelle, d'acétate d'ammoniaque et de liqueur d'Hoffmann. On peut s'adresser encore à certains cordiaux populaires, composés de vin blanc, de cannelle, d'écorce de citron, de clou de girofle et de sucre, qui se boivent chauds, et sont véritablement des stimulants très actifs. De même on peut employer aussi les alcoolats aromatiques, désignés sous le nom de stimulants diffusibles, tels que l'alcoolat de menthe, de mélisse, etc. L'éther, qui stimule la circulation avec tant d'énergie, sera recommandé sous forme de sirop (trois à cinq cuillerées à soupe par jour) de perles de gélatine renfermant chacune deux gouttes, ou plus simplement à la dose de dix à vingt gouttes dans une potion sucrée et aromatisée ; le café torréfié en infusion ou, mieux encore, sous forme d'injections hypodermiques est encore un agent d'une grande énergie, à employer en pareil cas.

On se trouvera bien encore de prescrire les différentes préparations à base de kola, qui agit à la fois comme tonique du cœur et comme tonique général (Combemale. *Bullet. thérap.*, 1892). On pourrait prescrire, par exemple, trois à quatre cuillerées à soupe par jour d'un vin généreux : Malaga, Marsala, Frontignan, etc., dans lequel on ajoutera 20 à 30 grammes (par litre) de teinture de kola, de teinture de coca, et 6 à 8 grammes d'extrait mou de quinquina ; le tout serait édulcoré avec du sirop de framboise, cerise, groseille, etc. On le prendrait coupé d'un peu d'eau.

Mais de tous ces moyens, les meilleurs et les plus énergiques de tous sont la spartéine et surtout la caféine qui offre une puissante ressource, alors que le muscle dégénéré a cessé de répondre aux toniques du cœur, et en particulier à la digitale. Mais si l'on veut obtenir une action efficace, c'est à dose élevée qu'il faut prescrire la caféine (la caféine pure, préférablement aux sels de caféine), à la dose de 1 gramme, 1 gr. 20 même, dans les cas urgents, soit par la voie stomacale, dans une potion gommeuse, ou mieux, sous forme d'injections sous-cutanées dont nous avons indiqué les meilleures formules (voir page 114).

b) Traitement des hydropisies.

Un des premiers effets des cardiopathies en asystolie est de produire des hydropisies dans le tissu cellulaire (œdème des membres inférieurs surtout et des parois abdominales) et dans les cavités séreuses : ascite, hydrothorax. Il importe cependant de remarquer que le développement des hydropisies n'est point nécessairement un signe d'asystolie et dépend plutôt des obstacles mécaniques apportés à la circulation générale que de l'état de déchéance du myocarde ; inversement, il peut y avoir un affaiblissement considérable du cœur sans hydropisie marquée. Cependant la persistance de celle-ci indique forcément qu'à la longue, le muscle cardiaque est profondément altéré et les vaisseaux dans un état d'asthénie manifeste.

Pour faire disparaître ces épanchements, nous avons trois voies à notre disposition : le rein, l'intestin et la peau ; c'est donc aux diurétiques, aux purgatifs et à certains moyens d'excitation ou de décharge cutanée que nous allons recourir.

Diurétiques. — C'est encore à la *digitale* qu'il faut s'adresser en premier lieu ; son action diurétique est considérable. Dans ce but le médicament est presque toujours prescrit sous la forme liquide ; les meilleures préparations sont l'infusion et la macération. Dans les cas urgents, on aura recours à l'infusion qui peut être préparée sur-le-champ ; la macération, au contraire, demande au moins douze heures de préparation : quoi qu'il en soit, ces tisanes, données à la dose de 25 à 40 centigrammes suivant la méthode indiquée, produisent une diurèse abondante qui va persister encore trois ou quatre jours après la cessation du médicament. Pour continuer l'action diurétique, on pourra alors, après la cessation de la digitale, prescrire, ainsi que je l'ai dit déjà, l'extrait de muguet à la dose d'un gramme par jour, durant une huitaine, ou mieux l'extrait de strophantus, après avoir fait prendre durant trois à quatre jours deux ou trois cuillerées à soupe de Vin diurétique amer de la Charité (qui ne renferme point de digitale).

On a prétendu, et plusieurs auteurs soutiennent encore, que si on veut obtenir la diurèse il faut s'adresser à la macération, de préférence à toute autre préparation digitalique, et en tout cas donner la préférence à la digitale sur la digitaline. Potain n'est point de cet avis ; il a montré que l'infiltration œdémateuse est la condition qui règle la polyurie digitalique. Pour lui, la préparation de digitale employée ne serait que secondaire, et chez les malades infiltrés on obtiendra toujours une diurèse identique, à la condition que la dose du médicament soit la même et ingérée dans le même laps de temps. Quant au choix à faire entre la digitale et la digitaline, cette dernière semble maintenant avoir été adoptée par la majorité des médecins. On a vu ainsi, chez les asystoliques avec œdème, l'administration de 1 milligramme de digitaline chloroformique de Homolle et Quévenne produire une diurèse tout aussi abondante que la digitale. Potain, depuis quelques années déjà, recommande tout spécialement la solution alcoolique de digitaline cristallisée au millième, à la dose de cinquante gouttes, prise en deux fois le matin, à jeun.

Chez certains malades dont l'infiltration œdémateuse énorme a produit une sorte de sclérème éléphantiasique, il arrive que la digitale ne produit aucun effet diurétique. Dans ce cas, les vaisseaux distendus par la stase sanguine considérable ont perdu toute contractilité, et restent dans une sorte d'état paralytique ; d'autre part, les lymphatiques comprimés par cette énorme infiltration ne peuvent plus accomplir leur travail de résorption. En pareille circonstance, il peut être utile de pratiquer une déplétion séreuse, en faisant sur les membres infiltrés quelques mouchetures avec une aiguille aseptique ou avec la pointe du thermocautère. D'autres fois, quand cette infiltration énorme accompagnée de cyanose indique une surcharge considérable du système veineux, une saignée préalable aura le meilleur résultat : elle diminuera la réplétion vasculaire, et les vaisseaux soulagés reprendront leur contractilité ; c'est alors seulement que la digitale agira avec toute sa puissance diurétique.

La *scille* est un diurétique d'une puissance moindre ;

elle est néanmoins d'un usage assez répandu, seule ou associée à la digitale, principalement sous forme de teinture (de dix à quarante gouttes par exemple). Chez les enfants, cette association est recommandée par Jules Simon. On prescrira, par exemple, la teinture de scille à la dose de cinq à dix gouttes à prendre dans les vingt-quatre heures. La scille entre dans la composition d'un assez grand nombre de boissons diurétiques (oxymel, vins) dont nous avons donné la composition et indiqué l'emploi.

On connaît la puissance diurétique de la *caféine*; c'est un excellent médicament lorsque la digitale est impuissante (cardioplégie). Dans ces cas, la caféine est pour un temps le médicament de salut; grâce à elle, on peut espérer une survie plus ou moins longue. Il faut prescrire la caféine à dose élevée : 1 gramme d'emblée, par exemple.

On obtient des résultats plus rapides et plus énergiques en procédant par *à coup*, au moyen des injections hypodermiques bien préférables à la voie stomacale. On injectera, par exemple, quatre seringues de Pravaz, contenant chacune 25 centigrammes de caféine. Il m'a semblé en outre que l'action diurétique de la caféine était augmentée, quand elle avait été prescrite après quelques jours de digitale.

La *théobromine*, principe actif du cacao, très voisine de la caféine, serait également diurétique, et aurait l'avantage sur la lactose de ne point demander comme elle une grande quantité de liquide pour être ingérée; on la prescrit en pastilles, en capsules ou en cachets de 50 centigrammes. La dose est de 4 à 6, soit 3 grammes pour le premier jour, puis 4 grammes en huit cachets pour le deuxième, puis 5 grammes en dix cachets pour le troisième. Le quatrième jour, on suspend le traitement pendant 4 jours, puis on donne de nouveau 2 à 3 grammes par jour durant trois jours pour assurer l'effet thérapeutique.

A côté de ces diurétiques puissants, nous signalerons encore d'autres agents dont l'action est moindre, et qui ne peuvent trouver leur emploi que dans des cas bien déterminés. Tels sont : l'*ergot de seigle*, qui élève la tension artérielle, et par cela même augmente la quantité d'urine rendue dans les vingt-quatre heures; la *strychnine*, enfin le *calomel* qui, dans des cas graves d'asystolie, alors que les diurétiques habituels avaient échoué, a provoqué, entre les mains de Jendrassick, une diurèse évidente à la dose de 50 à 60 centigrammes divisés en 3 paquets pour une journée, et cela pendant deux jours au plus.

La médication pourra encore être complétée par l'usage de boissons diurétiques : le *lait*, la *lactose*, et par certaines tisanes hydragogues, mais ici c'est le lait qui occupe la première place. Dans la plupart des cas d'asystolie, on obtient des succès remarquables par l'association de ces deux agents : la digitale et le lait. C'est donc à eux qu'il faudra recourir d'abord; les autres médicaments n'auront à intervenir qu'après. Mais pour obtenir de cette association le maximum d'effet utile, il faut que le lait soit prescrit comme régime exclusif. Le malade en consommera de 2 à 3 litres par jour, froid, chaud, bouilli, à son gré, par petites tasses, toutes les heures ou toutes les deux heures. En peu de temps, les effets diurétiques produits sont positivement merveilleux, et il n'est point rare de voir des infiltrations œdémateuses énormes des membres, du scrotum, de la paroi abdominale et des lombes, ainsi que des épanchements dans les séreuses, être évacués en quelques jours, et les malades absolument *vidés*, si l'on peut parler ainsi. Dès que l'œdème a disparu, il faut cesser la digitale; la continuer serait exposer le malade aux accidents multiples de l'intoxication digitalique. Quelques-uns supportent peu le lait ou le digèrent mal, d'autres s'en fatiguent rapidement à cause de la saveur fade et pâteuse qu'il laisse dans la bouche; dans ce cas, pour faire accepter le régime lacté, on fera appel à des moyens divers indiqués antérieurement (voir p. 201), que le médecin variera suivant le goût du malade et la nécessité du moment.

La *lactose* a été vivement recommandée comme diurétique. G. Sée pense que la diurèse produite par le lait tient en partie à la lactose; il la prescrit à la dose de 100 grammes dans deux litres d'eau pure, ou aromatisée avec du rhum, de la menthe, de la mélisse, ou mêlée à un peu de vin blanc. La lactose aurait encore l'avantage de pouvoir être prise avec une alimentation mixte et même avec le régime carné. Tout en reconnaissant le pouvoir diurétique de la lactose, il n'en est pas moins évident que son action est bien inférieure à celle du lait, et d'ailleurs, dans la pratique, il n'est guère aisé de faire boire deux litres de liquide aux cardiaques, qui n'ont point de polydipsie et dont les voies digestives fonctionnent souvent d'une façon imparfaite.

Reste enfin toute la série innombrable des tisanes diurétiques, dont on faisait, autrefois surtout, un usage immodéré; elles ne constituent en réalité qu'un adjuvant bien faible à la médication. En premier lieu viennent les eaux minérales faiblement minéralisées, telles que les eaux d'Évian, de Contrexéville, de Vittel, et l'eau nitrée d'Alsace ou de Repertweiller qui renferme une faible quantité de nitrate de potasse. La plupart n'agissent qu'en introduisant dans l'économie une quantité plus grande d'eau qui augmente la masse du sang, élève la pression artérielle et favorise la diurèse. Parmi les tisanes, les plus renommées sont le chiendent (20 grammes de racines coupées par litre), la racine d'asperge (15 grammes), la pariétaire (10 grandes feuilles), les fleurs de genêt (15 à 20 grammes), la reine des prés (6 à 10 grandes fleurs), la queue de cerises (20 grammes), l'uva-ursi (30 grammes), le maïs (20 à 30 grammes de stigmates), la canne de Provence (20 grammes), le genévrier (macération de 50 grammes de baies ; 4 cuillerées à soupe par jour), le café vert (infusion de 80 grains dans un litre d'eau bouillante, et laisser macérer douze heures). Il faut mentionner encore certains sirops, comme celui des cinq racines par exemple (ache, asperge, fenouil, persil, petit houx), que j'emploie habituellement pour édulcorer la macération de poudre de feuilles de digitale. Enfin, on a quelquefois l'habitude d'ajouter aux boissons diurétiques aqueuses certains sels de potasse, qui en augmentent le pouvoir diurétique (nitrate, acétate ; dose : 2 à 4 grammes par litre) ; je n'en fais guère usage, évitant le plus possible l'emploi des sels potassiques dans les cardiopathies.

Purgatifs. — Il faut encore chercher à diminuer l'abondance de la sérosité qui infiltre les tissus, en provoquant à l'aide des purgatifs une déperdition aqueuse par le tube intestinal. Déjà, à propos du régime des cardiaques, nous avons insisté sur la régularité nécessaire des garde-robes, et dans le but de l'obtenir nous avons conseillé les eaux minérales purgatives et les purgatifs salins, tels que les sels de magnésie, le sulfate de soude, le sel de

Seignette, etc. Mais chez les cardiaques asystoliques, ces moyens sont insuffisants; ce n'est plus aux purgatifs doux qu'il faut s'adresser, mais aux drastiques qui seuls peuvent provoquer une sécrétion intestinale abondante; les plus employés sont le jalap et la scammonée.

La racine de *jalap* peut être prescrite en paquets ou en cachets à la dose de 30 à 50 centigrammes. Assez souvent on l'associe à la poudre de scammonée, soit sous forme solide, dans un cachet contenant de 30 à 50 centigrammes de chaque substance, soit encore sous la forme liquide désignée sous le nom de teinture de jalap composée, ou plus souvent *d'eau-de vie allemande*, qui est une macération alcoolique de ces deux drastiques et d'un troisième, la racine de turbith végétal. L'eau-de-vie allemande se prescrit à la dose de 10 à 20 grammes; lorsqu'on veut en augmenter l'action, on y ajoute quelquefois du nerprun, purgatif hydragogue qu'on prescrit sous forme de sirop (20 à 30 grammes), et le tout est pris dans une tasse de tilleul, le matin, à jeun. Cette teinture de jalap composée est d'une grande énergie, mais elle est d'une saveur fort désagréable; de plus, elle provoque assez souvent de vives coliques intestinales.

La *scammonée* peut encore se prescrire seule à la dose de 30 à 60 centigrammes, ou associée au calomel, à la dose de 25 à 30 centigrammes de chaque, et on donne le tout dans une tasse de lait.

Une autre préparation, dans laquelle entrent également le jalap et la scammonée, est connue sous le nom d'*électuaire* de Cruveilhier. Ces deux drastiques y sont incorporés avec du séné et de la gomme-gutte, dans un mélange semi-liquide de miel et de sirop de nerprun. On en prend une cuiller à café le matin.

La racine de *turbith* (convolvulacées) est un purgatif drastique qu'on pourrait prescrire en poudre à la dose de 25 centigrammes, ou encore en infusion : 4 grammes pour 1 litre d'eau ; elle est d'un usage peu répandu.

La *gomme-gutte* et la *coloquinte* sont peu employées à cause de leur violence ; associées à l'aloès en parties égales (1 gramme) et à l'extrait de jusquiame (25 centigrammes) pour 20 pilules, elles forment une préparation que Trousseau recommandait volontiers à la dose d'une pilule à prendre le soir.

Quel que soit le drastique choisi, il faut ne le donner qu'avec ménagement, car l'action énergique de ces purgatifs produit quelquefois une vive irritation du tube digestif qui peut devenir une complication véritable.

Décharge cutanée. — On a songé encore à diminuer l'infiltration œdémateuse des membres, en agissant directement sur la peau.

Le *massage* des membres a été employé avec quelque succès ; il doit être pratiqué sans violence, de peur de provoquer des érythèmes et des excoriations aux membres infiltrés, les manipulations seront faites dans le sens de la circulation veineuse.

On a employé également les *onctions* sur la peau œdématiée, avec un liniment composé de teinture de digitale et de teinture de scille ; on réveillait ainsi l'action des vaisseaux périphériques et on provoquait une diurèse suffisante, d'où diminution de la masse liquide infiltrée. C'est un moyen infidèle.

Mais bien plus souvent on cherche à provoquer une spoliation séreuse à travers la peau elle-même ; dans quelques cas, d'ailleurs, le phénomène s'établit spontanément. En effet, chez certains malades, la peau des membres, rosée, lisse et brillante, distendue à l'excès et prête à se rompre, se recouvre d'un suintement liquide, qui s'établit à travers des gerçures, des éraillures multiples. Ce que la nature indique elle-même, nous l'obtenons par les *piqûres*, les *mouchetures au thermocautère*, la ponction *capillaire*, et la *vésication*.

Les *piqûres* sont pratiquées, non avec la lancette ou le bistouri qui font de trop grandes ouvertures favorisant les infections, les érysipèles et le sphacèle, mais avec une aiguille fine, flambée à la lampe et qu'on fait pénétrer de 1 à 3 centimètres. Les régions choisies pour les piqûres seront de préférence la région tarsienne, la région supérieure et la face externe de la jambe, et la région externe des cuisses; on les pratiquera surtout vers les parties déclives, mais on évitera les parties postérieures où la cicatrisation serait impossible. Le scrotum est parfois distendu d'une façon considérable, de même le fourreau de la verge, et cela à un point tel que le gland est caché, l'ouverture du méat recouverte par les bourrelets œdémateux, et le malade éprouve une véritable difficulté pour uriner. Dans ce cas, les piqûres seront pratiquées sur le scrotum à 1 ou 2 centimètres du raphé médian, et à l'opposé de la région des bourses qui repose sur le lit. Pour faciliter l'écoulement du liquide, le malade devra garder la position assise dans le lit, ou plus simplement sera assis sur un matelas dont une partie est relevée derrière lui en forme de dossier, les jambes à peu près pendantes hors du lit.

Dès que la piqûre est faite, on voit sourdre le liquide, qui s'écoule goutte à goutte d'une façon continue, et la quantité ainsi évacuée jour et nuit est quelquefois de plusieurs litres dans les 24 heures. Assez souvent, l'écoulement s'arrête au bout de 24 à 36 heures, parce que la sérosité s'est coagulée; on peut alors renouveler ces piqûres : toutefois on ne saurait le faire trop souvent, car le liquide évacué appelle une nouvelle production de liquide, cause d'épuisement profond pour le malade. Ce procédé rend de signalés services, surtout s'il n'est pas pratiqué à des périodes trop avancées de la maladie; il a cependant des inconvénients fort sérieux. D'abord, par suite de l'écoulement incessant de la sérosité, les draps du malade sont sans cesse mouillés, et cette humidité constante, très désagréable au malade, est une cause d'irritation pour la peau œdématiée qui macère incessamment dans ce milieu humide, d'où des érythèmes, des écorchures très rebelles, qui se produisent au moindre frottement des draps. De plus, ces piqûres, quoique pratiquées avec toutes les précautions voulues, peuvent devenir le point de départ de lymphangites, d'érysipèles, de phlegmons et même de sphacèle. On recommandera, pour se mettre à l'abri de ces accidents, de renouveler très fréquemment les alèzes, de tenir du linge sec sous les membres, ou bien d'y placer de la toile de caoutchouc.

Pour éviter ces complications, on remplace quelquefois les piqûres pratiquées avec l'aiguille, par des *mouchetures* ou même de petites incisions des tissus œdématiés, avec la pointe ou le couteau du *thermocautère* chauffé au rouge blanc.

On a proposé encore, pour empêcher le contact permanent de la peau infiltrée avec la sérosité des mouchetures, de faire sur les régions malades de petites *ponctions capillaires*. Pour cela, on introduit sous la peau un petit trocart muni d'une canule en argent, percée de trous latéraux, longue de 2 centimètres, et dont l'extrémité libre est engainée dans un tube de caoutchouc qui va porter dans un vase le liquide recueilli par la ponction. D'après Southey (*Associat. franc. Avanc. Scienc. Congr.*, Le Havre, 1877), qui a proposé ce moyen, la douleur serait moindre que celle provoquée par les piqûres, l'écoulement serait plus abondant et plus rapide : enfin, la propreté en est parfaite et n'expose point aux complications d'érythème ou de sphacèle. Ce moyen paraît bon, en effet, quand le malade est docile, mais s'il remue, le tube de caoutchouc se détache de la canule, et le liquide baigne les draps.

Trousseau avait proposé autrefois de remplacer les piqûres par des *frictions énergiques* avec l'huile de croton, pratiquées sur les deux jambes jusqu'au tiers supérieur des cuisses. Celles-ci provoquent, en effet, une *vésication* très marquée, suivie d'évacuation séreuse très abondante, mais cette médication est douloureuse et peut produire d'énormes plaques de sphacèle ; c'est une méthode qu'il faut complètement abandonner.

Il en est de même de certains moyens pour provoquer artificiellement la sudation : les bains de vapeur, le jaborandi ou les injections sous-cutanées de pilocarpine ; tous ces procédés sont à rejeter.

En résumé, les piqûres avec l'aiguille aseptique et les incisions superficielles au thermocautère sont les meilleurs moyens de provoquer une décharge séreuse par la peau.

c) Traitement des épanchements des cavités séreuses.

Lorsqu'il s'est produit dans la plèvre un hydrothorax abondant, il devient une gêne nouvelle pour le cœur et les organes respiratoires ; le mieux est donc de l'évacuer, sans attendre, par la thoracentèse. Si l'épanchement est moyen ou même de petite quantité, plusieurs auteurs conseillent encore de procéder à l'évacuation immédiate ; il arrive souvent en effet, que, dans les cardiopathies compliquées d'hydrothorax, les médicaments cardiaques restent inefficaces et reprennent toute leur action par le fait même de la soustraction du liquide pleural, *véritable barrage local*, comme disait Peter, même en petite quantité.

Dans l'ascite par cirrhose atrophique du foie, l'obstacle reste permanent, quoi qu'on fasse ; après la ponction, la sérosité se reproduit presque toujours, et la répétition des paracentèses, véritables saignées blanches, ne fait qu'épuiser rapidement le malade ; aussi la règle est-elle de s'abstenir le plus longtemps possible et de ne ponctionner que lorsque le malade est menacé de suffocation. Au contraire, dans l'ascite par cirrhose du foie d'origine cardiaque, qui est due en dernière analyse à la « congestion mécanique des veines sus-hépatiques », il faut avant tout modifier la circulation de la veine cave, diminuer par suite la stase des veines sus-hépatiques et modifier ainsi la circulation du système de la veine porte. C'est pourquoi, si le malade n'est point arrivé à la période extrême (*cachexie cardiaque*), si l'œdème des membres inférieurs est moyen et au contraire l'ascite abondante, il faut ponctionner et débarrasser les malades d'un épanchement qui gêne la fonction du diaphragme et augmente ainsi le trouble de la circulation cardiaque.

d) Traitement des congestions viscérales.

Congestion pulmonaire. — C'est sur le poumon, placé directement entre les deux cœurs, que retentissent en général les premiers troubles fonctionnels des cardiopathies ; les maladies mitrales sont plus spécialement exposées à ces complications. Il y a lieu de faire une distinction importante, entre les divers processus congestifs qui se produisent vers le poumon, dans le cours des maladies organiques du cœur.

Dans l'artériosclérose, chez les malades atteints de myocardite dystrophique par endartérite oblitérante, ou encore dans la variété dite hypertrophique (Rigal et Juhel-Renoy), on observe fréquemment de véritables crises de congestion pulmonaire survenant par poussées successives, brusques, mobiles, affectant le plus souvent un seul poumon.

Dans les maladies aortiques (Lasègue, 1884), la congestion pulmonaire est souvent une fluxion active, hypérémique, reconnaissant pour cause un excès d'activité du cœur gauche, c'est une congestion à forme artérielle, active, à crises souvent d'une grande violence.

Dans les maladies mitrales, au contraire, la congestion pulmonaire qui relève de la stase veineuse, conséquence du trouble mécanique apporté à la circulation, est double, passive, et caractérisée par de la submatité, des râles sous-crépitants fins aux bases, dus en partie à l'œdème pulmonaire concomitant, de la toux, de l'expectoration blanchâtre, mousseuse, un peu adhérente et quelquefois teintée très légèrement de sang. Sa marche est lente, progressive, sans accès rapide, accompagnée de dyspnée graduelle diurne, exagérée par le moindre effort. C'est cette congestion œdémateuse des mitraux que nous avons en vue ici pour l'instant.

Les moyens dont nous disposons pour la combattre sont assez nombreux; ils comprennent un traitement externe et une médication interne.

Le *traitement externe* comprend les rubéfiants et les révulsifs habituels. On conseillera de préférence les ventouses sèches, moyen énergique excellent qu'on peut appliquer rapidement sur le dos ou la partie antérieure de la poitrine, sans fatigue et sans douleur pour le malade. On les renouvellera fréquemment, si cela est nécessaire, au nombre de 30 à 50 chaque fois, et on aura soin de ne pas les laisser en place plus de cinq à dix minutes, et de ne point les appliquer sur les parties œdémateuses, où elles produiraient des phlyctènes douloureuses. A défaut de ventouses, on peut prescrire de larges cataplasmes sinapisés pendant une demi-heure à trois quarts d'heure, appliqués en arrière, sur le dos, à la partie inférieure de préférence, ou le long de la paroi axillaire. Ce moyen est bien préférable aux sinapismes simples, dont l'action irritante sur la peau est très rapide et dont l'effet ne dure guère; les cataplasmes sinapisés, au contraire, agissent plus lentement, sont bien supportés par les malades, et les effets en sont plus durables. On peut les renouveler plusieurs jours de suite, mais sans les appliquer à la même place. Si les phénomènes congestifs ne se sont point amendés avec ces moyens, on peut recourir aux pointes de feu, sous forme de mouchetures nombreuses pratiquées rapidement avec la pointe du thermocautère, par séances plus ou moins rapprochées. Enfin il faut en arriver parfois à l'emploi des vésicatoires, de grandeur moyenne, de 10 à 12 centimètres carrés environ, et qu'on laissera en place six à huit heures environ, en ayant soin, après avoir lavé au savon la peau du malade, d'interposer entre celle-ci et la surface vésicante un papier de soie, ou mieux un papier huilé ; on évite ainsi que des fragments de l'emplâtre détachés du vésicatoire continuent l'effet vésicant. Pour éviter l'action fâcheuse du cantharidisme, on recouvrira le vésicatoire d'une large couche de camphre ; si malgré tout, il se produisait du ténesme vésical, on y remédierait par un lavement d'eau tiède additionnée de dix à douze gouttes de laudanum de Sydenham, ou encore par de larges cataplasmes très chauds, arrosés également de laudanum, placés sur le bas-ventre.

Lorsque le malade peut marcher et sortir un peu, quelques cliniciens conseillent, contre ces congestions pulmonaires des affections mitrales, l'emploi du bain d'air comprimé. La compression initiale devra s'opérer lentement, ne pas dépasser une demi-atmosphère au-dessus de la pression atmosphérique; la séance durera une heure environ et se terminera par une décompression lente. Au sortir de la cloche, les malades éprouvent une sensation de froid, dont ils doivent être prévenus d'avance, pour qu'ils se couvrent en conséquence. L'air comprimé, soit en comprimant et en déplissant les vésicules pulmonaires, soit par action chimique en fournissant à l'hématose une plus grande quantité d'oxygène sous un même volume, ou par cette double action, « combat efficacement les congestions pulmonaires chroniques » (Peter) des cardiaques. Sans nier les heureux effets de ce traitement, je ne saurais le conseiller d'une façon ferme; peut-être pourrait-on en réserver l'emploi pour les congestions pulmonaires qui surviennent passagèrement dans le cours de la période hyposystolique, mais, en tous cas, on ne saurait y songer pour les asystoliques qui tous d'ailleurs sont alités ou non transportables.

La *médication interne* comprend surtout les expectorants et les balsamiques. Chez les individus jeunes, on peut prescrire, au début, l'ipécacuanha à la dose de 1 gramme à 1 gr. 50, qui aide l'expectoration en provoquant des efforts musculaires qui compriment le poumon, « comme on ferait d'une éponge », et en chassent ainsi le sang. On sait en effet que chez les animaux qu'il empoisonnait expérimentalement par l'émétine, Pécholier a trouvé les poumons exsangues. Chez les gens âgés on ne prescrira guère ce moyen, car les efforts violents du vomissement peuvent exposer les vieillards à des ruptures vasculaires intracérébrales. Dans le but de modifier la sécrétion bronchique, on peut prescrire avec avantage le kermès à une petite dose (5 centigrammes), l'oxyde blanc d'antimoine (1 à 4 grammes) peut-être moins actif, la gomme ammoniaque à la dose de 50 centigrammes à 1 gramme, dans une potion de 100 grammes, dont l'action anticatarrhale et expectorante, sans être considérable, peut être utile cependant. Dans le même but, on conseillera encore les balsamiques, les baumes de tolu, du Pérou, la térébenthine, le goudron, les bourgeons de sapin, le benjoin, etc. Le baume de tolu est prescrit directement à la dose de 50 centigrammes à 2 grammes dans une potion gommeuse de 120 grammes, ou sous forme de sirop (30 à 50 gr.), ou de pastilles, une vingtaine par jour. On l'associe encore dans un julep, en parties égales (30 à 50 grammes) au sirop de térébenthine. Le baume du Pérou, liquide aromatique d'un brun foncé, est prescrit en potion ou en pilules à la dose de 1 à 2 grammes. On recommandera la térébenthine principalement sous forme de sirop, à la dose de 50 à 100 grammes, ou en pilules de 20 centigrammes : 4 à 10 par jour. Le goudron végétal, dit encore goudron de Norvège, obtenu par la combustion du pin maritime, est ordonné sous forme de boisson aqueuse (5 grammes pour 1 litre), de sirop ou de capsules de 10 centigrammes (3 à 6 par jour). Les bourgeons de sapin s'emploient en décoction (8 à 15 grammes pour 1 litre d'eau) ou en sirop. Le benjoin est prescrit rarement en nature; on lui préférera l'acide benzoïque à la dose de 50 centigrammes à 1 gramme, ou encore le benzoate de soude à la même dose. Ce traitement balsamique se trouve résumé dans les pilules de Morton (gomme ammoniaque, benjoin, baume de tolu, safran) dont on donnera 2 à 5 pilules de 20 centigrammes par jour. Chez ces malades, on pourra encore, suivant le conseil de Peter, recommander comme adjuvant léger des inhalations de sel volatil anglais (ammoniaque, carbonate d'ammoniaque et essences odoriférantes; ou suivant une formule plus simple, une petite éponge avec de l'acide acétique glacial) qui provoquent de fortes inspirations, et par là décongestionnent les vésicules pulmonaires en les déplissant puissamment. C'est encore comme auxiliaire précieux qu'on recommandera les inhalations d'oxygène ; leur emploi est d'autant plus indiqué que la plupart des malades asystoliques ont presque tous de l'albumine dans les urines et des altérations rénales plus ou moins profondes; par suite la dyspnée cardiaque se complique de dyspnée urémique qui réclame les inhalations d'oxygène.

Quelquefois, chez les asystoliques par maladie mitrale, l'expectoration est teintée de sang; si celui-ci est peu abondant, le traitement ne présente aucune indication spéciale; dans le cas contraire, on aura recours aux révulsifs cutanés, à l'emploi, à l'intérieur, de l'ipécacuanha, de l'ergot de seigle, de l'ergotine ou mieux de l'ergotinine suivant les formules indiquées (voir p. 145).

La toux est un accident qui manque rarement, et devient parfois une complication réelle. On la combattra par certaines préparations calmantes qui renferment de l'opium à faible dose, car il faut, dans les affections mitrales, éviter les doses fortes d'opium; on donnera le sirop diacode ou sirop d'opium faible (20 grammes représentent 1 centigramme d'extrait d'opium), ou même le sirop thébaïque (20 grammes représentent 4 centigrammes d'extrait d'opium), ou encore le sirop de codéine du *Codex* à la dose de 20 grammes, et on les prescrira dans une potion de 120 grammes. Si l'on préfère les préparations solides, on peut donner une pilule de cynoglosse de 20 centigrammes, laquelle renferme 2 centigrammes d'opium et la même dose de poudre de jusquiame. Enfin d'autres médications : l'eau distillée de laurier-cerise (4 à 12 grammes), l'alcoolature de racine d'aconit (20 gouttes en vingt-quatre heures), la teinture de belladone, pourront être utilisés en pareille circonstance.

Le traitement que nous venons d'indiquer convient aux formes habituelles, moyennes, de la congestion pulmonaire passive des cardiaques, mais elle serait insuffisante dans certains cas graves d'emblée avec cyanose, pouls imperceptible, orthopnée, menace d'asphyxie. Ici, il faut agir vite en produisant une déplétion du système vasculaire, non par des ventouses scarifiées qui seraient insuffisantes et répondent peut-être mieux, en général, aux poussées congestives hypérémiques qu'aux congestions mécaniques par stase, mais en pratiquant une saignée de 200 à 300 grammes. Celle-ci terminée, le malade éprouve généralement du bien-être, le pouls reprend de la vigueur, et la respiration devient plus aisée. Le lendemain de cette déplétion veineuse, ou les jours suivants, on pourra donner alors de la digitale, et si le cœur ne répond qu'imparfaitement à son action, il faudra prescrire la caféine. L'intervention de la saignée est d'autant mieux justifiée en pareille circonstance, que les cardiaques à cette période présentent presque tous des signes d'urémie plus ou moins marquée.

Congestion du foie. Foie cardiaque. — La congestion hépatique est très fréquente dans la période troublée du cœur et dans l'asystolie. Le plus souvent c'est le poumon qui ouvre la scène et le foie qui suit; mais quelquefois, alors que le poumon est à peine atteint, on observe au contraire des signes très nets de congestion hépatique. En pareille circonstance, on trouve presque toujours chez le malade des causes individuelles qui prédisposent à cette congestion prédominante du foie, dont la plus fréquente est l'alcoolisme.

La congestion du foie chez les cardiaques se manifeste de deux façons : dans des cas nombreux, elle est découverte seulement par la palpation de l'abdomen, sans que le malade en ait éprouvé jusqu'alors la moindre gêne, tout au plus accuse-t-il un peu d'endolorissement au niveau de l'hypochondre droit au moment de la palpation. Dans d'autres circonstances, les signes sont plus nets : le sujet se plaint de pesanteur, de gêne douloureuse dans la région hépatique, en même temps qu'il existe un peu de subictère appréciable aux sclérotiques et par la présence de pigments hémaphéiques dans l'urine, devenue d'une coloration brun foncé, analogue à celle de l'acajou vieilli. La percussion et surtout la palpation montrent que le foie est gros, et dépasse le rebord costal de plusieurs centimètres. A une période plus avancée des cardiopathies, il peut se produire non plus de la congestion simple, mais de la cirrhose hépatique d'origine cardiaque, avec ou sans poussées légères, et toujours subaiguës, de périhépatite ; il n'est pas rare alors de constater la présence d'une ascite concomitante.

Les troubles fonctionnels de cette congestion hépatique peuvent être nuls ou perdus dans l'ensemble symptomatique de la cardiopathie ; quelquefois cependant ils se manifestent par des troubles digestifs variés : digestions laborieuses, nausées, vomissements bilieux, etc.

Dans les cas de gêne douloureuse accentuée, on pourra, chez les malades non cachectiques, appliquer au niveau du foie quelques sangsues, ou mieux quelques ventouses scarifiées ; le plus souvent cependant on pourra s'en tenir aux vésicatoires, aux pointes de feu répétées à plusieurs reprises. En même temps on donnera à l'intérieur des préparations mercurielles : le calomel (10 à 20 centigrammes en 3 ou 4 paquets), les pilules bleues (mercure éteint ; dose : 1 à 3), les pilules de Belloste (mercure, aloès, scammonée et jusquiame), à la dose de 1 à 3 dans les vingt-quatre heures; ces préparations pourront être répétées plusieurs jours de suite, et pour combattre l'hydrargyrisme qui pourrait en résulter, on joindra aux prescriptions le chlorate de potasse. Ces préparations, et en particulier le calomel, ne sont point cholagogues comme on l'a dit. Ce dernier cependant facilite l'excrétion biliaire, l'exagère même, par son action péristaltique sur l'intestin.

Le podophyllin, les purgations salines au sulfate de soude ou de magnésie, les eaux purgatives de Montmirail, de Pullna, de Miers, sont d'un utile secours, de même que les lavements quotidiens d'eau froide, qui provoquent des selles bilieuses et décongestionnent le foie.

Quant à l'ascite qui peut survenir à la suite de la *cirrhose cardiaque*, nous avons indiqué déjà la conduite à tenir en pareil cas.

Outre l'augmentation de volume du foie, décelée par la palpation, on perçoit encore quelquefois à la main, au niveau du foie des cardiaques, des battements isochrones au pouls radial et au pouls veineux vrai des jugulaires; ils sont l'indice d'une insuffisance de la valvule tricuspide, qui réclame un traitement que nous indiquerons ultérieurement (voir p. 339).

Estomac cardiaque. — La stase sanguine qui accompagne l'hyposystolie et surtout la période asystolique, se fait sentir sur l'estomac comme sur les autres viscères; elle produit des perturbations sur la nutrition de ses parois; par suite la sécrétion gastrique se trouve altérée, et des troubles dyspeptiques en sont la conséquence. Mais comme ces troubles s'observent également dans le cours des affections aortiques, encore qu'ils reconnaissent là un autre mécanisme, nous en renvoyons la description et le traitement au chapitre où sera étudiée la thérapeutique des dyspepsies cardiaques (voir p. 307).

Congestion rénale. — Le rein participe également aux phénomènes de congestion passive qui se montrent dès que la compensation est rompue. Au début, les accidents se manifestent par la diminution des urines, mais la congestion n'est point la cause unique de cette diminution, qui s'explique surtout par la présence de l'infiltration œdémateuse des extrémités. Les malades retiennent dans leurs tissus l'eau de l'urine, ce qui a permis de dire qu'ils n'urinent point parce qu'ils sont hydropiques. Pour favoriser cette diurèse, c'est à la digitale qu'il faut s'adresser de préférence, conjointement au régime lacté ; les autres diurétiques peuvent être utiles également, mais à un degré moindre.

Mais le véritable signe de la congestion rénale c'est la présence de l'albumine dans les urines ; en faible quantité en général, du moins au début, elle peut devenir ultérieurement très abondante ; la congestion rénale n'est alors qu'un acheminement à la néphrite. Le traitement de la congestion rénale d'origine cardiaque (*rein cardiaque*) consiste dans la révulsion locale : cataplasmes sinapisés, ventouses sèches ou même scarifiées (ces dernières en petit nombre, et seulement dans les cas où il n'existe point d'œdème de la région lombaire), des badigeonnages de teinture d'iode, application de coton iodé, des pointes de feu en séries, etc. L emploi des vésicatoires est absolument contre-indiqué, à cause de l'action fâcheuse bien connue de la poudre de cantharide sur le rein. A l'intérieur, les diurétiques (surveiller attentivement l'action de la digitale et sa tolérance par l'organisme ; en cas d'albumine abondante, la supprimer à la moindre menace d'accident, et, en tout cas, ne la donner que pendant un temps assez court), scille, caféine, lactose, théobromine, tisanes diurétiques : queues de cerises, uva-ursi, chiendent, fleurs de gênet, etc., et par-dessus tout le régime lacté exclusif. Plus tard ce régime sévère pourra être modifié progressivement : dix à douze jours de lait seront suivis d'une période équivalente de régime végétal, de lait en boisson ou en potages; plus tard on ajoutera les viandes blanches, les œufs en petite quantité, mais on s'abstiendra rigoureusement de vin, de viandes brunes, de poisson et de pain. Si le lait ne peut plus être supporté, on le supprimera de suite à cette période, de façon à pouvoir le reprendre intégralement à une époque ultérieure ; la boisson consistera alors en eaux minérales de table, surtout les eaux non gazeuses d'Alet, d'Evian, aiguisées d'un peu de vin blanc très léger.

D'autres moyens ont été employés quelquefois pour combattre l'albuminurie, mais leur action est bien effacée auprès de celle du régime lacté. Parmi les plus employés, citons le tannin ou mieux l'acide gallique en potion ou en pilules à la dose d'un gramme par jour en moyenne ; on a vanté récemment le lactate de strontium : 4 à 6 grammes en moyenne ; je l'ai expérimenté souvent ; toujours j'ai trouvé son action infidèle et surtout non durable.

Enfin à des périodes plus avancées dans le processus, si on est amené à reconnaître l'existence d'une néphrite, on tirera quelque profit de la médication iodurée.

Encéphalopathies. — Les phénomènes de stase sanguine et de suffusion séreuse vers l'encéphale se manifestent par un état de somnolence, de torpeur ou même de demi-coma plus ou moins accentué; le malade semble indifférent à tout ce qui l'entoure et ses réponses sont lentes, mais l'intelligence reste intacte. Toutefois, dans quelques circonstances, les accidents ont pris un caractère plus grave et quelques auteurs (Corvisart, Raynaud, Peter, et d'autres) ont vu des cas de délire avec excitation maniaque. Limbo, dans une thèse (1878) que nous avons signalée déjà, a résumé quelques-uns de ces faits d'encéphalopathie cardiaque qui se sont augmentés depuis de quelques cas intéressants : (Duplaix 1882, Parant, *Ann. Med. phsych.*, 1889, Fauconneau, 1890, etc.). On a observé ainsi du délire, des hallucinations nocturnes, des accès de manie, des impulsions, et même du délire de persécution. Ces accidents peuvent d'ailleurs se montrer en dehors des phases asystoliques; il est plus que probable qu'ils éclatent de préférence chez les individus prédisposés par l'hérédité nerveuse.

Contre ces troubles de congestion passive de l'encéphale, on se gardera de conseiller l'opium ou ses dérivés qui aggraveraient le processus congestif; c'est aux *bromures alcalins* qu'il faudra s'adresser. Ceux-ci agissent sur les centres nerveux, décongestionnent l'encéphale et produisent de l'hypnose; le sommeil n'apparaît guère d'ailleurs que trois ou quatre heures après l'ingestion du médicament. Sous l'influence du bromure (2 à 4 grammes) les accidents s'amendent peu à peu, et le malade peut compter sur plusieurs heures de bon sommeil; mais pour que cette action sédative persiste, il faut prolonger l'usage des bromures alcalins pendant deux semaines au moins, et y revenir si cela est nécessaire.

L'*hydrate de chloral* (1 à 2 grammes en moyenne) rendra encore de signalés services dans l'insommie des affections mitrales ; on l'a associé quelquefois avec un certain succès aux bromures : on formule par exemple : bromure de sodium, 2 à 3 grammes ; hydrate de chloral, 1 gramme. Cependant, il est important de savoir que le chloral de même que le bromure ne doivent être prescrits que pendant la période hyposystolique et dans quelques cas d'asystolie passagère. Lorsque celle-ci, définitive, est arrivée à la cardioplégie, ces deux agents sont contre-indiqués à cause de leur action paralysante et de l'affaiblissement des contractions cardiaques qu'ils produisent. On pourrait recourir alors au sulfonal (0,75 centigrammes à 1 gramme). Celui-ci est un assez bon hypnotique, mais le sommeil ne survient qu'au bout d'une heure et demie à deux heures et se continue pendant six heures environ, et il n'est pas rare qu'il se poursuive le lendemain pendant une partie de la journée. Cependant le sommeil n'est point calme et est souvent entrecoupé de gémissements et de soupirs. Le cœur en général n'est point troublé ; dans quelques cas néanmoins le pouls est petit, s'accélère et le cœur s'affaiblit ; il ne faut donc pas, dans les maladies organiques du cœur, prolonger trop longtemps l'administration du sulfonal ; il y a même avantage à ne point le prescrire aux artério-scléreux (Scheney, 1888).

D'autres préparations peuvent être employées dans les congestions encéphaliques d'origine mitrale : l'*hypnal* (chloral et antipyrine) à la dose de 1 gramme dans un demi verre-d'eau, car il n'a pas de saveur mauvaise ; le *bromidia* (bromure de potassium et chloral : ââ 1 gramme ; extrait de chanvre indien et extrait de jusquiame : ââ 1 centigramme) à la dose d'une demi-cuillerée à café toutes les heures jusqu'au sommeil, dans un peu d'eau sucrée. La *paraldéhyde* est d'une action variable : son action est lente et souvent instable; elle agit, a-t-on dit, de la même façon que le chloral, mais sans produire de dépression vasculaire. Elle se prescrit à la dose de 2 à 4 grammes à prendre en une fois. Les malades la refusent quelquefois à cause de sa saveur désagréable et de l'odeur qu'ils exhalent par le poumon. Pour la faire tolérer, on pourra la donner avec du sirop de groseille ou d'écorce d'oranges amères additionné de sirop de menthe. On peut encore la prescrire dans une potion de 100 grammes, édulcorée de sirop de laurier-cerise, et additionnée d'une douzaine de gouttes de teinture de vanille (Yvon); on l'a donnée également en lavement (5 pour 20) et en injection hypodermique. On a proposé récemment le *chloralose* (glucose et choral) à la dose de 0,20 à 0,75 centigram.

Lorsque les signes de congestion cérébrale sont très accusés et coïncident avec un état de stase considérable étendu à la plupart des viscères, une émission sanguine, surtout une saignée un peu copieuse, pourra être nécessaire avant toute autre médication.

Dermopathies. — Les extrémités, surtout au niveau des membres inférieurs, outre qu'elles sont le plus souvent infiltrées, sont aussi le siège habituel de rougeurs, d'érythèmes eczémateux, et quelquefois de fissures, d'excoriations fréquemment accompagnées de prurit. On conseillera des lotions émollientes ou boriquées chaudes, une pommade à base d'axonge benzoïnée ou mieux de vaseline boriquée, additionnée d'oxyde de zinc, et saupoudrée d'une couche mince d'amidon.

D'autres malades se trouveront mieux de l'abstention des corps gras ; on recommanderait alors de saupoudrer avec un peu de poudre de quinquina, de poudre de talc de Venise, ou plus simplement encore de poudre d'amidon et d'oxyde de zinc mélangées en parties variables.

e) **Traitement des inflammations.**

Celles-ci présentent rarement le caractère nettement aigu des phlegmasies franches ; presque toujours leur marche est subaiguë, sans réaction fébrile nette. D'autres fois leur évolution est réellement torpide, leur durée longue avec une certaine tendance à la chronicité.

La PNEUMONIE LOBAIRE, fibrineuse aiguë est rare ; on doit la considérer comme une maladie infectieuse, microbienne, intercurrente, mais la BRONCHITE surtout et la BRONCHOPNEUMONIE sont plus communément observées.

La BRONCHITE est des plus fréquentes, surtout dans le cours des affections mitrales ; elle est plus rare et à marche plus lente dans les altérations aortiques. Mais c'est dans le cours du rétrécissement mitral qu'on l'observe de préférence ; les malades en effet sont souvent très sensibles aux causes, même légères, de refroidissement : la toux est fréquente ; la dyspnée, parfois assez vive, s'accompagne d'une expectoration filante, aérée, mousseuse, quelquefois légèrement striée de sang, caractéristique d'une congestion bronchique. L'auscultation dénote des ronchus et des râles sibilants disséminés, et des foyers de râles sous-crépitants fins qui peuvent se cantonner en des régions diverses, quelquefois dans la fosse sous-claviculaire et faire croire facilement à des foyers de tuberculose. Contre ces poussées congestives, on aura recours à la révulsion locale, aux larges cataplasmes sinapisés, aux ventouses sèches répétées, aux pointes de feu et même aux petits vésicatoires. A l'intérieur, la codéine, le laurier-cerise joints à l'aconit sont les meilleurs médicaments à employer; on y joindra les expectorants et les balsamiques.

Comme ces poussées congestives ou ces inflammations bronchopneumoniques surviennent surtout chez les malades dont l'asthénie cardiaque est grande, on conseillera, en outre, une médication de soutien : les cordiaux, l'alcool, les toniques comme l'extrait mou de quinquina, les stimulants diffusibles : l'acétate d'ammoniaque, la liqueur d'Hoffmann, l'éther, surtout la caféine, ou encore la spartéine sont les agents les plus recommandables.

Dans quelques circonstances, la phlegmasie pulmonaire prend de suite les allures très graves d'une bronchite capillaire, d'un catarrhe suffocant. En ce cas, il faut agir vite et énergiquement : une saignée de 300 grammes au moins, suivie d'un vomitif et de révulsion énergique, sont les moyens qui s'imposent. Ces accidents sont plus fréquents à la suite des maladies aortiques qu'à la suite des affections mitrales ; ils constituent un des modes de la *dyspnée cardiaque* que nous étudierons ultérieurement (voir p. 293).

f) **Traitement des hémorrhagies.**

Ces hémorrhagies sont habituellement localisées à certaines muqueuses ou sur certains viscères, il est exceptionnel de voir se produire un processus hémorrhagique généralisé, sorte de purpura hemorrhagica.

Les hémorrhagies les plus fréquentes sont les hémoptysies (beaucoup plus rares chez les aortiques que dans les lésions mitrales), les crachats hémoptoïques de l'apoplexie pulmonaire (plus fréquents au contraire chez les aortiques que dans les maladies mitrales, d'après Bucquoy), l'épistaxis et les métrorrhagies (épitaxis utérine) ; ces dernières sont les moins fréquentes ; plus rares encore sont les hématémèses et les hématuries.

Maurice Raynaud pense que ces hémorrhagies sont parfois d'une utilité réelle, en favorisant une déplétion sanguine qui conjure momentanément des accidents plus graves ; mais, par leur abondance et leur répétition, elles constituent une complication sérieuse des maladies du cœur qu'il importe de conjurer. Pour arrêter ces hémorrhagies et en empêcher le retour, on s'adressera surtout à l'ergot de seigle, aux injections sous-cutanées d'ergotine ou d'ergotinine (voir p. 145), aux astringents, aux limonades minérales froides, à la décoction de térébenthine, aux liqueurs hémostatiques : eaux de Léchelle, de Tisserand, de Pagliari (eau, alun et benjoin), à la glace. Suivant leur localisation, ces hémorrhagies réclament certains soins spéciaux. Contre les hémoptysies, les révulsifs sur le thorax et les extrémités, le séjour à l'air frais, la station assise immobile, le repos absolu. Contre l'épistaxis, le tamponnement simple antérieur ou le tamponnement des orifices antérieur et postérieur, les applications de glace à la nuque, le perchlorure de fer *intus* et *extra*. Dans les métrorrhagies, le repos absolu dans le décubitus dorsal, les injections d'eau boriquée très chaude, le tamponnement, sont les moyens habituels préconisés avec succès.

Ces hémorrhagies peuvent se produire aussi pendant la période d'hypersystolie : on observe alors qu'elles coïncident avec un état passager d'excitation, d'éréthisme du cœur avec battements violents, tumultueux, causé fréquemment par un repas trop copieux, le séjour dans un milieu confiné à température élevée (salle de fête, bal, théâtre), ou encore un surcroît d'activité musculaire, une émotion vive, etc. Dans ces circonstances, la digitale (teinture alcoolique), à cause de son action cardio-vasculaire, peut être utilisée pour le traitement de ces hémorrhagies. Chez les nerveux, les bromures, le valérianate d'ammoniaque, seraient préférables pour amener la sédation du cœur.

g) Traitement de la gangrène.

Aux membres inférieurs distendus par l'infiltration œdémateuse, la moindre écorchure, ou quelquefois les mouchetures pratiquées dans un but thérapeutique, peuvent entraîner le sphacèle ; c'est la gangrène humide.

D'autre part, un fragment de végétation endocardique, un caillot sanguin peuvent être entraînés par le torrent circulatoire et aller obturer un rameau artériel. Quand ce caillot occupe un des membres thoraciques, il se produit de la mortification au-dessous du point embolisé : c'est la gangrène sèche. Lorsque l'embolie siège dans le cerveau, elle entraîne le ramollissement cérébral dans le territoire vasculaire irrigué par l'artère obstruée.

La grangène des membres sera traitée par l'enveloppement dans l'ouate hydrophile ou la flanelle, après pansement avec une poudre isolante : quinquina, amidon, ou mieux poudre d'iodoforme, de salol, etc.

B. — MALADIES AORTIQUES

Les considérations dans lesquelles nous sommes entrés à propos des maladies mitrales, nous permettent d'être bref au sujet des maladies aortiques, car si les œdèmes, les hydropisies, les congestions viscérales sont plus marqués et surtout plus précoces dans les affections mitrales, il est évident que les maladies aortiques, à des stades avancés de leur évolution, présentent également les mêmes accidents, et par suite des indications thérapeutiques presque identiques. Nous n'insisterons donc ici que sur les particularités que présente le traitement des maladies aortiques.

Une conséquence des plus sérieuses des affections aortiques, c'est l'anémie qu'elles occasionnent la pâleur généralisée, la décoloration des téguments sont si fréquentes qu'elles constituent l'*habitus*, le *facies aortique*. Cette anémie, en ce qui concerne le *cerveau*, donne lieu à des symptômes multiples dont les plus fréquents sont les céphalées, les vertiges, les éblouissements, les lipothymies ; d'après Peter, le vertige se produit tout particulièrement le matin, lorsque le malade quitte son lit pour s'habiller ; il pourrait même se produire alors des attaques convulsives à type épileptiforme ; cette complication est tout au moins, à mon sens, fort rare. L'insomnie par contre est fréquente. Contre ces divers accidents cérébraux, la médication à employer doit comprendre à la fois les toniques et la plupart des agents qui peuvent stimuler la circulation cérébrale ou périphérique : iodures, trinitrine, caféine ; on obtiendra surtout d'excellents résultats avec l'opium, ou ses dérivés, pour calmer l'insomnie tenace des aortiques. En dehors de ces hypnotiques, on pourrait, avant toute prescription, recourir à quelques moyens vulgaires, certaines infusions (tilleul, feuilles d'oranger), le lait chaud, et surtout la réduction du repas du soir. En outre, l'exercice musculaire avant et après le repas est d'une pratique heureuse; il aide à la formation de l'acide sarcolactique « qui fatigue et fait dormir ».

Parmi les toniques généraux propres à enrayer l'anémie des aortiques, on choisira les amers et surtout le quinquina, les phosphates et quelques préparations ferrugineuses ou arsenicales. Les bonnes préparations martiales ne manquent point : le protochlorure de fer, le protoxalate, le citrate ammoniacal, le tartrate ferrico-potassique, l'iodure de fer sont généralement bien tolérés.

Cependant, dans les cas où les préparations ferrugineuses sont mal supportées, on pourra remplacer le fer par son succédané, le manganèse. On le prescrira sous forme de carbonate de manganèse, en pilules de 0,20 centigrammes ; de 2 à 4 par jour. C'est un moyen recommandable.

L'arsenic sera prescrit sous forme d'arséniate de soude, de liqueur de Fowler, ou encore de granules de Dioscoride à l'acide arsénieux.

Ces symptômes anémiques ont une importance très grande dans l'histoire clinique des maladies aortiques; ils sont en général très marqués au début du rétrécissement aortique surtout, où l'aglobulie n'est point rare. L'anémie est encore favorisée par l'insuffisance nutritive de la plupart des organes, résultant du rétrécissement artériel (dans le rétrécissement aortique), ou de ce qu'une partie de la masse sanguine destinée à la nutrition générale retourne vers le cœur à chaque diastole (dans l'insuffisance aortique). En pareil cas, il se produit ce que Potain a désigné sous le nom de *méiopragie* (de μεῖον, moindre, et πρασσώ, fonctionner), c'est-à-dire un ensemble de troubles morbides par insuffisance de fonctionnement.

Un autre symptôme d'une gravité plus grande encore, qu'on observe particulièrement dans les affections aortiques, c'est la *dyspnée*.

Mais la dyspnée cardiaque a une importance si grande dans l'étude thérapeutique des maladies du cœur, que nous lui consacrerons plus loin un chapitre spécial; qu'il suffise pour l'instant de dire que les principaux moyens à employer, pour combattre cette dyspnée chez les aortiques, sont principalement les préparations bromo-iodurées, l'éther, les inhalations de chloroforme, l'iodure d'éthyle et surtout le chlorhydrate de morphine en injections sous-cutanées. Lorsque les lésions aortiques paraissent ressortir d'une maladie générale agissant sur le système artériel tout entier (lésions aortiques d'origine endartéritique de Peter, ou mieux lésions aortiques artérielles), la dyspnée est quelquefois, nous le verrons, d'origine toxique par insuffisance rénale; le régime lacté est ici le traitement par excellence.

Des accidents d'une autre nature, d'intensité et de gravité variables, sont encore assez fréquents dans les maladies aortiques, et principalement dans l'insuffisance des valvules sigmoïdes. On observe assez fréquemment une douleur rétro-sternale sourde, continue, avec périodes de rémission, mais s'exagérant sous l'influence des mouvements et des efforts; elle est sous la dépendance de l'aortite chronique et des poussées aiguës qui en traversent le cours; dans d'autres occasions, les phénomènes observés sont ceux de l'*angine de poitrine*, et réclament un traitement spécial que nous indiquerons ultérieurement (voir p. 363). Notons pour le moment que ces douleurs rétro-sternales sont soulagées par des révulsifs (ventouses scarifiées, pointes de feu, petits vésicatoires volants), appliqués au niveau du deuxième ou du troisième espace intercostal, au voisinage de la région aortique. Dans les intervalles de calme de ces accès douloureux, on pourra, pour en combattre le retour, appliquer un cautère à la poudre de Vienne, de la grandeur d'une pièce de deux francs en moyenne; dès la chute de l'escarre, on entretiendra la suppuration avec les moyens habituels, pendant plusieurs semaines ou plusieurs mois ; Bouillaud, qui recommandait volontiers ce moyen, déclarait s'en être toujours bien trouvé.

Chez d'autres malades, des *troubles nerveux* complexes se font sentir du côté des *voies digestives* ; ils consistent surtout en une sorte de dyspepsie tenace : lenteur des digestions avec crise de gastralgie, ou mieux d'épigastralgie plus ou moins vive, pyrosis et flatulence. Le tout ressemble parfois tellement à des accidents purement gastriques, que les malades se croient atteints de maladie de l'estomac et se présentent comme tels chez le médecin qu'ils vont consulter. Or dans ce cas, si celui-ci dérouté par les renseignements donnés par le malade ne l'examine pas en entier et néglige de pratiquer l'auscultation du cœur, la nature de la maladie court risque de passer inaperçue.

Ces accidents gastriques, cette épigastralgie des aortiques, bien décrits par Leared (1867) et par

Broadbent, seront calmés par l'opium, et surtout par les injections sous-cutanées de chlorhydrate de morphine.

Cette revue des indications thérapeutiques générales, présentées par les maladies mitrales et les affections aortiques, doit être complétée maintenant par l'examen particulier de certains troubles morbides, communs aux mitraux et aux aortiques et qui par leur importance méritent une étude spéciale. Nous voulons parler de la *dyspnée* et de la *dyspepsie* des cardiaques, ainsi que du traitement qu'on doit leur appliquer.

De la dyspnée cardiaque.

La gêne de la respiration est un des phénomènes les plus précoces dans les affections du cœur; c'est, en tous cas, celui qui cause aux malades les plus cruelles angoisses, et réclame le plus vivement le secours du médecin. Cette dyspnée se montre aux différentes périodes de la maladie avec des caractères cliniques un peu différents; mais ce qu'il importe le plus de connaître, ce sont les causes qui la produisent, car chacune d'elles comporte un traitement particulier.

1. — Pendant les premiers stades des maladies du cœur, la dyspnée est toute *physique*, c'est la *dyspnée d'effort*, bien décrite déjà par Corvisart (*Ess. sur les malad. et les lés. organ. du cœur*, etc., 2e édition, p. 129, Paris, 1811). La respiration, dit-il, « éprouve une gêne que l'on peut caractériser plus particulièrement en disant qu'elle est courte et difficile. Le moindre exercice

cause un essoufflement accablant ; de temps en temps, le malade est forcé, pour respirer plus facilement, de suspendre la marche, surtout quand il monte un escalier. » C'est en effet à l'occasion d'un effort quelconque que se manifeste, surtout sous forme de paroxysmes, la gêne respiratoire ; les causes de cet effort sont multiples ; marche, montée, déplacements brusques, déploiement de force musculaire, ou même impression morale vive précipitent les mouvements du cœur et causent au malade une angoisse respiratoire vive. Contre la dyspnée d'effort, c'est surtout aux moyens hygiéniques qu'il faut recourir : le repos physique et moral, le travail modéré, accommodé à l'état du cœur (voir *Hygiène des cardiaques*). Comme adjuvant, on conseillera l'usage des bromures, de la valériane et de l'éther ; on recommandera encore, s'il s'agit d'un aortique avec signes d'anémie, les toniques, le quinquina, le fer à petites doses, et les préparations arsénicales dont les propriétés eupnéiques sont bien connues.

2. — Durant la période troublée des maladies du cœur, ainsi que dans les phases d'asystolie, la dyspnée cardiaque est toute *mécanique*.

a) Elle reconnaît comme origine, d'abord la rupture de compensation, plus tard l'asthénie cardio-vasculaire et ses effets : les stases et les œdèmes périphériques, la *congestion passive* des poumons. Nous avons décrit déjà les caractères de cette dyspnée ainsi que les moyens thérapeutiques qui lui conviennent (voir p. 271).

b) Mais la dyspnée mécanique peut se produire encore par un processus différent : par *congestion active*, c'est-à-dire par une sorte de fluxion hypérémique causée par excès d'activité du cœur gauche

(Lasègue); elle peut se montrer sous forme d'accès, de crises paroxystiques.

c) Une troisième variété de dyspnée mécanique est causée par un véritable *œdème aigu du poumon* à marche rapide, qu'on voit survenir dans le cours des maladies aortiques, et dont la production paraît être indépendante de toute espèce d'hypérémie de l'organe. Cet œdème aigu du poumon, décrit par Andral, Fournet, et surtout par Grisolle, a été vu et étudié plus récemment par Bouveret et par Huchard (1890). Son début est rapide, et même foudroyant dans les cas suraigus. Il se caractérise par une dyspnée intense qui aboutit en quelques minutes à une véritable orthopnée avec suffocation, cyanose, refroidissement, et la mort peut survenir en quelques minutes ou en un quart d'heure. Dans la forme aiguë proprement dite, l'évolution est moins brusque, mais encore d'une haute gravité; il y a de la toux incessante et dyspnée vive, avec exagération habituelle de la sonorité pulmonaire, et pluie de râles crépitants très fins dans les poumons. Si la dyspnée n'a pu être calmée, il survient bientôt une sorte de parésie des bronches, râles trachéaux et mort. L'expectoration, si elle peut se produire, est blanche, mousseuse, visqueuse, filante, aérée, analogue à du blanc d'œuf battu. Cette redoutable complication s'observe, de préférence, dans le cours des maladies aortiques et des cardiopathies artérielles. La pathogénie en est encore obscure; attribué tour à tour à une paralysie ou à un spasme du ventricule gauche, l'œdème aigu du poumon procéderait encore, d'après d'autres théories, de troubles d'innervation vaso-motrice dans le domaine de l'artère pulmonaire. J'aime mieux, pour mon compte, supposer qu'elle relève d'une intervention morbide née sous l'influence du pneumogastrique. Quoi qu'il en soit, contre ces accidents redoutables, il faut agir vite et énergiquement : une saignée, une large application de ventouses scarifiées doivent ouvrir la scène ; on pourrait recourir encore à la strychnine, qui combat la parésie bronchique, une des causes les plus redoutables de mort. Le traitement sera complété par des révulsifs énergiques et répétés : ventouses sèches, pointes de feu, vésicatoires appliqués sur la poitrine. Dans un cas, j'ai pu enrayer ces redoutables accidents par une saignée copieuse suivie d'un éméto-cathartique ; ce dernier moyen, cependant, ne saurait être employé avec trop de prudence, surtout lorsqu'il s'agit d'artérioscléreux, dont le système artériel fragile peut se rompre sous l'influence des efforts violents du vomissement.

3. — La dyspnée cardiaque peut être de nature *toxique ;* elle se montre dans deux circonstances principales.

a) Tantôt elle complique ou se surajoute, pour ainsi dire, à la dyspnée mécanique par congestion passive, lorsque la simple congestion rénale ou les altérations du rein cardiaque font place à des lésions plus profondes de néphrite interstitielle diffuse. Cette dyspnée *urémique* réclame un traitement spécial : les purgatifs drastiques, les inhalations d'oxygène, et, à l'intérieur, le bromure de sodium ou de potassium, ou encore de strontium, ainsi qu'on l'a proposé récemment (2 à 5 grammes), associé à une faible quantité d'iodure, sont les agents de choix en pareil cas. Si la dyspnée est considérable, et que l'état général du malade ne s'y oppose pas, une émission sanguine au début même du traitement peut juguler les accidents de suffocation. Enfin, le régime lacté exclusif s'impose d'emblée ; il sera suivi d'une façon continue pendant plusieurs semaines consécutives, et remplacé plus tard par des laitages, des œufs, des légumes, des fruits. L'alimentation végétale sera poursuivie le plus longtemps possible ; dans tous les cas, l'usage de la viande et du poisson devra être proscrit pendant une durée indéfinie.

b) La dyspnée toxique peut survenir encore à une autre période, et dans des conditions tout autres, sous l'influence de la toxicité urinaire. D'après Ducamp (*Montpellier méd.*, 1891), la toxicité des urines reste à son taux normal dans les maladies du cœur qui ne s'accompagnent ni d'hypertrophie bien marquée, ni de troubles circulatoires périphériques. Dans l'hypertrophie, elle s'élève considérablement et dépasse le double de la toxicité normale ; au contraire, dans l'asystolie, elle s'abaisse à peu près de la moitié de la normale. D'un autre côté, d'après Huchard (*Soc. méd. hôpit.*, 1892), certains malades atteints d'affections aortiques sont parfois exposés, dès le début de ces cardiopathies, même s'ils n'ont point d'albumine dans l'urine, à ces accès de dyspnée, que beaucoup de médecins désignent encore sous le nom d'asthme ou de pseudo-asthme cardiaque, si bien décrit cliniquement par Trousseau. Or cette dyspnée paraît être de nature toxique, causée par une insuffisance rénale précoce, avec imperméabilité relative du rein, qui élimine incomplètement les toxines développées ou introduites par l'alimentation. Comme conséquence logique de cette théorie, le traitement doit comprendre à la fois la suppression des substances alimentaires capables d'introduire des ptomaïnes dans le tube digestif, et leur remplacement par le régime lacté, et, d'autre part, l'emploi de certaines substances qui maintiennent l'antisepsie intestinale : salicylate de bismuth, bétol, salol, benzo-naphtol (2 à 4 grammes par jour, par cachets de 50 centigrammes). L'alimentation se composera de 3 litres de lait en moyenne par jour, pendant une huitaine en moyenne; puis des laitages, des œufs, des légumes, et plus tard des viandes très cuites. La charcuterie, les fromages avancés, les conserves, les bouillons de viande seront défendus. Cette dyspnée, en dernière analyse, est d'origine urémique, un peu particulière à la vérité.

Ce serait une grande exagération, que de croire cependant que tous les cas de dyspnée paroxystique, intermittente, à forme de pseudo-asthme, des affections aortiques, puissent être conjurés seulement par le régime associé aux antiseptiques des voies digestives. La toxicité des urines n'est pas l'origine univoque de cette dyspnée; elle peut dépendre également d'une cause *nerveuse*, et, comme telle, ainsi que Dujardin-Beaumetz et Ferrand l'ont remarqué, elle se trouve considérablement amendée par l'usage des bromures alcalins; quelques faits négatifs ne sauraient diminuer l'importance réelle de cette interprétation. Cependant, de préférence à toute autre médication, on aura recours contre cette dyspnée au chlorhydrate de morphine dont l'action eupnéique est si puissante ; on le donnera surtout en injections sous-cutanées, à la dose d'un demi à 1 centigramme, seul ou associé à 1 milligramme de sulfate neutre d'atropine (voir p. 175) dans le cas où la morphine, mal supportée, donnerait naissance à des vomissements. Il n'est pas de médecin qui n'ait constaté l'heureux effet de cette médication dans les crises de dyspnée cardiaque, spécialement chez les aortiques. La médication demande seulement à être appliquée avec prudence, surtout chez les sujets dont le rein fonctionne mal, et qui ont de l'albumine dans les urines. Chez tous les malades, d'ailleurs, on fera sagement de n'injecter que des doses petites comme celle que nous venons d'indiquer, car il sera nécessaire d'y revenir. On devra même se mettre en garde contre les sollicitations du malade, qui réclamera souvent cette injection à la moindre menace de dyspnée. En agissant sans mesure, on exposerait le patient aux accidents de la morphinomanie. Nous avons indiqué enfin que les bains d'air comprimé pouvaient être utilisés dans quelques cas de dyspnée cardiaque bien déterminés. On pourra encore prescrire des inhalations d'oxygène, et même de chloroforme. L'éther, l'iodure d'éthyle sont également d'un utile secours; quant aux inhalations de pyridine (dérivé du goudron de houille) qu'on a encore proposées, elles s'adressent bien plus à l'asthme vrai qu'à la dyspnée cardiaque; il en est de même de la teinture de lobélie.

Lorsque les crises paroxystiques de dyspnée seront calmées, on s'adressera alors aux iodures. L'iodure de potassium ou de sodium, employé contre la dyspnée des cardiopathies artérielles, sera prescrit à la dose de 1 à 2 grammes par jour, suivant une des nombreuses formules que nous avons indiquées (voir p. 156), et en ayant soin d'associer à l'iodure une petite quantité d'opium. Ce traitement devra se prolonger fort longtemps avec des intervalles de repos, et, quand les accès sont atténués, le malade peut diminuer la dose.

Dujardin-Beaumetz a proposé, il y a quelques années, d'associer, pour le traitement de cette dyspnée, le bromure de potassium à la *cicutine*, alcaloïde de la grande ciguë. On emploiera la cicutine à l'état de sel pur et cristallisé, soit le chlorhydrate de cicutine qui renferme 77 pour 100 de cicutine, ou mieux encore le bromhydrate (61,06 pour 100 de cicutine); on les donnera particulièrement sous forme d'injections hypodermiques, à la dose de 1 à 2 centigrammes dans les vingt-quatre heures. Si on donne le médicament par la voie stomacale, la dose sera de 1 à 10 centigrammes. La difficulté d'obtenir ces produits à l'état absolument pur est la cause, sans doute, que la cicutine n'a pas encore pris droit de cité dans la pratique journalière.

4. — La dyspnée cardiaque, enfin, peut être de *nature réflexe* et reconnaître pour cause des troubles dyspeptiques d'origine gastrique, quelquefois hépatique, plus rarement intestinale. Ces accidents ont été signalés pour la première fois par le professeur Potain (*Associat. franç. pour l'avancem. des Scienc.*, 1878) ; nous les avons étudiés ailleurs avec de longs détails (E. Barié, *Rech. clin. sur les accid. cardio-pulm. consécut. aux troubl. gastro-hépatiq. Rev. de Méd.*, 1883). L'ensemble des phénomènes est le suivant : troubles digestifs primitifs, entraînant à leur suite des accidents dyspnéiques, suivis à leur tour de perturbations cardiaques, qui se traduisent par des signes de dilatation du cœur droit pouvant aller jusqu'à l'insuffisance tricuspidienne. Résumons d'abord en quoi consiste cette dyspnée; on comprendra mieux ensuite l'enchaînement de ces divers phénomènes, un peu complexes en apparence, qui aboutissent, en dernière analyse, à la création d'une maladie du cœur droit, d'origine gastro-hépatique. Cette dyspnée est caractérisée par une gêne respiratoire, variant depuis l'oppression la plus légère jusqu'à la dyspnée vraie;

quelquefois même c'est de l'orthopnée pouvant aller jusqu'à l'accès de suffocation. Quelle que soit d'ailleurs la forme clinique observée, c'est immédiatement après le repas que survient la gêne respiratoire, et la quantité d'aliments ingérée n'a aucune influence sur sa production : chez les individus prédisposés, une simple cuillerée de potage, la moindre parcelle d'aliments, suffisent à éveiller tout l'ensemble morbide.

C'est donc là une dyspnée bien spéciale, indépendante de toute distension de l'estomac par les gaz de la digestion, toute différente également de l'oppression passagère, et d'ordre purement mécanique, qu'on observe chez les gros mangeurs après un repas copieux. Cette gêne respiratoire s'annonce souvent par une sensation de plénitude, de constriction à l'épigastre qui, dans certains cas, pourrait remonter même jusqu'au larynx en produisant un sentiment de strangulation, avec ou sans spasme glottique; c'est ce que Beau désignait sous le nom d'aura gastro-épiglottique.

La période de temps, qui sépare l'ingestion des aliments de l'apparition de la dyspnée, est généralement courte; dans bon nombre de faits, c'est au bout de quelques instants seulement; dans d'autres cas, il a fallu de quinze à vingt minutes environ.

La durée des accidents est variable : nous avons vu plusieurs fois la dyspnée persister pendant plusieurs heures, tout en diminuant d'intensité à mesure qu'elle se prolongeait; le plus souvent, au bout d'une demi-heure environ, tout rentre dans l'ordre; quelques malades cependant conservent encore longtemps après une véritable anhélation fort pénible. Il est exceptionnel de voir la dyspnée se borner à un seul accès d'oppression; le plus souvent, après chaque repas, les accidents dyspnéiques se renouvellent, et cela jusqu'à ce que le malade, soumis à un traitement convenable, ait recouvré l'intégrité des voies digestives. Chez certains malades, toutes les crises se ressemblent, les phénomènes présentent constamment les mêmes caractères et la même intensité : très atténués chez celui-ci, d'une grande violence chez celui-là. Dans une autre catégorie de faits, au contraire, on n'observe aucune régularité, et à un accès léger d'oppression succède, sans cause apparente, une crise violente allant jusqu'à la suffocation, avec cyanose et menace d'asphyxie. Ces accès violents surviennent après le repas, de même que les crises légères. Quelquefois, ils sont précédés par une sorte d'aura, caractérisée par des palpitations, du vertige, de la rougeur des pommettes, de la pesanteur de tête; dans d'autres cas, l'oppression s'établit d'emblée. D'abord légère, elle ne tarde pas à s'accroître au point de produire une angoisse véritable : le malade, s'il est couché, se redresse et s'assoit sur son lit, la bouche largement ouverte, les narines dilatées, les mains appuyées sur tout ce qui l'entoure, pour mettre plus facilement en jeu toutes les forces inspiratrices. Le besoin d'air est impérieux et nullement apaisé par l'accélération des mouvements respiratoires, qui dépassent parfois le nombre de soixante à la minute. Il semble au malade que quelque chose s'oppose à l'entrée de l'air dans les voies respiratoires, et cependant celui-ci pénètre sans aucune difficulté et remplit le thorax, comme le dénote l'auscultation. C'est qu'en effet le malade étouffe, non pas parce que l'air ne s'introduit pas dans le poumon, mais parce que le sang n'arrive plus au contact de l'air dans l'alvéole, pour assurer le mécanisme régulier de l'hématose. Ce n'est pas dans les voies respiratoires que réside l'obstacle, mais dans le système circulatoire intra-pulmonaire. Quoi qu'il en soit, cette véritable *soif d'air* non apaisée produit bientôt une angoisse inexprimable avec asphyxie imminente ; le visage d'abord pâle se recouvre d'une sueur visqueuse et devient violacé, principalement au pourtour des yeux, aux lèvres, à la région malaire. Les extrémités inférieures sont refroidies et livides, le pouls s'accélère; il est mou, dépressible, les pupilles se dilatent, la parole est entrecoupée, le corps immobile sauf le thorax incessamment soulevé pour faire appel à l'air, et le malade paraît en grand danger, comme devant succomber dans l'accès de suffocation. Au plus fort de la crise, on voit survenir chez quelques malades de petits crachats de sang rouge, rutilant; ils sont rarement abondants, mais se répètent à courts intervalles. Cette orthopnée, qu'on a comparée à tort à l'accès d'asthme, et qui ressemble bien plutôt aux accidents dyspnéiques symptomatiques de l'embolie de l'artère pulmonaire, peut durer pendant chaque accès un temps assez long ; ainsi, chez une malade, pendant les huit accès qu'elle a présentés en six semaines, nous l'avons vue durer chaque fois près de trois quarts d'heure.

Cependant, peu à peu, la dyspnée diminue, les respirations se ralentissent et se régularisent, et l'orage se calme tout à fait, ou laisse après lui un peu d'anhélation qui peut durer jusqu'au prochain accès de dyspnée.

Il y a une opposition singulière entre ces accidents respiratoires, si graves en apparence, et les signes physiques qui les accompagnent. La percussion ne révèle rien d'anormal, la sonorité est conservée dans toute l'étendue de la cage thoracique; dans quelques cas exceptionnels, M. Potain l'a trouvée légèrement exagérée pendant toute la durée de la crise. L'auscultation montre que la pénétration de l'air se fait sans difficulté, jusque dans les dernières ramifications bronchiques; dans quelques faits, le murmure vésiculaire a paru plus rude, et la respiration plus sèche.

Quant au retentissement sur le cœur, il se traduit par la dilatation de ses cavités droites, révélée par ses signes ordinaires. Le plus souvent, on perçoit d'abord à l'auscultation une accentuation très manifeste du bruit diastolique au niveau de la base, et son maximum d'intensité existe dans une zone bien limitée, au niveau du deuxième espace intercostal gauche, le long du rebord sternal, c'est-à-dire au foyer habituel d'auscultation des bruits qui se passent dans l'artère pulmonaire. En ce point, le second bruit est fortement frappé, vibrant, parfois d'un timbre métallique; puis, à mesure qu'on s'éloigne de ce foyer et qu'on se porte vers la droite, l'intensité diminue peu à peu, et le bruit perd tout à fait son éclat quand on est arrivé vers le lieu d'élection des bruits aortiques, au niveau du deuxième espace intercostal droit.

Que signifie cette accentuation du bruit diastolique, si nettement systématisée au cœur droit? Elle indique que la tension artérielle est exagérée considérablement dans le cœur à sang noir, et que cet excès est la conséquence d'un obstacle en aval, c'est-à-dire dans la circulation pulmonaire.

On peut percevoir encore, par l'auscultation, deux signes importants : un bruit de galop diastolique se passant dans le ventricule droit, avec les caractères habituels que nous lui avons décrits ailleurs (E. Barié, *Bruits de souffle et bruits de galop*, Paris, 1893), et quelquefois un bruit de souffle systolique, siégeant vers l'épigastre, et le long du bord droit du cœur, indice d'une insuffisance tricuspidienne, qui peut encore se révéler par un pouls veineux vrai des veines jugulaires et par un pouls veineux hépatique.

Quant au mécanisme qui relie entre eux ces accidents complexes, il est en définitive fort simple.

La première hypothèse qui s'est présentée tout naturellement à l'esprit, pour l'explication des accidents cardio-pulmonaires des dyspeptiques, était d'ordre purement mécanique. Sous l'influence, disait-on, de la distension exagérée de l'estomac par les aliments après le repas, ou par des gaz chez les individus atteints de flatulence stomacale, il y a refoulement du diaphragme vers le thorax et gêne des appareils cardio-pulmonaires; dès lors, l'oppression, la dyspnée, les palpitations cardiaques, tout s'explique par la compression. Cette cause existe, en effet, et l'anhélation légère qui suit les repas abondants n'a guère d'autre raison. Mais dans ce cas il ne s'agit que d'accidents légers, de durée courte; jamais les troubles respiratoires ne vont jusqu'à la suffocation avec cyanose et refroidissement périphérique, jamais le cœur droit ne se laisse distendre. En second lieu, la flatulence et le refoulement ne sauraient expliquer les cas dans lesquels la dyspnée survient immédiatement après l'ingestion de quelques cuillerées de bouillon, alors que l'estomac est à peu près vide; il faut donc chercher ailleurs la solution du problème. Or, si l'on considère que l'*accentuation du second bruit au niveau de l'artère pulmonaire* indique un excès de tension dans ce vaisseau, que cette accentuation apparaît dès le début des accidents et dans le temps même où le ventricule droit se dilate, on arrive à cette idée que *l'augmentation de pression dans l'artère pulmonaire ne peut trouver sa raison d'être que dans une résistance exagérée du côté des capillaires du poumon*, ce qui conduit à cette *conclusion que l'influence gastrique ou hépatique agit d'abord sur le poumon, qu'elle y excite la contractilité des capillaires, et que le ventricule droit, ayant à lutter contre un obstacle puissant et inaccoutumé, se laisse distendre d'abord et s'hypertrophie ensuite.*

Ainsi, la dyspepsie gastro-hépatique va retentir sur le cœur droit par l'intermédiaire du poumon, et l'arc réflexe est ainsi constitué ; point de départ : l'estomac ou le foie; point d'arrivée : le poumon; celui-ci, à son tour, est le point de départ d'une action secondaire allant aboutir au cœur. Mais, alors que le premier stade est sous la dépendance directe d'une influence nerveuse étendue de l'estomac au poumon, le second obéit à la loi mécanique qui veut que toute cavité du cœur, sise en deçà d'un obstacle, se distende d'abord et s'hypertrophie ensuite.

Quant à l'influence nerveuse qui régit tous ces phénomènes, elle s'exerce surtout par l'intermédiaire du grand sympathique; le pneumogastrique y joue peut-être aussi un rôle, mais celui-ci paraît secondaire.

Les accidents cardio-pulmonaires que nous venons de rappeler surviennent un peu plus souvent chez les femmes que chez les hommes; ils sont toujours la conséquence de *troubles fonctionnels légers* des voies digestives : embarras gastrique, lithiase biliaire, et jamais d'altérations organiques profondes comme le cancer, par exemple.

Le *traitement* qui convient à cette dyspnée cardiaque d'origine gastro-hépatique est le régime lacté absolu, et rien autre.

Les doses, le mode d'emploi du lait, ainsi que les moyens de le faire tolérer par l'estomac, ont été indiqués antérieurement (voir p. 198).

Le régime lacté réussit merveilleusement dans les troubles d'origine gastrique ; son action est infidèle, lorsque le foie est le point de départ des accidents. C'est alors par le traitement de la lithiase biliaire qu'on calmera ces troubles cardio-pulmonaires.

Dyspepsie des cardiaques.

Il n'y a guère de maladies organiques du cœur qui ne s'accompagnent à un certain moment de troubles digestifs plus ou moins accentués ; ils sont aussi fréquents dans les affections aortiques que dans les affections mitrales.

Au début des cardiopathies, les accidents dyspeptiques sont généralement isolés, et semblent reconnaître pour cause une influence réflexe, partie du cœur malade et reflétée sur la plupart des organes, mais avec prédominance vers l'estomac. Plus tard, à la période hyposystolique et dans l'asystolie, les troubles circulatoires et la stase sanguine se font sentir sur la plupart des organes, poumons, foie, rein, cerveau, etc., et l'estomac y participe également. Bien plus, les altérations concomitantes de ces viscères exagèrent l'état de souffrance de l'estomac ; c'est ainsi, par exemple, que le rein, devenu insensiblement un rein cardiaque, élimine incomplètement et imparfaitement les produits de désassimilation, et la digestion gastrique s'en trouve atteinte.

Du côté de l'estomac, la stase sanguine se manifeste par une nutrition insuffisante de ses parois, et consécutivement la sécrétion gastrique se trouve altérée en quantité et en qualité ; plus tard la motricité elle-même de l'estomac peut être atteinte, et cet état favorise un certain degré de dilatation stomacale consécutive. Les altérations anatomiques qui résultent de cet état, et sur lesquelles nous ne pouvons insister ici, se résument en des lésions d'ordre congestif : dilatation capillaire, pointillé ecchymotique, érosions hémorrhagiques et quelquefois un début de travail scléreux dans les parois des capillaires et des veines.

Les troubles fonctionnels engendrés par ces altérations sont complexes (Muller, *De la dyspepsie card.*, th. Paris, 1886 ; Hautecœur, *Etud. sur les troubl. et les lés. de l'estom. chez les card.*, th. Paris, nº 187, 1891). L'anorexie est variable, mais les digestions sont laborieuses surtout pour la viande ; il y a des pesanteurs à l'épigastre, de la distension gazeuse, rarement des vomissements et plus rarement encore des hématémèses. On note encore de la constipation, et quelquefois, surtout chez les malades aortiques, des crises d'épigastralgie et d'entéralgie. De plus, on observe encore une perturbation dans le chimisme stomacal : d'après Hüffler, il y aurait diminution de l'acide chlorhydrique dans le suc gastrique.

Pour lutter contre cette dyspèpsie des cardiaques, il faut chercher d'abord à régulariser le fonctionnement du cœur, et par suite celui de l'estomac. Pendant la période de rupture de compensation et de stase viscérale avec œdème périphérique, la digitale serait évidemment indiquée, mais, vu l'état de l'estomac, elle court grand risque de n'être point tolérée. On essaiera néanmoins la macération, les boissons froides étant généralement mieux supportées ; elle sera donnée de préférence par cuillerée, en la faisant précéder au besoin d'un peu de glace; on alternera avec la potion de Rivière. Les purgatifs sont absolument indiqués, et seront employés avant l'administration de la digitale, facilitant ainsi la tolérance gastrique. Un peu plus tard, contre l'hypochlorhydrie, on prescrira l'acide chlorhydrique officinal, à la dose de quelques gouttes dans l'eau; on pourrait formuler : eau distillée 200 grammes, acide chlorhydrique 2 grammes (une à deux cuillerées à soupe dans un demi-verre d'eau, en deux fois après le repas). Chez d'autres malades, l'acide peut être incorporé dans une limonade, ou dans une potion au sirop de limon par exemple.

A vrai dire, l'hypochlorhydrie n'est pas absolue; je l'ai souvent cherchée en vain, et dans d'autres circonstances il semble au contraire que ce soit l'hyperchlorhydrie qui domine; dans ce cas on aura recours au bicarbonate de soude, non à doses massives comme on le fait souvent, mais à doses petites et répétées.

La gastralgie sera combattue par l'opium, surtout sous forme de laudanum, par le chlorhydrate de morphine, en solution telle que les gouttes blanches de Gallard (chlorhydrate de morphine, 10 centigrammes, eau de laurier-cerise, 5 grammes; une à deux gouttes au commencement de chaque repas); par l'eau chloroformée saturée, additionnée de 1 à 2 centigrammes de chlorhydrate de cocaïne; les gouttes noires anglaises (vinaigre d'opium), deux à trois gouttes dans un peu d'eau. L'inappétence cédera devant l'emploi des amers, colombo, gentiane, quassia amara, associés ou non à la noix vomique. Le régime lacté sera prescrit, de préférence à tout autre; on en rendra la digestion plus facile, en le faisant suivre d'une petite quantité de pancréatine, après chaque tasse. Plus tard viendront les laitages, les œufs, les légumes, les herbes et les salades cuites. L'usage de la viande ne sera permis que tardivement, et en commençant toujours par des viandes blanches très cuites.

Des émissions sanguines dans le traitement des maladies du cœur.

Dans la longue évolution des cardiopathies, les hypérémies et les accidents congestifs envahissent, simultanément ou isolément, la plupart des viscères : c'est pourquoi, en vue de diminuer ce trop-plein vasculaire, les cliniciens se sont adressés, de tout temps, aux saignées générales ou locales.

Saignée.

Pendant longtemps la méthode des *saignées* a été prônée et appliquée avec excès, puis, par suite d'une réaction inévitable, est tombée dans un discrédit immérité. Il importe maintenant, pour nous, de rendre à la saignée la place qu'elle mérite — ni trop ni trop peu — et d'établir les ressources véritables qu'elle nous offre dans le traitement des maladies du cœur. Pour cela, rappelons d'abord brièvement les effets généraux de la saignée générale, quoique l'accord ne soit pas fait à ce sujet sur tous les points. Le premier effet de la saignée est de produire une déplétion considérable du système veineux dont elle diminue la tension, et comme corollaire, d'augmenter la tension artérielle (Raynaud). Au contraire, d'après Vinay et Arloing, la saignée veineuse produirait indirectement une décharge considérable des vaisseaux artériels correspondants, dont elle abaisserait la tension. Ce qu'il y a de certain, c'est que la saignée produit une déplétion générale de tout l'appareil circulatoire, en donnant issue à cette surabondance de liquide sanguin qui encombre les vaisseaux congestionnés. En diminuant ainsi la masse du liquide en circulation, elle favorise le travail du cœur : après la saignée, le pouls s'accélère et augmente d'amplitude. Enfin, la saignée produit encore des changements dans la constitution du sang, vicié par les produits excrémentitiels dont il n'a pu se délivrer ; elle amène ainsi des modifications importantes dans la nutrition générale.

Indications de la saignée dans les maladies du cœur.

Affections aiguës. — Corvisart et Bouillaud surtout ont beaucoup vanté l'emploi de la saignée dans la péricardite et l'endocardite aiguë ; Hope la croyait très utile au début. Cependant, sur les conseils de Gendrin, de Friedreich et de Stokes, elle n'a pas tardé à tomber dans l'oubli. Peter la réserve seulement pour les individus vigoureux, et lui préfère presque toujours une saignée locale sous forme de ventouses scarifiées ou même de sangsues sur la région précordiale, dans les cas franchement fébriles, avec éréthisme cardiaque.

Affections valvulaires chroniques. — La saignée ne tire point son indication de la localisation particulière de la maladie vers tel orifice particulier, mais de la période spéciale à laquelle est parvenue l'affection cardiaque. Dans le stade d'hypersystolie, il existe fréquemment des signes d'éréthisme du cœur : la face est rouge, l'œil brillant et injecté, le malade se plaint de mal de tête, de vertiges, de bourdonnements d'oreille ; dans le but de calmer ces accidents fluxionnaires et de rétablir l'équilibre circulatoire rompu, on a proposé de pratiquer au malade une saignée de 200 à 300 grammes. A mon avis, ce moyen doit être rejeté, car il aurait pour résultat d'anémier le malade sans profit, et le soulagement très court qu'il pourrait peut-être procurer sera obtenu par des moyens meilleurs et d'un effet plus durable. Il sera préférable, dans ce cas, de recourir à la dérivation intestinale, aux purgatifs salins, de même qu'aux sédatifs du cœur, aux bromures alcalins, au valérianate d'ammoniaque, à l'aconit; tout au plus, chez les individus pléthoriques à « tempérament sanguin », pourrait-on, exceptionnellement, conseiller une application de quelques sangsues à l'anus.

Plus tard lorsque le cœur, luttant depuis longtemps déjà, commence à faiblir, on peut voir survenir quelques signes d'hyposystolie : la circulation de retour est entravée, la tension veineuse s'élève ; on observe de la cyanose, du refroidissement périphérique, un peu d'œdème transitoire péri-malléolaire, et des congestions viscérales multiples et principalement du côté du poumon.

Chez ces malades, on a proposé de soulager le travail du cœur, en pratiquant une déplétion du système vasculaire par une saignée copieuse (Thierry, *De la saignée dans les affect. organ. du cœur*, th. Paris, 1887). Je crois préférable encore, dans ce cas, d'agir localement par des applications de ventouses scarifiées ou de sangsues au niveau des viscères congestionnés, d'entretenir la régularité des garde-robes, de favoriser la diurèse, enfin de relever la tension artérielle et l'énergie contractile du cœur par les préparations de digitale, dont l'action pourra être continuée par celle du strophantus.

Asystolie. — Il se présente assez fréquemment dans les cardiopathies des cas où la saignée est suivie d'un plein succès. Le plus souvent, il s'agit de malades ayant eu déjà plusieurs attaques d'asystolie, dont la digitale et les agents habituels de la thérapie cardiaque ont toujours triomphé jusque-là. Cependant il arrive un moment où tous ces agents cardiaques restent impuissants : le malade est alors de nouveau en pleine asystolie : il présente une infiltration œdémateuse considérable, la tension veineuse est extrême, les vaisseaux distendus et encombrés à l'excès, les capillaires comprimés par l'infiltration séreuse, il y a de l'hydropisie des séreuses, des congestions viscérales, la face est cyanosée, les extrémités froides, la dyspnée extrême. La digitale ne peut rien dans ce cas, c'est en vain qu'elle s'efforce d'exciter la contraction du myocarde, qui s'épuise sans succès contre le barrage insurmontable qui règne à la périphérie ; bien plus, persister à donner ici la digitale, c'est exposer le malade à de graves accidents d'intoxication, car tous ou presque tous ont de l'albumine dans les urines, et sont en imminence d'urémie. C'est dans ces cas qu'une saignée, de 300 grammes environ, trouve son indication par excellence : la déplétion veineuse va supprimer ou tout ou moins diminuer la résistance périphérique, et produire une véritable décharge pour le sang vicié par des produits excrémentitiels ; la pression veineuse va diminuer ; au contraire la tension artérielle va se relever et le muscle cardiaque reprendre son énergie contractile. Plus tard, lorsque la saignée, aidée utilement dans beaucoup de cas par une révulsion intestinale énergique, aura ainsi préparé les voies, la digitale pourra encore produire quelque effet utile. Ce triple traitement a opéré quelquefois de véritables résurrections (Thierry).

Dans certains cas d'*angine de poitrine*, lorsque l'anxiété et la dyspnée sont considérables, la saignée, au dire de Peter et de Lasègue, a pu amener un soulagement immédiat et rapide. Le fait est important à retenir ; cependant il sera toujours préférable, à mon sens, de s'adresser d'abord aux médicaments dépresseurs de la tension artérielle, au nitrite d'amyle de préférence ; de même la violence de l'accès sera presque toujours combattue heureusement par une injection sous-cutanée de chlorhydrate de morphine.

Suivant Peter, la saignée générale est le traitement qui s'impose avant tout, dans les troubles graves de congestion intense et de catarrhe suffocant, qui caractérisent les *accidents gravido-cardiaques*.

Ventouses scarifiées. — Sangsues.

En dehors des cas précités, la saignée générale ne présente pas d'indications particulières.

Lors donc qu'on aura à combattre des congestions viscérales isolées, sans retentissement grave sur l'état général, c'est aux saignées locales, aux sangsues, aux ventouses scarifiées qu'il faut s'adresser.

Les *sangsues* sont peu employées aujourd'hui ; la difficulté de s'en procurer de bonnes, la longueur de l'application, la difficulté de régler la spoliation sanguine qu'elles produisent, enfin la répulsion qu'elles inspirent à certains malades, les ont fait remplacer le plus souvent par les ventouses scarifiées. Toutefois, si on les emploie, on se rappellera que les sangsues dites grosses moyennes pèsent 1 gr. 25 et les petites 70 centigrammes : que les premières après être tombées accusent à la pesée 6 gr. 70, les secondes 4 gr. 70 (Dorvault). Enfin le sang, qui s'écoule de la plaie après la chute de la sangsue, peut être évalué à la même quantité, en moyenne, que celle qu'elle a sucée.

Les *ventouses scarifiées* se recommandent par la rapidité et la propreté de leur application, ainsi que par la facilité qu'on a avec elles de régler la quantité de sang à évacuer. Il sera bon, avant l'application, de laver la peau au savon et au sublimé faible, et on entretiendra ensuite une grande propreté autour des incisions produites par les ventouses.

Traitement des maladies du cœur chez les enfants.

Chez les enfants, le pronostic des maladies du cœur est moins grave que chez l'adulte; généralement la tolérance pour les lésions organiques est plus grande, et souvent, par une hygiène sévère et un traitement rigoureusement suivi, on peut espérer sinon une rétrocession absolue, du moins une amélioration notable.

Quant aux détails du traitement, Jules Simon en a donné un excellent tableau dans des leçons récentes (1893). Voici, d'après lui, comment il faudrait agir pour traiter une cardiopathie infantile :

1° *Au début;* contre *la lésion organique*, *médication locale :* petits vésicatoires ou pointes de feu sur la région précordiale, en les répétant toutes les semaines; de plus, en permanence, enveloppement du thorax par une couche d'ouate.

A l'intérieur : contre *les mouvements fébriles*, accidents fréquents, le salicylate de soude (un demi-gramme tous les cinq jours); contre l'*arythmie*, la teinture de digitale (dose quotidienne : 10 à 20 gouttes pendant une semaine, et un repos alternatif de même durée) ; contre l'*asystolie*, l'infusion de la même plante (30 centigrammes de feuilles sèches, quotidiennement pendant cinq jours, puis repos de même durée pour éviter l'accumulation).

Dans l'intervalle de l'administration de la digitale, prescrire l'iodure de potassium ou de sodium à doses faibles (20 à 30 centigrammes par jour), pour éviter l'anémie.

2° Comme *traitement préventif de l'asystolie* : activer la circulation périphérique par un bon fonctionnement de la peau (friction, massage, gymnastique passive), et par cela soulager le cœur. Parmi les toniques, éviter les préparations martiales dans la crainte de congestions viscérales et préférer l'hémoglobine en sirop, en vin, plutôt qu'en pilules, et à la fin des repas ; l'huile de foie de morue durant l'hiver ; les phosphates pulvérisés en mélange aux aliments, ou l'arsenic en solution :

Arséniate de soude....................	0 gr. 10
Eau distillée..........................	500

Dose : une cuillerée à café à chaque repas.

Prohibition des bains de mer et de l'usage des eaux minérales, dans la crainte de poussées rhumatismales sur le péricarde ou l'endocarde, et de provocation à l'asystolie.

3° Comme *médication symptomatique*, prévenir la constipation par des laxatifs répétés une ou deux fois par semaine (eau de Châtel-Guyon, Montmirail, etc., etc.) ; enfin, calmer les palpitations et combattre l'insomnie par les préparations bromurées à petites doses, bientôt discontinuées, pour ne pas provoquer l'anémie.

QUATRIÈME PARTIE

TRAITEMENT DES MALADIES DU CŒUR EN PARTICULIER

Nous avons fait connaître, dans les chapitres précédents, la thérapeutique générale qui convient aux maladies du cœur ; nous allons montrer maintenant comment les moyens dont elle dispose trouvent leur application dans chaque maladie du cœur en particulier.

I. — MALADIES ORGANIQUES

Traitement de la péricardite.

a) L'indication première est de combattre la *phlegmasie* du péricarde.

Corvisart, Bouillaud et Hope ont vivement conseillé la saignée ; Bouillaud notamment faisait pratiquer plusieurs saignées pendant les trois ou quatre premiers jours de la maladie, et les faisait suivre de l'application de sangsues nombreuses ou de ventouses scarifiées. Ce traitement, énergique s'il en fut, lui aurait donné douze guérisons sur quinze cas. Cependant, ce moyen est fort contestable, car il laisse les malades dans un état de faiblesse considérable, et prédispose au collapsus ainsi que Gendrin l'avait déjà vu ; Stokes y est complètement opposé. Il est bien préférable, pour s'opposer au travail phlegmasique, de recourir aux ventouses scarifiées, et, plus tard, à des applications renouvelées de pointes de feu, ou encore aux larges vésicatoires recommandés spécialement par Corvisart.

Dans le même but, Bamberger et Friedreich ont proposé l'emploi local du froid, en appliquant sur la région précordiale des compresses d'eau froide fréquemment renouvelées, ou des sachets de glace Gendrin, en France, avait recours à la vessie de glace qu'il laissait en place pendant deux jours environ; elle avait pour effet, d'après lui, de diminuer les douleurs locales, de calmer les battements tumulteux du cœur et l'anxiété extrême du malade. J'ai employé ce traitement en suivant exactement la technique de Gendrin; il a été bien supporté par les malades, mais le bénéfice qu'ils en ont retiré a été assez médiocre; je ne saurais donc le recommander d'une façon particulière.

En Angleterre, Hope, Taylor et d'autres ont préconisé vivement les mercuriaux, et Stokes a insisté surtout sur l'emploi du calomel; ces agents sont à peu près abandonnés chez nous.

On peut en dire autant du tartre stibié à hautes doses, moyen trop violent qui épuise les malades.

La digitale est indiquée lorsque le cœur faiblit et que déjà se montrent quelques signes de cet épuisement cardiaque; lorsque la péricardite est accompagnée de phénomènes fébriles, l'indication de la digitale est encore plus manifeste : elle abaisse la température, en même temps qu'elle relève l'énergie du muscle cardiaque. Dans ce cas, il est inutile et même dangereux d'imiter la pratique de Friedreich qui donne la digitale à haute dose; au contraire, suivant le précepte de Gendrin, les doses petites de 10 centigrammes de poudre de feuilles en macération, ou de 32 gouttes de teinture alcoolique qui représentent 10 centigrammes de feuilles sèches, sont d'un emploi plus judicieux; elles diminuent l'excitation cardiaque, ralentissent le pouls, et lui redonnent de la vigueur. C'est également contre cet affaiblissement cardiaque qu'on prescrit avec avantage les cordiaux, l'alcool, le quinquina, l'acétate d'ammoniaque, et, en cas de dépression extrême, les injections sous-cutanées d'éther et surtout de caféine. Nous mentionnerons seulement comme mémoire la vératrine, proposée par Friedreich parce qu'elle calme les douleurs et abaisse la température; on la donnerait à la dose de 5 à 25 milligrammes progressivement; de même d'après Stokes, l'acide cyanhydrique médicinal (2 à 10 gouttes). Le premier de ces médicaments est bien rarement employé; quant au second, d'un maniement dangereux, on ne saurait vraiment le recommander.

b) La *douleur* précordiale pourra être combattue par le salicylate de soude et l'antipyrine, surtout lorsque la péricardite survient dans le cours du rhumatisme articulaire aigu, par l'opium ou les injections sous-cutanées de chlorhydrate de morphine. Bernheim (1887) a fait la juste remarque que ces opiacés doivent être maniés avec grande prudence, lorsque le muscle commence à fléchir et que ses contractions sont affaiblies et précipitées, à cause de leur action déprimante sur l'innervation cardiaque. Les révulsifs divers trouvent encore ici leur emploi justifié (vésicatoires, pointes de feu, ventouses).

c) La *dyspnée*, souvent si vive, sera calmée par les

injections de chlorhydrate de morphine ; elles procurent au malade un soulagement réel.

d) L'*insomnie* sera calmée par le chloral, le sulfonal, peut-être mieux par l'hypnal (antipyrine et chloral).

Telles sont les indications thérapeutiques que fournit la *péricardite à sa première période.*

e) Lorsque l'*épanchement* péricardique est établi, il faut recourir aux vésicatoires, aux diurétiques ainsi qu'aux purgatifs ; cependant malgré le traitement, si l'épanchement augmente et s'accompagne d'affaiblissement cardiaque avec menace de suffocation, il faudra songer à la *paracentèse du péricarde.* Cette opération tentée pour la première fois par Schuh (1840) et renouvelée depuis par un certain nombre d'auteurs : Schonberg, Kyber, Romero, Aran, Trousseau, H. Roger et d'autres, est devenue, grâce aux appareils aspirateurs et à l'antisepsie, relativement assez facile. Après avoir bien établi le diagnostic, et rejeté l'hypothèse d'une tumeur du médiastin ou d'un épanchement pleurétique, qui ont été quelquefois confondus avec la péricardite avec épanchement, on choisit avec soin l'espace intercostal où l'on se propose d'opérer. La plupart des auteurs, suivant les indications de Trousseau et de Jobert (de Lamballe), choisissent le 4ᵉ ou 5ᵉ espace intercostal, à 1 centimètre et demi environ du rebord gauche du sternum, de façon à éviter l'artère mammaire interne qui passe à 1 centimètre de cet os. Dieulafoy conseille de se rapprocher de la pointe et de ponctionner à gauche, en moyenne à 6 centimètres en dehors du rebord sternal. Plus récemment, Rendu (*Soc. Méd. hôpit.*, 1882) a montré qu'on ne pouvait suivre une règle fixe ; il remarque que le liquide de l'épanchement s'accumule toujours à la base du péricarde vers la région diaphragmatique. L'abaissement de la sonorité gastrique est le meilleur indice des progrès de la collection liquide. Or, dans ce mouvement d'abaissement du diaphragme, il n'est nullement probable que la pointe du cœur continue nécessairement à reposer sur la face convexe du trèfle aponévrotique, puisque l'organe est retenu en haut par le faisceau des gros vaisseaux aortique et pulmonaires. Le cœur est plus vraisemblablement refoulé en haut et en arrière, et, pour peu que la voûte du diaphragme s'abaisse, il reste entre la pointe et la cloison diaphragmatique un espace appréciable. En ce point, une ponction doit être nécessairement couronnée de succès et exempte de danger, parce que c'est là que le liquide s'amasse en plus grande quantité, et qu'en rasant la limite supérieure du diaphragme, on est sûr de ne pas blesser le ventricule. Donc, toutes les fois qu'on pourra constater, pendant plusieurs jours, l'abaissement progressif du diaphragme avec des signes évidents d'épanchement péricardique, on ira à coup sûr au-devant de la collection en ponctionnant à 1 centimètre environ au-dessus de la limite inférieure de la matité ; tantôt ce sera le sixième, tantôt le septième espace intercostal que l'on ponctionnera, ce pourra même être dans le huitième espace, si l'on fait la paracentèse très en dehors du sternum, comme dans un fait de Potain.

Dans l'opération telle qu'elle était pratiquée par Trousseau, Aran, Roux et d'autres, on incisait d'abord couche par couche avec le bistouri avant d'enfoncer le trocart. Aujourd'hui, après avoir fait une ponction exploratrice avec la seringue de Pravaz, on se sert des appareils aspirateurs. On emploie, par exemple, le trocart le plus fin de l'appareil Potain, et non l'aiguille qui peut écorcher le cœur avec sa pointe, après que le liquide a été évacué. L'aspiration doit être pratiquée avec lenteur; dès qu'elle est terminée, on applique un pansement antiseptique par occlusion. C. Paul est d'avis de ne pas pratiquer d'aspiration, qui déterminerait, pense-t-il, une symphyse cardiaque après que la plus grande partie de l'épanchement est évacuée et oblige à cesser l'aspiration. D'après lui, il serait préférable de laisser la canule en place pendant une heure environ, car il y a constamment des adhérences qui empêchent le liquide de s'écouler rapidement; de plus, en ne pratiquant pas l'aspiration de suite, on verrait le liquide sortir d'abord en jet saccadé correspondant au pouls, puis en bavant; ce caractère établirait qu'on est bien dans le péricarde et non dans la plèvre. Malgré ces raisons qui ne manquent point de valeur, nous pensons qu'il est préférable de recourir à l'aspiration pratiquée lentement avec les trocarts capillaires, et avec toutes les précautions antiseptiques d'usage. Cependant, le liquide une fois évacué peut se reproduire ; pour l'éviter autant que possible, on pourrait, suivant le conseil d'Aran, faire suivre la ponction d'une injection de teinture d'iode iodurée.

Quelle est la valeur thérapeutique de la ponction du péricarde? C'est la question que nous devons nous poser maintenant; la statistique va nous donner la réponse.

H. Roger (1875), sur 14 observations de paracentèse péricardique, a noté que 6 fois la mort était survenue de un à cinq jours après l'opération; 3 fois, au bout de quelques semaines. Un seul cas de guérison avait été définitif. Cette statistique ne serait guère encourageante si on devait s'en tenir à elle exclusivement, mais des faits plus récents modifient heureusement cette impression première. Dans un travail paru en 1879, Hindenlang (*Deutsch. Arch. f. Klin. med.*, t. XXIV) relève, sur 65 observations, 21 cas de guérison ou d'amélioration, ce qui donne une statistique de 32 pour 100 de succès. En résumé, la ponction du péricarde doit être considérée seulement comme une ressource d'urgence, pour les cas graves avec menace de suffocation immédiate pour le malade ; avec les moyens dont nous disposons actuellement, l'opération ne peut plus être redoutée, et permet d'espérer la guérison dans le tiers des cas environ.

L'*hydropéricarde* sera traité par les révulsifs et les diurétiques, en ne perdant pas de vue, dans les indications du traitement, la cause qui lui a donné naissance : mal de Bright, tuberculose, etc. En cas d'abondance extrême du liquide épanché, et devant l'insuccès des autres moyens, on songera à la paracentèse du péricarde, en suivant les règles exposées plus haut. Sans doute, les résultats en sont moins beaux que dans le cas de péricardite avec épanchement, de nature rhumatismale, mais on a vu plusieurs fois survenir la guérison locale sans empêcher, bien entendu, les progrès de la tuberculose pulmonaire causale ; les observations d'Aran, de Trousseau, de Lasègue (1854) et de quelques autres sont très nettes à ce double point de vue.

L'*hémopéricarde* ne comporte rien de spécial dans son traitement qui est généralement impuissant ; on devra cependant, dans le cas de paracentèse, se borner à une évacuation partielle, car la décompression rapide pourrait amener des ruptures vasculaires nouvelles et une hémorrhagie menaçante (Mathieu).

Dans les cas de *péricardite purulente*, les ponctions répétées sont parfois nécessaires ainsi que les lavages antiseptiques ; c'est pourquoi certains médecins ont été amenés à inciser largement le péricarde pour obtenir l'évacuation totale du liquide, et permettre les lavages répétés et le drainage (Rosenstein, 1881 ; Davidson, 1891 ; Kœrte, 1892). D'après un travail récent de Sievers (*Zeitsch. f. Klin. méd.*, XXIII), sur 8 cas opérés, 4 furent suivies de guérison. Pour cet auteur, l'incision du péricarde doit être pratiquée dans le 4e ou 5e espace, à quelques centimètres du bord gauche du sternum ; il est quelquefois nécessaire de pratiquer au préalable la résection du segment costal, mais on doit autant que possible éviter cette complication.

Le traitement de la *symphyse cardiaque* se bornera à remplir les indications découlant de l'état général du malade, et à relever ses forces par tous les moyens appropriés. L'iodure de potassium a été employé comme résolutif, mais sans succès appréciable, et les révulsifs cutanés sont le plus souvent impuissants. Ce qu importe avant tout, c'est de surveiller l'état du muscle cardiaque et de retarder, autant que possible, l'affaiblissement et la dégénérescence qui le menacent. Les toniques généraux, la spartéine et la caféine sont indiqués ici très nettement.

Traitement des endocardites.

Suivant l'usage, nous conserverons la distinction classique entre les *endocardites aiguës* ou *subaiguës simples* et les *endocardites infectieuses*. Ce langage cependant a cessé d'être rigoureusement exact, depuis que les recherches modernes ont montré que l'endocardite simple elle-même est d'origine infectieuse. Peut-être vaudrait-il mieux, à l'exemple de Hanot (*Arch. gén. de Méd.*, 1890), distinguer dans les endocardites une *forme infectieuse atténuée* ou bénigne et une *forme infectante*.

A. Endocardite aiguë et subaiguë simple (*ou infectieuse atténuée*).

1° **Traitement prophylactique.** — Lorsqu'on se trouve en présence d'un malade atteint d'une de ces nombreuses affections qui ont une si fâcheuse influence pathogénique sur l'endocardite, est-il possible d'aller au-devant des accidents qui menacent le patient, et d'empêcher le développement de la maladie cardiaque? C'est là un point qui a beaucoup exercé la sagacité des cliniciens, justement convaincus de la faiblesse de nos moyens dès que l'endocardite est constituée. Pour arriver à ce but, chez les rhumatisants par exemple, qui forment la grande majorité des sujets exposés à l'endocardite, Jaccoud (1862) a insisté sur l'emploi de la médication alcaline dont les propriétés antiplastiques s'opposeraient à l'organisation des produits et à la formation des coagulations intra-cavitaires. H. Danies (1864), toujours dans le même but prophylactique, préfère le traitement externe par les topiques et propose de couvrir les articulations malades de larges vésicatoires, de façon à produire une dérivation énergique du processus phlegmasique. D'autres, comme Striker, ont prétendu que le salicylate de soude est le véritable traitement préventif de l'inflammation de l'endocarde; nous ne voyons que trop, malheureusement, combien cet espoir est peu justifié. D'un autre côté, pour essayer de dissoudre les dépôts fibrineux de l'endocardite, Richardson donnait le carbonate d'ammoniaque à l'intérieur et Gerhardt a proposé les aspirations d'eau alcaline : de 4 à 10 grammes de carbonate de soude dans un demi-litre d'eau. Or, il faut bien le reconnaître, tous ces moyens sont impuissants pour prévenir la maladie cardiaque : c'est pourquoi la plupart des médecins, à l'exemple de Trousseau, instituent le traitement du rhumatisme articulaire aigu sans se préoccuper de l'endocardite, mais tout prêts à agir dès la première alerte.

2° **Traitement curatif.** — Mais que faire dès que la maladie est déclarée? Faut-il se borner à la simple expectation, à l'exemple de Bamberger, qui déclare que la plupart des malades morts dans le cours de l'endocardite ont succombé non à la maladie, mais au traitement? Le médecin doit s'élever de toutes ses forces contre une assertion aussi blâmable qu'inexacte, car, s'il est vrai que nous ne pouvons pas guérir l'endocardite, nous sommes du moins en mesure d'en modérer les effets d'une façon considérable. Il faut donc traiter les malades atteints d'endocardite; nous avons essayé ailleurs (art. *Endocardite*, *Dict. Encyclop. des Sc. médic.*) d'indiquer les lignes générales de ce traitement pour lequel nous disposons de topiques locaux et de moyens généraux.

Topiques locaux. — Les *antiphlogistiques* ont été préconisés surtout par Bouillaud et on sait avec quelle énergie! « Plus encore que la péricardite, dit-il, l'endocardite intense réclame impérieusement le prompt et puissant secours de la nouvelle formule des émissions sanguines; l'urgence d'un traitement est plus grande et plus flagrante dans le cas d'endocardite que dans celui de la péricardite, car la première de ces maladies, lorsqu'elle est très violente, entraîne des altérations immédiates bien plus dangereuses, bien plus prochainement mortelles que celles produites par la seconde. Toutefois, le nombre et la date des émissions sanguines générales et locales seront déterminés par l'intensité de la maladie, la force et l'âge des sujets, la complication. » Ce n'est que chez les sujets jeunes, vigoureux, pléthoriques, présentant une fièvre intense et un éréthisme cardiaque considérable, qu'une phlébotomie pourrait, dès le début, amener une rémission sensible ; mais la méthode des *saignées abondantes* a été abandonnée, car elle exagère considérablement l'anémie déjà si profonde dans le rhumatisme, et peut par cela même favoriser la paralysie du muscle cardiaque.

On a substitué à cette pratique celle des *ventouses scarifiées* au niveau de la région précordiale ; ce procédé, qui ne saurait agir directement sur le processus irritatif ou phlegmasique de l'endocarde, produit néanmoins d'excellents effets : la dérivation locale et la perturbation nerveuse qu'il engendre, diminuent certainement la fluxion cardiaque.

Friedreich et Walsh (qui repousse le traitement par la saignée) donnent la préférence comme moyen local à l'*application de la glace*, jour et nuit, au niveau de la région du cœur, et Gendrin (*Leç. sur les mal. du cœur et des gr. art.*, 1842, p. 548), bien avant eux, avait précisé l'indication de la « vessie de glace » en même temps qu'il en notait les heureux effets sur la maladie. « L'effet direct de ce topique est de diminuer immédiatement les douleurs locales, de calmer les battements tumultueux du cœur et l'anxiété extrême du malade ; le plus souvent l'effet topique réfrigérant a même pour résultat de réprimer en peu de temps la violence de l'état fébrile, et d'abaisser la fréquence du pouls au-dessous de son rythme normal. » Ce procédé ne paraît pas cependant avoir une influence aussi heureuse dans l'endocardite que dans les cas de péricardite : c'est pourquoi certains auteurs lui ont substitué l'emploi de larges *vésicatoires*, *loco dolenti*, que l'on pourrait panser, ainsi que le faisait Bouillaud, avec 30, 40 centigrammes de poudre de digitale. On peut encore se contenter d'une large friction, répétée tous les jours deux fois, avec de la teinture de digitale.

3° **Traitement général.** — Dans le but de diminuer la formation des dépôts plastiques valvulaires et d'en favoriser la résorption, Jacccoud a conseillé l'emploi du *tartre stibié* à la dose de 40 centigrammes chez l'homme et de 30 centigrammes chez la femme, pris par cuillerée à bouche toutes les heures. Le traitement est poursuivi pendant deux ou trois jours, suivant l'effet obtenu, en ayant soin de mettre un intervalle de vingt-quatre heures entre chaque jour de médication; dès la seconde ou troisième potion, cet auteur a constaté souvent la diminution et même la disparition des phénomènes stéthoscopiques. Toutefois ce traitement ne convient qu'aux individus robustes et pleins de vigueur; chez la femme, l'enfant, et les sujets affaiblis, il est formellement contre-indiqué.

Stokes et Graves ont vanté l'usage des *préparations mercurielles*, mais cette médication ne paraît pas avoir donné de résultats formels; bien plus, elle n'est pas sans danger, c'est pourquoi elle est tombée justement dans l'oubli.

Lorsque la fièvre est intense, le pouls fréquent, et

que les phénomnèes d'éréthisme cardiaque sont dominants, il faut alors avoir recours aux modérateurs du cœur, et dans ce cas la *digitale* est le premier médicament auquel on doive s'adresser. Sous son influence, l'activité exagérée du cœur se calme rapidement, les contractions se ralentissent et se régularisent; on évite ainsi, dans la mesure du possible, que des dépôts phlegmasiques se détachent des valvules et aillent former des embolies secondaires. La forme et les doses suivant lesquelles on donnera le médicament diffèrent un peu suivant les auteurs. C. Paul accorde la préférence à la teinture de digitale à la dose de 1 gramme. Mais comme le médicament met au moins vingt-quatre heures pour faire sentir son action, il faut attendre deux jours avant d'augmenter la dose; une fois l'effet obtenu, au bout de trois à quatre jours, on diminue ou suspend tout à fait le médicament, que l'on reprendra dès que son action commencera à disparaître. Cependant bon nombre d'auteurs croient préférable de remplacer la teinture par l'infusion de feuilles de digitale à la dose de 20, 40, 60 centigrammes (quelques-uns portent la dose jusqu'au delà de 1 gramme, ce qui est excessif) par jour pour 150 ou 200 grammes d'eau, qu'on prendra en quatre fois, ou mieux encore par cuillerée à bouche, d'heure en heure, en ayant soin de faire édulcorer le mélange avec 25 à 30 grammes de sirop. Cette médication donne d'excellents résultats : le pouls se ralentit, les battements du cœur sont moins violents et par suite l'oppression se calme peu à peu; mais chez certains malades, l'intolérance ne tarde pas à se manifester : il survient des vertiges, des nausées, des vomissements, des sueurs froides et parfois une tendance syncopale, qui obligent le médecin à renoncer tout de suite à un aussi précieux médicament. Dans ce cas, et surtout dans les formes apyrétiques, on se trouvera bien de substituer à la digitale l'usage des *bromures alcalins*, de potassium ou mieux encore de sodium, à la dose de 2 à 4 grammes par jour, ou encore la valériane et surtout le valérianate d'ammoniaque, dans le but de calmer l'éréthisme du cœur.

D'autres médicaments dépresseurs du cœur, tels que la *vératrine*, ont été encore recommandés, mais leur action n'a rien de comparable avec celle des substances précédentes.

Le traitement général sera complété par certaines *prescriptions hygiéniques* de première importance, le malade gardera le repos absolu, on éloignera de lui toutes les causes d'émotion ou d'excitation cardiaque, le bruit, les conversations, les visites, seront rigoureusement proscrits ; enfin un *régime alimentaire* doux et d'une digestion facile sera institué dès le début : le régime lacté, les bouillons, des boissons fraîches légèrement acidulées, en feront tous les frais.

Dès que la sédation des accidents du début aura été obtenue, il faudra alors faire intervenir la médication tonique : l'extrait de quinquina, le vin, les stimulants énergiques tels que l'éther, la liqueur d'Hoffmann, l'acétate d'ammoniaque et même certaines préparations ferrugineuses rempliront toutes les indications. Il sera encore utile à cette période de s'opposer à la formation des produits plastiques par les préparations iodurées dont l'action fondante et résolutive connue depuis si longtemps, reste cependant dans ce cas trop souvent impuissante.

B. Endocardites infectieuses (*infectantes* de Hanot).

— Le traitement des endocardites infectieuses ne peut être que palliatif, la mort étant la terminaison habituelle de la maladie. Néanmoins les indications thérapeutiques à remplir sont de deux ordres. Les premières doivent tendre à relever l'état général si profondément affaibli ; pour cela on aura recours à tous les agents toniques que le malade pourra supporter : le quinquina, le vin, les potions cordiales, le cognac, le vin de Champagne, etc., auxquels on joindra le sulfate ou mieux encore le chlorhydrate de quinine dans le but de diminuer l'élément fébrile.

La seconde indication a pour but de lutter contre l'élément parasitaire infectieux de la maladie, par l'usage d'une médication antiseptique appropriée. On a préconisé tour à tour le salicylate et le benzoate de soude, les sels de quinine, le musc, le carbonate d'ammoniaque, le bichlorure de mercure, etc., etc. ; aucun de ces agents thérapeutiques n'a donné de résultat et les endocardites malignes sont restées jusqu'ici absolument réfractaires à toutes les tentatives de l'art médical.

C. **Endocardite chronique.** — Son traitement se confond avec celui des affections valvulaires ou orificielles du cœur.

Traitement des affections valvulaires et orificielles.

La thérapeutique générale des maladies mitrales et celle des affections aortiques a été développée avec de longs détails dans le chapitre précédent (voir p. 239) ; nous nous bornerons ici à rappeler brièvement les quelques particularités du traitement que réclame chacune d'elles.

Traitement du rétrécissement aortique. — De toutes les maladies organiques du cœur, le rétrécissement aortique est celle dont la symptomatologie est le plus longtemps silencieuse ; le stade de compensation y est généralement long, et les troubles morbides nuls, ou à peine accusés durant cette période, ne commencent à apparaître qu'au moment de l'affaiblissement du muscle cardiaque, c'est-à-dire tardivement. La thérapeutique doit donc se borner surtout à retarder le plus longtemps possible cette période troublée. Pendant les premiers temps de l'affection cardiaque, le traitement doit se borner aux simples prescriptions d'hygiène et à combattre l'état anémique si fréquent chez la plupart de ces malades.

Ceux-ci doivent se garder de toutes les causes de surmènement et de fatigue pour le cœur ; les efforts violents, les exercices musculaires prolongés doivent être évités ; les professions manuelles seront abandonnées par ces malades qui rechercheront seulement les occupations sédentaires.

Les émotions morales vives, de même que tout ce qui pourrait, dans l'alimentation ou dans la manière de vivre, être cause d'excitation cardiaque sera écarté. Le café, le thé, l'usage habituel des boissons alcooliques et du tabac, les mets excitants seront défendus. Le malade devra, de préférence, habiter un climat doux, tempéré, à l'abri des brusques changements de température et ne point s'écarter, dans sa manière de vivre, des règles d'hygiène que nous avons formulées. Si, malgré tout, il survient de temps à autre des accidents d'éréthisme cardiaque, des battements précipités avec oppression vive, on aura recours aux sédatifs du cœur, aux antispasmodiques, aux nervins et principalement aux préparations bromurées, à la valériane et à ses composés, à l'éther, et quelquefois à l'aconit. Enfin durant la longue période d'état, l'usage des iodures, suivant la méthode indiquée déjà, devra être mis en œuvre, et cela d'autant plus que le rétrécissement de l'orifice aortique, plus fréquent chez le vieillard que chez l'adulte, coïncide avec l'athérome et l'aortite chronique.

L'état anémique sera combattu par le quiquina associé aux préparations ferrugineuses : le tartrate ferrico-potassique, le citrate de fer ammoniacal, le bromure de fer, l'iodure de fer, et aussi par quelques stimulants généraux. L'hydrothérapie peut rendre de très réels services à condition qu'elle soit bien supportée, et en veillant à ce que le froid humide n'éveille quelque poussée rhumatismale. Une alimentation tonique s'impose également, mais il faudra éviter les repas trop copieux, et les aliments qui favorisent le développement de l'obésité.

Lorsque surviennent les accidents multiples de l'hyposystolie et de la période asystolique véritable, le traitement comprendra les moyens que nous avons indiqués à propos de la thérapeutique générale des cardiopathies artérielles : les toniques du cœur, les agents cardio-vasculaires, et en particulier la digitale (voir page 289), les diurétiques, les purgatifs, etc., en formeront la base ; les accidents particuliers de dyspnée, d'œdème, de congestions viscérales, d'hydropisies des séreuses seront combattus par les moyens habituels.

Traitement de l'insuffisance aortique. — Ce que nous venons de dire du rétrécissement aortique s'applique en partie au traitement de l'insuffisance valvulaire de cet orifice. Au début et pendant la période de compensation, pas de traitement actif; les prescriptions hygiéniques suffisent. Tout ce qui peut exciter le cœur et augmenter son travail musculaire : causes morales, fatigues physiques, sera évité avec soin ; l'habitation dans un climat tempéré, une alimentation réparatrice mais peu copieuse, l'abstention des boissons stimulantes, café, alcool, ainsi que du tabac, la régularité des selles, voilà en quelques mots les principes d'hygiène auxquels le malade devra s'astreindre. Plus tard les poussées passagères d'excitation du muscle cardiaque seront enrayées par l'usage du bromure de sodium, de la valériane et de l'éther sulfurique. Lorsque l'affection semble se développer progressivement, et d'autre part qu'elle coexiste avec les phénomènes généraux de l'artério-sclérose, il faut faire intervenir la médication artérielle par excellence : l'iodure de potassium ou de sodium, qui agit sur l'orifice aortique, l'aorte elle-même, et s'adresse à la maladie artérielle tout entière. L'iodure sera prescrit journellement à la dose de 60 centigrammes à 1 gramme, associé ou non à une très faible dose d'opium qui en corrige les effets fâcheux sur l'estomac; on prend le tout durant 20 à 25 jours consécutifs puis on cesse le médicament pendant 8 à 10 jours, pour le reprendre pendant trois semaines. On le supprime de nouveau durant un septénaire pour le reprendre encore pendant 20 à 25 jours et ainsi de suite, pendant plusieurs mois consécutifs. L'iodure est un dépresseur de la tension artérielle, et ses succès en pareille circonstance ne sont plus à compter.

Le caractère prédominant de certains symptômes réclame une médication particulière. La dyspnée cardiaque sera combattue par l'éther, les bromures, les révulsifs cutanés, et par-dessus tout par les injections sous-cutanées de chlorhydrate de morphine; lorsqu'elle paraît causée par une sorte de toxémie, fréquente chez les artérioscléreux et dans les maladies cardio-valvulaires, les purgatifs, le régime lacté absolu, les inhalations d'oxygène, sont les meilleurs moyens auxquels on doit s'adresser. Les crises répétées de douleurs rétro-sternales symptomatiques de l'aortite, si fréquentes dans ce cas, seront calmées localement par des révulsifs, ventouses scarifiées, pointes de feu, vésicatoires camphrés de petite dimension mais souvent répétés, au niveau du deuxième ou du troisième espace intercostal, près du rebord sternal, au niveau de la région aortique. C'est dans ces cas, également, qu'il peut être utile d'appliquer en cette région un cautère qu'on entretiendra pendant des semaines, et même pendant plusieurs mois.

La gastralgie et les autres troubles digestifs, si fréquents chez les aortiques, seront traités par l'eau chloroformée et cocaïnée, l'opium à petites doses, associé à une faible quantité de belladone, le chlorhydrate de morphine, les gouttes noires anglaises, l'extrait gras de cannabis indica (G. Sée), et le régime lacté absolu pendant plusieurs semaines.

L'insuffisance aortique d'origine artérielle est souvent accompagnée d'angine de poitrine dont les accès, plus ou moins violents, seront calmés par le chlorhydrate de morphine en injections sous-cutanées, et par les inhalations de nitrite d'amyle. Dans l'intervalle, le malade continuera plus que jamais la médication iodurée par période, et dans les intervalles de repos aura recours à la trinitrine (solution alcoolique au centième).

Les vertiges, l'insomnie, quand ils ne sont pas dus à de petites crises d'urémie, céderont à l'emploi de l'opium.

L'usage de la digitale est absolument contre-indiqué pendant la période d'hypersystolie (voir p. 99), avec exagération de la tension artérielle; il aurait le grave inconvénient, entre autres, de ralentir les battements du cœur et d'accroître ainsi l'obstacle à vaincre, car chaque pause du cœur augmente la régurgitation du sang dans le ventricule (Corrigan). Mais plus tard, quand le muscle cardiaque faiblit, que le premier bruit est mal frappé, que la tension artérielle s'abaisse, et que le pouls devient mou, fréquent, et souvent arythmique, l'emploi de la digitale s'impose en suivant les règles que nous avons tracées.

Traitement du rétrécissement mitral. — Lorsque le rétrécissement mitral est la conséquence d'une endocardite d'origine rhumatismale, choréique, scarlatineuse, etc., le traitement qui lui convient est celui de l'endocardite en général. Au début, comme pour toutes les affections cardiaques, repos du cœur le plus complet possible, abstention de fatigue musculaire, émotions morales écartées, régime doux, voilà le traitement qui convient à la maladie. En outre, plus peut-être que dans les autres affections cardiaques, les malades atteints de rétrécissement mitral sont sujets aux poussées de bronchite et de congestion pulmonaire : sous l'influence du moindre coup de froid, la dyspnée est assez vive, la toux fréquente et l'expectoration filante, quelquefois striée de filets de sang. Il est donc nécessaire que ces malades évitent, le mieux possible, les atteintes du froid qui leur est particulièrement préjudiciable.

Malgré cette hygiène bien appliquée, la rupture de la compensation est ici beaucoup plus rapide que pour les maladies aortiques; c'est alors que surviennent peu à peu les périodes d'hyposystolie et d'asystolie finale avec leur cortège d'accidents morbides fort nombreux : œdème et stase vers la périphérie, congestions viscérales, inflammations bâtardes, hydropisies, hémorrhagies, etc. Chacun de ces accidents nécessite un traitement spécial qui a été exposé longuement dans la thérapeutique générale.

A côté du rétrécissement mitral par endocardite, il existe une variété toute particulière de sténose, propre surtout aux jeunes femmes, et désignée sous le nom de *rétrécissement mitral pur*. Sa pathogénie est encore obscure; Potain en fait une lésion d'évolution, une sorte d'aplasie analogue au rétrécissement généralisé de l'aorte chez certaines chlorotiques. Mais ce rétrécissement peut encore avoir une autre origine. En effet, dans certains cas de sténose mitrale pure, on a noté la coexistence de lésions tuberculeuses du poumon, mais à forme fibreuse, crétacée, c'est-à-dire paraissant enrayées; d'autre part, le rétrécissement mitral était très serré, comme en voie d'évolution. Dans ce cas, on peut supposer que la lésion cardiaque est consécutive à la bacillose du poumon; les bacilles introduits par le torrent circulatoire détermineraient une endocardite marginale avec peu de tendance à s'étendre, sans altérer la souplesse du reste des valves, ce qui produirait, en somme, un rétrécissement mitral par soudure des bords valvulaires. Potain qui a proposé cette théorie ne le fait, d'ailleurs, qu'avec réserve. Ainsi donc, il faudrait considérer ces malades, généralement pâles et anémiés, comme étant d'abord des tuberculeux du poumon, puis du cœur; dès lors, le traitement de la première période de rétrécissement mitral comporterait des indications toutes particulières empruntées au traitement de la tuberculose : huile de foie de morue, créosote, arsenic, préparations phosphatées, toniques, etc.

Traitement de l'insuffisance mitrale. — Au début, c'est encore aux prescriptions générales d'hygiène qu'il faut recourir. Mais la période troublée ne tarde pas à venir; dès lors, l'insuffisance mitrale est suivie d'affaiblissement du cœur, d'incoordination de ses bruits et des phénomènes graves qui constituent l'hyposystolie. Le médicament par excellence, c'est alors la digitale : « dans aucune affection cardiaque, elle ne se montre d'une efficacité plus constante que dans l'insuffisance mitrale » (Potain). Les complications multiples : congestions viscérales, œdèmes, hydropisies, hémorrhagies, etc., qui peuvent survenir alors, réclament un traitement particulier (voir p. 253) exposé précédemment, sur lequel nous ne voulons plus revenir.

Dans l'insuffisance mitrale, la période ultime d'asystolie est plus précoce que dans les affections aortiques; déjà, à maintes reprises, c'est-à-dire à chaque manifestation d'hyposystolie, les malades ont été soumis au traitement digitalique : six fois, dix fois peut-être et plus, la médication a été couronnée de succès, mais à la longue, cependant, son action s'est épuisée, et il arrive un moment où la digitale est devenue impuissante. Le malade, dont les membres inférieurs sont distendus par un œdème énorme, est en proie à une vive dyspnée avec cyanose et refroidissement des extrémités, phénomènes de stase et de congestion passive vers le poumon, le foie, les reins, le cerveau; les bruits du cœur sont faibles, tumultueux, arythmiques. Quelquefois même, l'insuffisance mitrale en pleine asystolie se complique d'insuffisance tricuspidienne, la stase veineuse est considérable et la cyanose excessive; certains malades pourront alors trouver un soulagement évident dans un saignée qui produira une large déplétion veineuse, supprimera le *barrage périphérique* (Peter) qui s'opposait à l'action de la digitale, et celle-ci pourra reprendre, pour un certain temps, son action cardio-vasculaire. Mais cette médication ne saurait s'appliquer à tous les cas, et l'agent cardiaque qui, à cette période, possède encore une action réelle, est la caféine qu'il faut prescrire au moins à la dose de un gramme, en potion, ou en injections hypodermiques dont l'action est beaucoup plus rapide. Sous son influence, la diurèse s'établit et l'infiltration périphérique diminue; en même temps, le cœur peut reprendre momentanément un peu de son énergie. Cependant, ce moyen même aidé des révulsifs puissants, des purgatifs, du régime lacté, ne tarde guère à se heurter aux manifestations asystoliques qui se montrent partout à la fois; le cœur, altéré profondément dans son muscle, cesse de répondre à toute sollicitation médicamenteuse, et le malade, devenu véritablement un cachectique cardiaque, succombe le plus souvent à la suite de congestion œdémateuse ou d'inflammation bâtarde du côté des poumons.

Traitement de l'insuffisance tricuspidienne. — Les auteurs considèrent l'insuffisance tricuspidienne comme résultant de deux ordres de causes essentiellement distinctes : tantôt l'affection est liée à une altération organique suite d'endocardite du cœur droit; tantôt l'insuffisance est purement fonctionnelle sans lésion anatomique, formée par dilatation progressive du ventricule droit née elle-même sous des causes multiples, dont la plus fréquente est une maladie du cœur gauche.

Quoi qu'il en soit, dès qu'elle est constituée, l'insuffisance de la valvule tricuspide est, de toutes les affections organiques du cœur, celle qui prédispose le plus rapidement aux stases, aux congestions passives, aux infiltrations et aux hydropisies. Toutefois dans le pronostic de la maladie, il faut tenir compte d'éléments divers. Lorsque la maladie résulte d'une attaque d'asystolie profonde mais passagère, par affaiblissement momentané du muscle cardiaque, chez des individus surmenés, fatigués par des travaux excessifs, des marches forcées, etc., le pronostic est beaucoup moins sévère, et le traitement consistera surtout dans le repos complet, le régime lacté et la digitale pendant quelques jours.

Au contraire, lorsque l'insuffisance tricuspidienne survient chez des cardiaques de longue date qui ont lutté, pour ainsi dire jusqu'au bout, le pronostic devient beaucoup plus grave. Ici encore le repos absolu et la digitale sont encore de mise, mais le traitement réclame encore certains soins spéciaux s'adressant à la cause même de la dilatation des cavités droites.

Or l'insuffisance fonctionnelle résulte tantôt d'une lésion organique du cœur gauche, tantôt de maladies chroniques du poumon ou des bronches; elle naît encore à la suite de troubles fonctionnels de l'estomac, du foie, de l'intestin, qui exagèrent la tension dans la petite circulation, en produisant par l'intermédiaire du grand sympathique, un resserrement spasmodique des vaisseaux sanguins pulmonaires, et cette élévation de la tension peut aller, ainsi que nous l'avons vu (voir p. 305), jusqu'à la dilatation du cœur droit avec insuffisance de la tricuspide. Enfin celle-ci succède encore aux affections chroniques du myocarde, et s'observe également dans la maladie de Bright à une période avancée où elle participe à la dilatation plus ou moins généralisée du cœur. Nous aurons donc à considérer ici les indications thérapeutiques générales qui conviennent à l'insuffisance tricuspidienne en elle-même, et le traitement spécial qui répond aux causes de celle-ci.

a) Indications thérapeutiques générales. — Elles ont pour but de rétablir l'équilibre entre la grande et la petite circulation, rompu par le fait même de l'insuffisance valvulaire.

L'arythmie cardiaque, la faiblesse du pouls, les congestions des différents viscères, l'infiltration œdémateuse des extrémités, la diminution dans la quantité des urines seront traitées par les purgatifs, les diurétiques, le régime lacté et surtout par la digitale en macération, en infusion (30 centigrammes à 50 centigrammes dans 150 grammes d'eau), ou encore par la digitaline cristallisée, principalement sous forme de solution alcoolique au millième, à la dose de 50 gouttes pour une seule dose, à prendre en deux fois le matin à jeun. Mais à cette période cette médication a besoin d'être complétée par les stimulants, l'alcool et le café par exemple. S'il y a une ascite abondante, la règle est de l'évacuer; on voit alors le malade débarrassé de cette cause mécanique de dyspnée retrouver le sommeil et un certain bien-être relatif; en même temps la diurèse peut se manifester assez rapidement; en ce cas donc, on pourrait dire que la paracentèse abdominale est un excellent diurétique. De même un épanchement pleural, même peu abondant, devrait être évacué par la thoracentèse. Enfin dans des cas graves de cyanose périphérique avec pouls petit, orthopnée, menace de suffocation, avec signes stéthoscopiques de congestion œdémateuse intense du poumon, une saignée dégagera celui-ci, l'hématose se rétablira, et le malade retrouvera momentanément une période de calme.

b. Indications thérapeutiques spéciales. — Elles sont très variables : contre les affections pulmonaires ou bronchitiques, causes d'insuffisance tricuspidienne (emphysème, catarrhe chronique des bronches, sclérose pulmonaire, etc.), on prescrira, dès que les accidents asystoliques auront été enrayés, l'usage des iodures, des balsamiques et de certaines préparations arsenicales. L'insuffisance valvulaire est-elle liée à un trouble de l'estomac, on prescrira le régime lacté absolu; est-elle la conséquence de la lithiase biliaire, c'est au traitement spécial de celle-ci (purgatifs, alcalins, régime) qu'il faudra s'adresser.

Maladies de l'artère pulmonaire.

A. **Rétrécissement de l'artère pulmonaire.** — Lorsqu'il est d'origine congénitale, le traitement comprend d'abord des mesures d'hygiène générale auxquelles l'enfant et l'adolescent devront se soumettre : abstention des jeux violents, des marches prolongées, des sauts, de la course, de la gymnastique, et plus tard de l'escrime, de l'équitation, du canotage. De même on s'efforcera de mettre le malade à l'abri des affections des voies respiratoires qui exagèrent d'une façon si sensible les troubles généraux causés par l'affection cardiaque.

Lorsque le rétrécissement de l'artère pulmonaire est acquis, son traitement est le même que celui des cardiopathies organiques du cœur gauche, et comprend les mesures générales d'hygiène, d'alimentation, de manière de vivre, etc., que nous avons exposées déjà avec des détails suffisants.

Quelle que soit son origine, le rétrécissement de l'artère pulmonaire, parvenu à la période d'asystolie, sera soumis au traitement de l'asystolie, indiquée antérieurement.

La fréquence relative de la tuberculose pulmonaire dans le cours de la maladie doit attirer spécialement l'attention du médecin qui s'efforcera de lutter énergiquement contre son développement.

B. Insuffisance des valvules sigmoïdes de l'artère pulmonaire. — Cette affection rare, dont nous avons retracé ailleurs (E. Barié, *Arch. gén. de médecine*, 1891) l'histoire anatomo-pathologique et clinique, ne comporte pas d'indications thérapeutiques spéciales; la maladie reste soumise à l'évolution habituelle des affections valvulaires du cœur, et réclame un traitement identique.

Traitement des myocardites.

Avec tous les auteurs, il y a lieu de distinguer dans les myocardites une forme aiguë et une forme chronique.

La myocardite aiguë comprend les deux variétés : suppurée et diffuse.

La *myocardite aiguë suppurée* est rare, elle est généralement la conséquence d'une septicémie chirurgicale ou puerpérale, ou bien elle se montre au cours d'une endocardite infectante à forme pyémique. Elle reste, en somme, la localisation sur le cœur droit d'un agent infectieux et suppuratif.

La *myocardite aiguë à forme diffuse*, beaucoup plus fréquente, peut reconnaître les mêmes causes que la forme précédente ; on peut dire qu'elle se montre au cours de toutes les infections à marche aiguë (A. Petit). On l'a signalée dans la fièvre typhoïde et dans le groupe des exanthèmes, variole, scarlatine, et même la rougeole, la suette, l'érysipèle, la diphtérie, la grippe, la tuberculose aiguë, les ictères graves, la pneumonie, et même le rhumatisme articulaire aigu. On l'a rencontrée également chez des surmenés, ou des individus soumis à des privations de toute sorte, ou sous l'influence habituelle d'une hygiène défectueuse (habitat, alimentation, alcoolisme, etc.). La myocardite aiguë, dont le pronostic est fort grave, est caractérisée principalement par des altérations dans le rythme ou dans le timbre des bruits du cœur : bruits sourds, mal frappés, irrégularités, faux pas, tachycardie, rythme fœtal, bruit de galop, etc. ; les caractères du pouls suivent ceux des contractions cardiaques : la pulsation est faible, arythmique, précipitée, etc. Ces troubles marchent de pair avec des symptômes généraux graves, dyspnée, délire, adynamie profonde avec état typhoïde, tendance aux lipothymies et même aux syncopes, albuminurie, etc. La mort est la terminaison pour ainsi dire habituelle, elle survient de deux façons, tantôt par asystolie à marche rapide avec tous les signes ordinaires de l'asthénie cardio-vasculaire profonde (œdèmes, congestions, hydropisies, etc.), tantôt par embolie, et plus souvent peut-être par syncope.

Contre un état si grave, la thérapeutique est trop souvent impuissante. Au début, dès qu'on reconnaît, par la faiblesse des bruits ou par l'arythmie commençante, que le muscle cardiaque commence à fléchir, il faut agir avec la plus grande énergie et relever la tonicité musculaire par la digitale ou mieux par la spartéine, mais surtout par la caféine prise *intus et extra*. Les stimulants généraux seront employés régulièrement; le vin, l'alcool, surtout le cognac ou le rhum en potion cordiale, ou sous forme de grogs répétés plusieurs fois dans la journée. Les préparations de quinquina, de kola, la teinture de cannelle, l'élixir de Garus, l'acétate d'ammoniaque, la liqueur d'Hoffmann, le vin de Champagne, seront ici de puissants auxiliaires. Outre les injections sous-cutanées de spartéine et caféine, on pourrait recourir encore aux injections d'éther sulfurique, ou de camphre en solution aqueuse et éthérée, ou dans l'huile d'amandes douces (1 gramme de camphre pour 20), ou encore incorporé dans la vaseline liquide (1 pour 100). La noix vomique et la strychnine pourraient encore être essayées, mais il sera, je crois, préférable de s'adresser à l'ergot de seigle; le meilleur procédé consiste à l'employer en injections hypodermiques sous forme d'ergotine ou d'ergotinine (voir p. 145).

Le traitement local, bien inférieur à la médication interne, comprendra tous les révulsifs : les ventouses scarifiées, les pointes de feu, les vésicatoires volants de petite dimension, mais renouvelés fréquemment.

Dans le cas de guérison, la convalescence demande quelques précautions indispensables. Le malade devra prendre d'abord un long repos à la campagne, si cela est possible, évitant toutes les causes physiques et morales d'excitation cardiaque : la fatigue, les longues courses, les veilles prolongées, le travail musculaire soutenu, l'usage du thé et du tabac seront interdits pour longtemps.

Les malades seront soumis à une alimentation reconstituante et tonique, mais réglée avec soin, de façon à éviter les troubles dyspeptiques qui pourraient retentir sur le cœur et en altérer le fonctionnement régulier ; la régularité des selles sera observée rigoureusement et entretenue au besoin par quelques laxatifs doux.

La *myocardite chronique*, ou sclérose du cœur, se rencontre chez les vieillards, les surmenés par le travail, les débilités par les excès et spécialement par les excès alcooliques. Elle résulte encore de causes toxiques agissant lentement et d'une façon progressive sur l'organisme, comme le plomb, le tabac, les auto-intoxications : la goutte, le diabète, le mal de Bright. De même que la myocardite aiguë, elle peut être la conséquence de fièvres exanthématiques et de maladies infectieuses. Enfin, elle fait partie de ce processus général désigné sous le nom d'*artériosclérose*, qui désigne en résumé une sorte d'endartérite oblitérante localisée, non aux vaisseaux de gros calibre, mais aux petits vaisseaux et surtout aux petits vaisseaux des viscères. Dans ce cas, le cœur ne fait que prendre sa part du processus général de la même façon que les autres organes, le rein par exemple, y participent également.

Le traitement de la myocardite scléreuse comprend d'abord des mesures de prophylaxie qui tendent à soustraire le malade à toutes les causes, toxiques ou infectieuses, qui favorisent le développement de la sclérose cardiaque. L'abus de l'alcool, des repas copieux, l'usage du tabac, seront interdits d'une façon rigoureuse ; les professions qui exposent au saturnisme seront abandonnées; les goutteux, les diabétiques et les brightiques se soumettront au traitement régulier que comporte leur maladie en même temps qu'ils essaieront de modérer les effets fâcheux de celle-ci par un régime alimentaire sévère et approprié à chaque cas. D'une façon générale, dans la myocardite chronique, de même que dans l'artériosclérose, où l'imperméabilité concomitante du rein expose aux accidents d'intoxication par les poisons urinaires, le régime lacté absolu, par séries de plusieurs semaines interrompues par une période de laitages, de légumes verts et d'œufs, est d'une utilité incontestable et s'impose même chez le plus grand nombre des malades, c'est dire qu'il faut insister surtout sur les aliments qui favorisent peu la formation des résidus toxiques. Dans le même but, on favorisera l'antisepsie gastro-intestinale par les agents habituels (bétol, salicylates de bismuth ou de magnésie, naphtol, benzonaphtol, bicarbonate de soude, etc.). Les malades devront se soumettre à un repos relatif, à une vie calme et régulière, éviter les émotions et les efforts musculaires violents. On cherchera encore à faire fonctionner la peau et la circulation périphérique par l'hydrothérapie méthodique, les frictions sèches ou aromatiques. Quant aux agents médicamenteux, ils consisteront surtout dans l'usage des bromures alcalins, lorsque le malade éprouvera des signes d'éréthisme passager; en dehors de cette période on soumettra le malade à la médication iodurée régulière, c'est-à-dire 60 centigrammes à 1 gramme d'iodure de sodium ou de potassium pris en 2 doses au moment des repas, auxquels on peut ajouter une faible quantité d'opium pour en faciliter la tolérance. Le médicament sera pris durant trois semaines, chaque mois, et cela durant un semestre environ, à moins qu'il ne survienne de l'intolérance manifeste. Dans le cas contraire, on pourrait le continuer avec grand profit durant plusieurs années. Chez les débilités, on compléterait le traitement par quelques préparations ferrugineuses, par le quinquina, par l'arsenic. A une période avancée de la maladie, au moment des accidents de dilatation cardiaque et d'asthénie généralisée du système circulatoire, la digitale, la spartéine, la caféine, et les médicaments habituels de l'asystolie seront appliqués suivant les règles indiquées précédemment.

Le cœur gras.

La dégénérescence graisseuse du cœur comprend deux formes distinctes (Corvisart) : la surcharge graisseuse (cœur obèse, adipose cardiaque), et la dégénérescence graisseuse vraie ou transformation graisseuse des fibres musculaires du cœur.

Dans la *surcharge graisseuse*, le cœur se trouve enveloppé plus ou moins par une sorte de manchon de graisse de couleur jaunâtre qui peut envoyer des prolongements dans les espaces interfasciculaires du myocarde ; en outre, l'endocarde se trouve quelquefois également soulevé par une couche graisseuse généralement assez mince. Cette adipose cardiaque, qu'on ne rencontre guère que dans la seconde moitié de la vie, s'observe chez les individus obèses, chez les gros mangeurs à habitudes sédentaires ; elle est encore produite par l'alcoolisme chronique. Elle est difficile à diagnostiquer, mais on doit y songer toujours chez les polysarciques, où elle produit des malaises, tels que de l'oppression légère, de l'angoisse précordiale, des palpitations.

La *dégénérescence graisseuse proprement dite*, fréquente surtout dans l'âge mûr et la vieillesse, est caractérisée par la transformation graisseuse des faisceaux musculaires du cœur qui prennent, par cela même, une teinte feuille-morte (Laennec) très caractérisée. Les causes en sont multiples ; elle peut succéder à des cardiopathies chroniques : endopéricardites, symphyse cardiaque, myocardite scléreuse ; à des maladies infectieuses, fièvres eruptives, dothiénentérie, ou encore à des affections cachectisantes : tuberculose, cancer, ainsi qu'à certaines dystrophies comme la goutte, ou à des intoxications, par le phosphore, l'éther, le chloroforme, mais surtout l'alcool.

La dégénérescence graisseuse se manifeste par des symptômes un peu diffus. On a noté une sensation de gène, de plénitude au niveau de la région précordiale, un pouls petit, dépressible, avec altérations variables dans le rythme, intermittences, irrégularités, ralentissement et quelquefois rythme fœtal (Stokes). Les troubles respiratoires sont variables : on observe de la dyspnée d'effort avec accès paroxystiques en forme de pseudo-asthme, surtout pendant la nuit ; de même on a noté encore le rythme respiratoire particulier dit de Cheyne-Stokes. D'autres malades accusent enfin des vertiges, des bourdonnements d'oreille, des tendances lipothymiques.

Le traitement de la *surcharge graisseuse du cœur*, autrement dit du cœur gras des obèses, est compris tout entier dans le traitement spécial de l'obésité. Le malade sera soumis à la réduction considérable des boissons, à la suppression totale des féculents, des graisses et à l'usage régulier des eaux purgatives de Brides, de Châtel-Guyon ou de Marienbad. Quant aux détails du régime alimentaire, au poids des aliments à consommer et à leur répartition dans les différents repas, ils diffèrent un peu suivant les divers auteurs. Nous ne pouvons entrer dans le détail des divers régimes proposés par Banting, Ebstein, G. Sée, Dujardin-Beaumetz, Schwenninger, etc., qu'on trouvera indiqués dans tous les traités de thérapeutique et dans tous les formulaires : Balfour plus récemment (1891) insiste vivement sur la nécessité des prescriptions suivantes : 1° laisser au moins un intervalle de cinq heures entre les deux repas ; 2° ne prendre aucun aliment solide entre les repas ; 3° prendre le principal repas au milieu de la journée et un repas léger le soir, puis en se couchant boire une petite tasse d'eau chaude qui préparera l'estomac pour le déjeuner du matin.

Quelques auteurs ont préconisé encore l'usage des sudations, des bains de vapeur, bains romains, bains d'étuve. Ces moyens, utiles aux obèses sans cardiopathie, seront entièrement mis de côté, pour les raisons indiquées déjà (voir p. 221), lorsqu'on soupçonne une altération du cœur. Œrtel, de Munich (1885-1886), a proposé contre la dégénérescence graisseuse du cœur un traitement complexe qu'il applique en même temps aux affections valvulaires ou orificielles. Ce traitement, sur lequel nous nous sommes déjà expliqué (voir p. 214), comprend une partie mécanique : exercice réglé et progressif, marche méthodique sur un terrain en pente douce, ou *cure de terrain* (*Terrain-Kurorte*), du massage, des bains, enfin une partie diététique ou régime spécial. Par la cure de terrain, il entend augmenter l'énergie du cœur qui s'accroît par l'exercice à l'exemple des autres muscles. En outre, cette montée méthodique produit encore d'autres effets utiles : 1° elle dilate les artères, ce qui augmente l'apport des éléments nutritifs aux divers organes ; 2° elle exagère les mouvements respiratoires et accroît la force d'aspiration thoracique, ce qui tend à rétablir entre le sang artériel et le sang veineux un équilibre nécessaire, profondément troublé par la maladie cardiaque. Enfin la marche en montée produit la sudation et favorise l'évaporation pulmonaire, ce qui réduit considérablement la masse des liquides de l'économie. Le régime doit être tonique, réparateur, et s'appuyer surtout sur l'alimentation azotée : viandes et poissons ; les aliments gras sont proscrits ; dans le cas d'œdème, les boissons sont réduites au minimum.

Nous avons dit que des critiques fort vives avaient été faites en Allemagne même, au Congrès de médecine interne de Wiesbaden (avril 1888), à cette méthode systématique, qui ne fait qu'exagérer la tâche à accomplir par le muscle cardiaque déjà si fatigué. Toutefois si la méthode d'entraînement et la cure de terrain sont souvent d'une application délicate, sinon contre-indiquées dans un grand nombre de cas, le repos complet, absolu, n'a pas d'inconvénients moindres, et les malades trouveront grand avantage à l'exercice musculaire gradué et régulier, joint à certaines pratiques de massage. Dans un travail récent, Kaufmann (*Infl. des mouv. muscul. physiol. sur la circulat. art. et card. Arch. de Physiol.*, 1892) a montré que l'exercice musculaire modéré facilite la circulation générale en augmentant à la fois le débit cardiaque et le débit artériel périphérique. Cette conclusion s'appuie sur l'expérimentation, qui a établi que l'état de fonctionnement du muscle suractive la circulation intra-musculaire; chez le cheval, en effet, les muscles masseters et releveurs propres de la lèvre supérieure reçoivent, pendant leur fonctionnement, une quantité de sang cinq fois plus grande que celle qui les traverse à l'état de repos. Cette augmentation paraît due, à la fois, à la suractivité du cœur et à la dilatation des vaisseaux du tissu contractile, produites par les contractions musculaires. Comme conclusion pratique, nous dirons donc que ces malades devront chaque jour se soumettre à un exercice musculaire régulier mais peu fatigant, tel qu'on l'obtient par exemple par la gymnastique dite suédoise, à une marche à pied graduée, sans aller jusqu'à la fatigue, et à des séances de massage méthodique : frictions, pétrissage, malaxation douce des masses musculaires.

Lorsque l'adipose cardiaque est accompagnée de signes de défaillance du cœur, on a conseillé de recourir aux agents dilatateurs des vaisseaux, comme la trinitrine par exemple. Ce traitement, qui s'appuie sur cette théorie que le travail du cœur est facilité par la dilatation active des vaisseaux (Green), ne m'a point donné de résultats bien nets; il me paraît préférable, dans ces cas où il faut agir vite et énergiquement, de recourir à la spartéine, ou à la caféine à haute dose : 1 gramme, 1 gr. 25 en injections hypodermiques, voire même aux injections sous-cutanées d'éther sulfurique qu'on pourrait faire alterner avec celles de caféine.

Traitement de l'angine de poitrine.

Le traitement de l'angine de poitrine doit répondre à plusieurs indications : 1° traiter l'accès, c'est-à-dire combattre la crise douloureuse ; 2° prévenir son retour par des mesures d'hygiène et par un traitement préventif s'adressant aux causes provocatrices de l'angine de poitrine.

1° Traitement de l'accès. — Les véritables calmants de l'angoisse angineuse sont l'opium et le nitrite d'amyle. L'opium était déjà recommandé par Heberden, qui prétendait que 10 à 15 gouttes de teinture thébaïque, prises en entrant au lit le soir, permettaient au malade d'y séjourner tranquillement jusqu'au matin. Mais son action, indiscutable, est lente à se produire ; aussi est-ce à la *morphine* qu'on a recours habituellement. La médication est prescrite sous forme d'injections sous-cutanées de chlorhydrate de morphine, seul, ou associé au sulfate d'atropine (voir p. 175) pour éviter les effets nauséeux de la morphine. On injecte en une fois un centigramme de chlorhydrate de morphine et on peut répéter l'opération deux ou trois fois par jour, si cela est nécessaire, mais à intervalles suffisamment éloignés. Les effets remarquables obtenus par ces injections dans le traitement de l'accès d'angor pectoris tiennent à ce que la morphine n'a point seulement des effets analgésiques, mais jouit encore d'une action vaso-dilatatrice sur les capillaires sanguins ; elle favorise donc l'énergie contractile du cœur, en abaissant la tension artérielle et en diminuant les résistances périphériques.

Le *nitrite d'amyle*, qui est encore un vaso-dilatateur puissant, doit être employé dès le début de l'accès angineux sous forme d'inhalations : 4 à 5 gouttes d'abord, puis dans la suite on peut porter la dose jusqu'à 8, 10, 12 gouttes. Son action est fugace, aussi doit-on parfois répéter deux ou trois fois l'inhalation quand les accès sont de longue durée. Le nitrite d'amyle qui doit toujours être préparé récemment est délivré presque toujours dans les pharmacies, sous une forme extrêmement commode pour la pratique de la ville : il est contenu dans de petites ampoules de verre dont le malade brise une extrémité effilée, et recueille le liquide, qui s'en écoule, sur un linge ou sur son mouchoir qu'il maintient ensuite appliqué sous le nez et sur la bouche, en aspirant doucement. L'action du médicament est très rapide ; en quelques secondes la face rougit, les yeux s'injectent et les oreilles sont le siège de bourdonnements ; en même temps les battements cardiaques deviennent plus forts, leur fréquence augmente, et l'angoisse précordiale se calme. Malheureusement, la durée de cet effet sédatif n'est que d'une demi-minute au plus ; aussi, dans les accès prolongés, faut-il répéter des inhalations de 4 à 6 gouttes plusieurs fois par jour. Quand il y a indication pressante, dans les accès intenses et rebelles, on peut joindre aux inhalations amyliques l'injection hypodermique d'une demi-seringue de Pravaz remplie d'une solution formée de quarante gouttes de dilution alcoolique de trinitrine au centième pour dix grammes d'eau (Huchard). Comment agit le nitrite d'amyle dans le traitement des accès angineux? Lauder Brunton, s'autorisant de tracés sphygmographiques, remarque dans l'angine de poitrine, d'une part une augmentation de la tension artérielle due à un état spasmodique des artères périphériques, au moment de l'accès, et d'autre part un abaissement de cette tension, au moment de la disparition de la douleur. Il était donc logique de s'adresser au nitrite d'amyle, qui dilate les vaisseaux et abaïsse la tension vasculaire. Mais on a fait remarquer, avec raison, qu'il n'est point prouvé que cette élévation de la tension artérielle, d'ailleurs inconstante, soit la cause des accès douloureux, car on observe souvent en clinique une augmentation de la pression vasculaire, sans que pour cela on ait remarqué l'existence d'accès angineux. G. Johnson (1877) a proposé une autre théorie : il pense que le nitrite d'amyle agit comme antinévralgique, et par cela diminue la tension vasculaire, qui s'est élevée sous l'influence de l'excitation douloureuse partie des nerfs cardiaques; car, dit-il, toute irritation portée sur le bout central d'un nerf mixte ou sensitif détermine, par excitation réflexe, une contraction générale des artérioles, d'où élévation de la pression vasculaire. Mais il est vrai de dire que jusqu'ici l'action antinévralgique du nitrite d'amyle n'a point été démontrée. En réalité, l'action de celui-ci paraît complexe (Huchard); il agit en activant la circulation du myocarde entravée par le spasme ou par l'oblitération des artères coronaires; de plus, il détermine la dilatation des artères périphériques, et augmente ainsi l'énergie cardiaque en diminuant les résistances de la périphérie.

Comme succédané on peut avoir encore recours à la *trinitrine* (nitro-glycérine), qui, de même que le nitrite d'amyle, dilate les vaisseaux périphériques et abaisse la tension artérielle. Son action ne se manifeste qu'au bout de cinq minutes, mais son efficacité est de plus longue durée. De même que l'éther amylique, la trinitrine produit de la congestion vive de la face, de l'accroissement d'énergie et de l'accélération des battements du cœur; en même temps, la tension artérielle diminue notablemment.

La trinitrine s'administre par la voie gastrique, ou sous forme d'injections hypodermiques; on aura recours de préférence aux deux formules suivantes que nous avons indiquées déjà : 3 à 4 cuillerées à dessert par jour d'une solution aqueuse composée de 300 grammes d'eau distillée et de 30 gouttes de solution alcoolique au centième de trinitrine; en injection sous-cutanée, un quart de seringue de Pravaz, 2 à 3 fois dans les 24 heures, d'une solution de 10 grammes d'eau distillée simple ou d'eau de laurier-cerise, et de 30 à 40 gouttes de la solution de trinitrine au centième.

Dujardin-Beaumetz et Desnos ont calmé avec succès des accès angineux violents avec l'*exalgine*, à la dose de 25 centigrammes par jour, en cachets ou dans une potion de 120 grammes édulcorée de sirop de quinquina par exemple. Le premier de ces cliniciens recommande encore l'usage de l'*antipyrine;* par la voie gastrique, il formule :

Eau distillée	120 gr.
Antipyrine	7

et donne une cuillerée à dessert dans un verre d'eau sucrée, ou additionnée d'un peu de rhum ou de cognac.

On pourrait encore prescrire l'antipyrine en injection hypodermique; on injecterait, par exemple, une seringue de Pravaz tout entière de la solution :

Antipyrine	0 gr.50
Eau distillée	1

A côté de ces médicaments, dont les deux premiers

ont fait leur preuve, on a vanté encore l'usage du *nitrite de sodium* (Matthew Hay), à la dose d'une ou deux cuillerées à café d'une solution aqueuse (14 pour 350). Fleury (de Bordeaux) a proposé le *tribromure d'allyle*, peu expérimenté jusqu'ici. G. Sée (*Thérap. physiol. du cœur*, 1893) s'est bien trouvé de l'emploi de la *pyridine;* elle aurait sur le nitrite d'amyle l'avantage de présenter une innocuité absolue. Il a vu des cas nombreux dans lesquels les accès ont été évités ou coupés par l'inhalation de quelques gouttes de pyridine, que le malade doit porter sur lui constamment, enfermée dans un flacon. Le même auteur attribue au *cannabis indica* (chanvre indien) une action favorable sur les accès d'angor pectoris; il conseille, soit au début, soit pendant le paroxysme de l'accès, de fumer une cigarette contenant 25 centigrammes de cannabis en poudre, roulé avec une plante labiée légèrement pulvérisée. Le choix importe peu entre ces labiées qui, grâce à l'huile volatile qu'elles renferment, sont des plantes aromatiques par excellence (thym, romarin, sauge, mélisse, lavande, menthe, etc.).

Laënnec a employé l'*aimantation* : « Les moyens à l'aide desquels, dit-il, j'ai le plus souvent réussi à procurer du soulagement aux personnes attaquées de l'angina pectoris... sont... surtout l'aimant, que j'emploie de la manière suivante : je fais appliquer deux plaques d'acier fortement aimantées, d'une ligne d'épaisseur, de forme ovale et légèrement courbées sur le plat pour s'accommoder à la forme de la poitrine, l'une sur la région précordiale gauche, et l'autre dans la partie opposée du dos, de manière que les pôles soient exactement opposés et que le courant magnétique traverse la partie affectée. Ce moyen n'est pas plus infaillible que tous ceux par lesquels nous combattons ordinairement les affections nerveuses; mais il a réussi entre mes mains, plus souvent qu'aucun autre, à diminuer les angoisses de l'angina pectoris et les douleurs cardiaques et à en éloigner le retour. » (*Trait. de l'auscult. médiat.*, 2e édit., t. II, p. 750, 1826.)

L'*électrisation* sous forme de *courants intermittents* a été employée pour la première fois par Duchenne, de Boulogne, en 1853; il se servait d'un pinceau métallique, en communication avec un appareil d'induction gradué au maximum et marchant avec des intermittences très rapides, qu'il promenait autour du mamelon gauche. Chez le malade qui fait le sujet de sa principale observation, un homme de cinquante ans, l'excitation électrique de cette région provoqua de suite une douleur instantanée et atroce; mais, « à ma grande surprise, avec la douleur artificielle que j'avais provoquée, avait aussi disparu complètement la douleur de l'angine, ainsi que l'engourdissement et les fourmillements du membre supérieur gauche qui l'accompagnaient; la respiration était devenue calme; en un mot, le malade se trouvait tout à coup dans son état normal » (Duchenne, de Boulogne, *De l'électrisat. localis.*, etc., 3e édit., p. 812, 1872). Encouragé par ce que Duchenne lui-même considérait comme de « beaux résultats thérapeutiques », Boullet (*Acad. des scienc.*, 1869) a communiqué « plusieurs cas de guérison » d'angine de poitrine obtenus avec la faradisation. Malgré ces succès, plus apparents que réels, car il faudrait suivre les malades durant de longues années, pour pouvoir affirmer la guérison, la faradisation est un moyen dangereux, et Duchenne avoue lui-même qu'il n'a pas osé l'appliquer « exactement » dans sa clientèle. C'est qu'en effet ce traitement est capable non plus de calmer, mais de produire de violents accès angineux ou encore des syncopes de la plus haute gravité.

Mais si la faradisation est dangereuse, les *courants continus* au contraire ont donné parfois de bons résultats. Fliess (*Berl. Klin. Wochens.*, 1865) a proposé, dans le traitement des affections aortiques, l'application de courants continus descendants, sur le pneumogastrique. Eulenburg, de Berlin, les emploie en posant le pôle positif au sternum et le pôle négatif au cou sur le trajet du grand sympathique. Huebner (1874) arrête les accès angineux en galvanisant le sympathique et le plexus cardiaque ; Fluebuch (1873) et Lœwenfuld (1881) calment les accès en appliquant les courants continus à la région cervicale. Plus récemment, Armaingaud, de Bordeaux (*Note sur l'ang. de poitr.*, 1877), a guéri une jeune femme d'une crise violente d'angor pectoris en appliquant le pôle positif sur le cœur et le pôle négatif à l'apophyse épineuse de la 6ᵉ vertèbre cervicale. Dujardin-Beaumetz et Peter ont employé ce moyen avec succès, dans le cas suivant un peu anormal : un malade, avant d'éprouver l'angoisse précordiale, éprouvait d'abord une douleur de la main, puis de l'avant-bras et du bras ; ces auteurs employèrent la pile aux courants continus, dite de Gaiffe, usèrent de courants descendants. Le pôle positif était appliqué à la partie supérieure de l'épaule gauche, le pôle négatif à la partie inférieure du membre, et on faisait ainsi une série d'applications en plaçant les deux pôles sur l'avant-bras, le bras, l'épaule, applications qui étaient renouvelées chaque fois que le malade ressentait les douleurs prodromiques de l'accès. Enfin Maurice Raynaud et Huchard amendaient les accès douloureux angineux par l'emploi des courants continus; c'est donc là un moyen thérapeutique, auquel on aurait recours le cas échéant.

Les *inhalations d'oxygène* paraissent agir d'une façon médiocre. L'antipyrine (1 à 3 grammes) a réussi quelquefois, mais on se rappellera que ce médicament agit mieux dans les pseudo-angines que dans l'angine de poitrine vraie par altération des artères coronaires.

L'accès angineux calmé, il faut chercher à prévenir son retour par des moyens hygiéniques appropriés, un régime alimentaire réglé, et enfin par une médication qui s'adresse aux nombreuses causes qui ont fait naître l'angina pectoris.

2° Traitement prophylactique. — Le malade, si cela est possible habitera la campagne, à l'abri du vent, de l'humidité et du froid; sa vie sera régulière et méthodique, exempte de soucis et d'émotions. Les promenades régulières et sans fatigue sont utiles, à condition de ne point marcher vite, ni de faire d'ascensions. Tout exercice musculaire un peu violent est défendu au malade; on insiste avec raison sur les mauvais effets des exercices exagérés du bras gauche, vers lequel se produisent les douleurs irradiées, ou qui peut, dans certains cas plus rares, être le point de départ même de ces douleurs.

Les repas devront être substantiels, mais peu abondants; il sera préférable de faire plusieurs petites collations par jour, pour ne point surcharger l'estomac et éviter ainsi les accès angineux qui surviennent souvent après les repas, et principalement le dîner du soir. Ce dernier repas se composera d'aliments légers d'une digestibilité facile : les laitages, les œufs, on pourra même très utilement recourir, de temps à autre, au régime lacté pendant plusieurs jours successifs. En général, on évitera les mets épicés, les sauces relevées et les boissons stimulantes : le thé, le café, ou fermentées, comme le vin de Champagne et les vins mousseux. Les liquides seront pris en petite quantité ; on choisira de préférence les vins blancs très légers du Bordelais (Barsac, Graves), ou encore quelques crus de Bourgogne, faibles en alcool et non aigres (Chablis) additionnés d'eau pure, ou d'eaux de table faiblement minéralisées, Evian, Alet. L'eau pure ou additionnée de quelques gouttes de cognac, pour en combattre la saveur, constituerait encore une excellente boisson prise aux repas. Le tabac doit être proscrit à tout jamais ; en outre, les malades doivent encore éviter de rester dans les espaces clos où se trouvent des fumeurs (estaminets, cercles, wagons).

Les troubles dyspeptiques, s'ils se produisent, seront traités avec soin, suivant la médication propre à chacun d'eux : flatulence (naphtol, salicylates de magnésie ou de bismuth, craie préparée, charbon de peuplier, etc., c'est-à-dire les poudres antiseptiques); gastralgie (opium, cocaïne, eau chloroformée); vomissements (glace, opium, potion antiémétique de Rivière); hyperchlorhydrie ou hypochlorhydrie (bicarbonate de soude, ou acide chlorhydrique); dans d'autres cas, le lavage de l'estomac, le régime lacté, constitueront le traitement de choix.

3° **Traitement médicamenteux.** — Il est variable et dépend essentiellement de la nature et des causes de l'angine de poitrine ; celles-ci sont très nombreuses et Huchard les a étudiées dans une très bonne monographie (*Rev. de méd.*, 1883).

A. La cause, sinon la plus fréquente, tout au moins la mieux connue de l'angine de poitrine, est le rétrécissement des artères coronaires, soit par athérome de l'aorte qui déforme et rétrécit l'orifice des coronaires, soit par altération du tronc même de ces artères. Cette variété constitue l'*angine* de poitrine *vraie*, *organique* des auteurs; elle reconnaît pour facteurs étiologiques : l'alcoolisme, l'arthritis, la goutte, la syphilis, le saturnisme et les causes dystrophiques qui engendrent l'artério-sclérose. Elle se montre surtout après 25 ans et présente son maximum de fréquence dans les carrières libérales : prêtres, médecins, avocats, écrivains, artistes. Au point de vue clinique, elle se manifeste par plusieurs caractères dont le principal est l'apparition de l'accès angineux sous l'influence de l'effort et de toutes les causes qui exagèrent la tension artérielle et augmentent le travail du muscle cardiaque : exercice musculaire, marche, émotions vives, etc.; l'accès naît avec l'effort, dure autant que lui et cesse avec lui.

B. Nous trouvons ensuite le groupe si nombreux des *pseudo-angines de poitrine* : il comprend les angines de poitrine d'origine *nerveuse*, *réflexe*, *diathésique* et *toxique*.

1. Les *angines de poitrine nerveuses* s'observent principalement à la suite des névroses et des états névropathiques. On les rencontre dans l'hystérie (Charcot, Marie, Bernheim, Liégeois), chez les neurasthéniques et dans la maladie de Basedow. Contrairement à l'angine de poitrine vraie, l'accès arrive spontanément, sans effort préalable, le plus souvent le soir, la nuit, quelquefois au lit en plein repos, et a une durée qui se prolonge.

2. Les *angines de poitrine réflexes* ont un point de

départ extrêmement variable : les traumatismes, les névralgies du bras et du thorax (Capelle, Caizergues, Jurine, Potain, Lasègue), l'utérus : accouchements récents (Armaingaud), certaines affections gastriques ou hépatiques (Heberden, Beau, Potain, Barié) ou abdominales (Ullesperger).

3. Les *angines de poitrine diathésiques* s'observent dans le rhumatisme (rhumatisme direct des nerfs du cœur (Peter, Martinet), chez les goutteux (Potain, Grasset) les diabétiques (Vergely).

4. Enfin les *angines de poitrine toxiques*, dont le tabagisme est la cause la mieux établie (Beau, Gélineau).

1° Le traitement médicamenteux de l'angine de poitrine *vraie* réside presque tout entier dans l'usage de la médication iodurée. Le malade aura recours aux préparations que nous avons indiquées (voir : *les Médicaments cardiaques*, p. 156) précédemment; la dose quotidienne sera de 1 à 3 et même 4 grammes d'iodure pendant trois semaines, chaque mois, et, pendant la dernière semaine, le malade cessera la médication. Cependant Huchard pense qu'il serait préférable, durant cette semaine, de prendre chaque jour : 6 à 12 gouttes de la solution alcoolique de trinitine à 1/100. Le médicament choisi sera l'iodure de sodium ; toutefois, si, comme plusieurs le croient, l'iodure de potassium est doué d'une action plus rapide et plus certaine chez certains angineux, on pourrait le prescrire un mois sur trois. Le traitement ioduré devra être suivi sans interruption, même en l'absence de retour des accès, pendant trois ans au moins. On sait que l'iodure est quelquefois mal supporté par les malades et qu'il donne lieu à des troubles dyspeptiques de formes diverses. Pour les éviter, on pourra associer l'iodure à une petite dose d'opium ou à quelques gouttes de teinture de noix vomique, et on fera prendre le tout, de préférence au milieu de chaque repas. En cas d'intolérance, les iodures alcalins peuvent être remplacés par l'iodure de fer, le sirop iodo-tannique dit de Guillermond, ou encore par la teinture d'iode, à dose de 10 à 12 gouttes dans un demi-verre de vin de Banyuls, ou de Malaga; à vrai dire, ces moyens ne sauraient être considérés comme des équivalents alcalins de la médication par les iodures alcalins.

L'angine de poitrine de nature organique peut être quelquefois compliquée de poussées d'aortite; dans ce cas, les révulsifs locaux s'imposent : applications répétées de pointes de feu, vésicatoires volants, badigeonnages de teinture d'iode.

Enfin, à la longue, à la suite d'accès répétés, le muscle cardiaque s'affaiblit de plus en plus, et on peut voir survenir progressivement les signes habituels de l'asthénie cardiaque; c'est alors que la caféine rend des services véritables. On a essayé également, avec des succès divers, l'usage de la pyridine, à la dose de 5 à 10 gouttes par jour; à l'intérieur, elle pourrait, d'après Renzi, ranimer les contractions cardiaques affaiblies, et régulariser leurs mouvements.

Le traitement médicamenteux des *pseudo-angines* est très variable. Dans les angines de poitrine rhumatismales et goutteuses, on combattra la diathèse par les alcalins, le salicylate et le bicarbonate de soude, les sels de lithine et les iodures à petite dose. Dans le rhumatisme, on pourra appliquer des vésicatoires localement, au niveau de la région cardio-aortique; de plus, ces malades éviteront les causes de refroidissement sur la région thoracique antérieure, et pour cela porteront de la flanelle sur la poitrine; les femmes éviteront les vêtements décolletés.

L'angor pectoris lié aux névroses sera traité par les préparations de valériane et les bromures; l'hydrothérapie appliquée avec prudence donnera également de bons résultats.

Dans l'angine de poitrine d'origine gastro-hépatique, c'est surtout au régime alimentaire qu'il faut recourir; ici c'est le régime lacté qui triomphe; les amers, les alcalins, et les préparations de strychnine complètent le traitement.

Enfin, les angines de poitrine toxiques d'origine tabagique comportent naturellement la suppression définitive du tabac.

II. — TROUBLES FONCTIONNELS

Traitement des palpitations.

Les palpitations cardiaques ne sauraient être confondues, ainsi qu'on le fait trop souvent, avec la tachycardie. Ce qui caractérise cette dernière, c'est l'accélération pure et simple des battements du cœur; mais cette accélération, même accompagnée d'augmentation de l'énergie des battements ou d'irrégularité de leur rythme, ne suffit pas à caractériser les palpitations. Ces dernières exigent que les battements du cœur soient perçus par le malade lui-même, et éveillent chez lui une sensation pénible ou même douloureuse. Les causes qui peuvent produire des palpitations sont extrêmement nombreuses et des plus variées; celles-ci, au point de vue étiologique, ont été divisées en palpitations symptomatiques et en palpitations essentielles ou inorganiques.

Les *palpitations symptomatiques* sont liées aux affections organiques du cœur ou de l'aorte. On les observe à la suite de la péricardite et de la symphyse cardiaque, dans les endocardites et dans le cours des affections valvulaires ou orificielles chroniques, dans les myocardites aiguës infectieuses des fièvres éruptives, de la dothiénentérie, de la septicémie, dans les myocardites chroniques (goutteux, diabétiques), ainsi que dans certaines malformations congénitales. On les rencontre encore dans certaines affections aortiques, telles que les anévrysmes, enfin dans le cours de l'angine de poitrine.

Contre ces palpitations, la thérapeutique sera celle qui convient aux cardiopathies organiques. Nous l'avons étudiée déjà avec tous les développements nécessaires.

Les *palpitations essentielles* ont des origines très variées. Chez l'enfant, elles peuvent être produites par la présence de vers intestinaux; chez l'adolescent, elles sont la conséquence de la puberté et de l'hypertrophie dite de croissance, ou encore des habitudes d'onanisme ; chez les jeunes filles et les femmes, on les observe dans la chlorose, à l'instauration des règles, aux époques menstruelles et à la ménopause ; elles peuvent être encore la conséquence de métrorrhagies et d'affections utérines chroniques; chez l'adulte enfin, elles sont, le plus souvent, causées par une hygiène ou une alimentation défectueuse, et les plus fréquentes de toutes sont les palpitations des *dyspeptiques* et des *fumeurs*.

Les *palpitations des dyspeptiques*, parfois très violentes, surviennent principalement après les repas et s'accompagnent assez souvent de pesanteur à l'estomac, de flatulence, de renvois gazeux; elles coïncident ou alternent assez souvent avec d'autres phénomènes réflexes, tels que les bouffées de chaleur au visage, la rougeur des pommettes, les vertiges, la céphalalgie, et même des troubles visuels passagers. Mais il s'en faut de beaucoup que tous ces troubles morbides se manifestent toujours avec netteté, et souvent les malades n'ont à se plaindre que de palpitations et viennent consulter le médecin, parce qu'ils se croient atteints d'une maladie du cœur. Un examen attentif fait découvrir à celui-ci que les malades souffrent de l'estomac et ont depuis longtemps des digestions laborieuses sans qu'ils aient cependant songé, le plus souvent, à les signaler d'eux-mêmes au médecin. Aussi, est-ce avec une certaine peine qu'on arrive à convaincre les patients qu'ils n'ont point d'affection cardiaque et que leurs palpitations sont liées au mauvais état des voies digestives; c'est donc, chez eux, l'estomac et non le cœur qu'il faut soigner. Chez ces malades, faux cardiaques et vrais dyspeptiques, il existerait, d'après Bucquoy (1890), un signe important et mal connu jusqu'ici qui permettrait de faire le diagnostic instantanément, pour ainsi dire. Si on appuie fortement avec un doigt, pouce ou index, au niveau de la région précordiale, on rencontre, en général, dans le quatrième espace intercostal gauche, un point souvent très douloureux dont la pression arrache un cri au malade : c'est le « point précordial des dyspeptiques ».

Les *fumeurs* sont sujets également à des palpitations fréquentes; mais il existe, sur ce point, des différences fort grandes entre chaque individu; des fumeurs invétérés pourront ressentir à peine quelques palpitations, qui seront, au contraire, très marquées chez d'autres personnes ne faisant du tabac qu'un usage fort ordinaire. D'ailleurs, ce n'est point seulement par la fumée qu'on s'intoxique; les priseurs et les chiqueurs de tabac sont exposés aux mêmes accidents que les fumeurs; bien plus, les palpitations se rencontrent également chez les personnes qui vivent avec les fumeurs dans des espaces confinés : cafés, cercles, estaminets, ou qui manipulent la plante elle-même, dans les manufactures, pour lui faire prendre les formes diverses sous lesquelles le tabac est livré à la consommation.

En dehors de ces causes habituelles de palpitations chez l'adulte, signalons encore les palpitations qui surviennent à la suite d'excès de thé, de café, et dans un autre ordre, celles qui suivent les accès génésiques. Puis viennent les causes générales; dans le domaine du système nerveux : le nervosisme qui est souvent héréditaire, l'hystérie vraie, l'hypocondrie et la lypémanie, la maladie de Basedow, les émotions vives, la colère, et certaines lésions médullaires ou, plus exactement, bulbaires intéressant les nerfs pneumogastriques. Du côté des voies digestives : une crise de colique hépatique, la présence d'un ténia, sont quelquefois suivies de palpitations; signalons encore des palpitations réflexes qui accompagnent la tuberculose pulmonaire à son début.

A cette multiplicité de causes de palpitations, correspond nécessairement la multiplicité des moyens thérapeutiques; cependant, avant d'entrer dans le détail, rappelons que, lorsqu'il s'agira de traiter un malade atteint de palpitations, on ne doit pas oublier que la digitale dont on use souvent sans mesure, ne peut être réellement utile dans les palpitations de nature organique qu'à la période troublée ou dans l'asystolie; quant aux palpitations essentielles, la digitale n'a sur elles aucune action appréciable; bien plus, elle peut même les aggraver en produisant des troubles digestifs graves, et augmenter la dyspepsie, cause fréquente de ces palpitations.

En supprimant l'usage du tabac, du thé, du café, on fait disparaître les palpitations d'ordre toxique; de même, l'hydrothérapie, les préparations ferrugineuses, les toniques, le quinquina, calmeront l'excitation cardiaque des chlorotiques. Quant aux palpitations d'origine génitale, on y mettra fin en facilitant l'évolution des menstrues au moment de leur apparition, à la puberté, et en surveillant les troubles complexes de la ménopause; de même, la guérison d'une affection utérine, la modération dans les rapports sexuels, la cessation des habitudes d'onanisme ramèneront le calme et la régularité dans les contractions cardiaques.

La tuberculose au début, la lithiase biliaire, causes de palpitations, nécessitent des soins particuliers que nous n'avons pas à indiquer ici.

Quant aux palpitations nerveuses, la médication qui leur convient est plus compliquée; elle comprend les nervins, les antispasmodiques, les bromures, la valériane ou le valérianate d'ammoniaque, l'éther, l'aconit, l'hydrothérapie (douche froide, douche écossaise, usage du tub anglais, enveloppement dans le drap mouillé) et les toniques. Les névropathes étant souvent des anémiques, le traitement gagnera à être complété par la série des préparations ferrugineuses. L'action modératrice de la quinine sur le cœur est admise depuis longtemps; Hayem, utilisant cette propriété, a proposé, dans les palpitations nerveuses, le bromhydrate de quinine.

Enfin, les médicaments nouveaux, succédanés de la digitale, ont été conseillés par beaucoup d'auteurs dans les palpitations essentielles, malheureusement les résultats obtenus sont contradictoires, et le médicament de choix n'est point fixé; chacun d'eux compte des partisans. Je ne saurais ici donner un avis motivé et me contenterai de dire que Polk préconise surtout l'usage du muguet, alors que Clarke recommande la spartéine, Albertoni l'adonis, et que le strophantus est préféré par Aulde. De nouvelles recherches sont nécessaires sur ce point.

J'ai réservé pour la fin, à cause de leur importance, les palpitations liées à la dyspepsie gastrique. Le régime approprié, la réglementation des boissons seront les premiers points à déterminer; la médication variera ensuite selon le caractère des troubles digestifs : les antiseptiques, le naphtol, le benzonaphtol, le bétol, les salicylates de bismuth ou de magnésie, le phosphate de chaux, la craie préparée, le charbon de peuplier, surtout dans les formes atoniques avec flatulence, et dans quelques cas l'usage de quelques ferments : pepsine, pancréatine, seront employés avec succès. Le bicarbonate de soude, à doses élevées, sera prescrit dans la dyspepsie acide; dans l'hypochlorhydrie, on conseillera l'acide chlorhydrique officinal, dilué dans l'eau, pris après chaque repas. Dans les cas de dyspepsie douloureuse, l'eau chloroformée, le chlorhydrate de cocaïne, l'opium ou le chlorhydrate de morphine, l'extrait gras de cannabis indica, le menthol à l'intérieur, associés à quelques révulsifs cutanés, seront les meilleurs moyens à employer. L'usage de certaines eaux minéralisées faiblement, du vin blanc ou de la bière, substitués au vin rouge, peuvent être également fort utiles pour certains malades. L'inappétence sera combattue par les amers, la quassine, la noix vomique, le sulfate de strychnine, la teinture de Baumé, la teinture d'ipéca, etc. D'autres manifestations pourront réclamer certains soins spéciaux : le lavage de l'estomac, le massage, l'hydrothérapie et les bains sulfureux qu'on pourra prescrire ici puisque le cœur ne présente aucune altération organique, ainsi que les frictions stimulantes sèches ou aromatiques. Si à ces différents moyens on ajoute la régularité des repas, l'exercice musculaire remplaçant des habitudes souvent sédentaires, il est bien rare qu'on ne calme point l'état dyspeptique et, par suite, les palpitations dont il était la cause. Enfin, dans les cas où celles-ci n'auraient cédé à aucune médication, il faut penser à la possibilité d'un ver dans l'intestin, et prescrire les médicaments helminthicides.

Traitement des tachycardies.

La tachycardie est caractérisée par l'accélération des battements du cœur; ici, de même que pour les palpitations, les indications thérapeutiques varient suivant les causes de la maladie.

En dehors de l'accélération des battements cardiaques dans les maladies fébriles, qui forment un groupe à part sur lequel nous n'insisterons pas, la tachycardie est, le plus souvent, *symptomatique* de troubles fonctionnels des voies digestives, spécialement de l'estomac, et de certains troubles de la menstruation. Au moment de la ménopause et sans lésions organiques du cœur, on voit survenir des accès de tachycardie, fugaces d'abord, puis plus ou moins persistants et accompagnés de bouffées de chaleur au visage, d'éblouissements, de vertiges, de céphalée. Cette tachycardie s'accompagne d'un pouls fort, plein, d'une régularité parfaite, tantôt au contraire avec faiblesse et inégalités des pulsations (Clément).

Les tachycardies sont rencontrées encore dans certaines intoxications, dans les myocardites aiguës infectieuses (fièvre typhoïde, etc.), dans la péricardite, plus rarement dans l'endocardite; de même, dans l'angine de poitrine, les affections orificielles ou valvulaires chroniques. Dans le domaine du système nerveux, la maladie de Basedow, les compressions ou les irritations du pneumogastrique, l'adénopathie trachéo-bronchique, surtout tuberculeuse, sont des causes fréquentes de tachycardie. Citons encore la dégénérescence graisseuse du cœur (Peter, Leyden) chez les obèses. Quelquefois l'hypertrophie du cœur de la croissance se trahit souvent par de la tachycardie et cela surtout chez les enfants au-dessous de 12 ans.

De même, les maladies chroniques de la moelle épinière, à marche ascendante, peuvent produire de la tachycardie, lorsque l'affection arrive au voisinage du bulbe. Dans le tabes dorsal, la maladie peut s'annoncer dès le début par de la tachycardie ou des palpitations, avant même la période des douleurs fulgurantes; le phénomène s'expliquerait par l'influence exercée par la moelle épinière sur les mouvements du cœur, par l'intermédiaire des nerfs vaso-moteurs. La tachycardie est également fréquente dans le domaine des névroses. On a décrit enfin une tachycardie essentielle paroxystique (Bouveret, 1889), née sous l'influence des émotions violentes ou du surmenage physique ou cérébral, dans laquelle l'accélération procède par accès plus ou moins rapprochés; le cœur, sans cause apparente, passe du rythme normal au rythme tachycardique, avec 120, 160, 200 pulsations régulières avec abaissement de la tension artérielle et pouls imperceptible. La maladie s'accompagne également de crises dyspnéiques, de pseudo-asthme cardiaque, de congestions passives et d'œdème périphérique. Ces accès durent parfois plusieurs heures et même plusieurs semaines.

Le pronostic est grave, en général, et la mort est fréquemment la conséquence d'une syncope ou d'une attaque d'asystolie.

La tachycardie qui dépend de troubles utérins demande un traitement local approprié; liée à la ménopause elle réclame surtout les laxatifs et les antispasmodiques. Si les troubles digestifs sont la cause des troubles cardiaques, le traitement comprendra un régime sévèrement réglé, et des prescriptions variables pour combattre la flatulence, la dilatation stomacale, la gastralgie, la dyspepsie acide ou l'hypochlorhydrie. Lorsque la tachycardie dépend d'une maladie organique du cœur, le traitement est celui qui convient à la cardiopathie qui l'a fait naître. On peut y joindre l'usage des sédatifs du cœur, les bromures, la valériane et les toniques généraux. On a dit que les bromures de calcium et de strontium étaient indiqués dans les troubles rythmiques du cœur d'origine génitale et gastrique, tandis que les bromures de sodium et de potassium affaibliraient tout le système nervo-moteur et surtout celui de l'estomac. L'expérience n'a pas établi encore cette affirmation; toutefois, si on a recours à ces deux bromures de calcium et de strontium, on les donnera à la dose de 3 grammes, en trois doses par jour. Comme succédané de ces bromures, G. Sée emploie dans les tachycardies et les arythmies d'origine gastrique, l'extrait gras de cannabis indica, à la dose de 5 centigrammes par jour.

Contre la tachycardie de croissance avec hypertrophie du cœur, on peut recommander la vie active avec les exercices musculaires sagement réglés, lorsqu'il s'agit d'adolescents; chez les jeunes filles, au contraire, des exercices très modérés et l'absence de toute fatigue physique et morale; les toniques et les préparations phosphatées sont également indiqués dans les deux cas. Si l'accélération des battements du cœur est due à l'état de nervosisme, l'hydrothérapie, les bromures, l'éther, sont les moyens que l'on choisira.

La *tachycardie essentielle paroxystique*, qui paraît être une névrose bulbaire et spinale, doit être traitée pendant l'accès et dans l'intervalle de celui-ci. Pendant l'accès de tachycardie, le malade doit être soumis au repos physique et moral, il sera couché de préférence sur le côté droit et la tête basse pour éviter une syncope possible. La médication interne est infidèle; la digitale, la valériane, le veratrum viride n'ont fourni que des résultats médiocres, et l'antipyrine proposée n'a donné que des succès incertains. Les agents qui semblent avoir procuré une sédation réelle des accidents, sont la belladone et surtout la morphine. Le traitement comprend encore des moyens locaux qui se résument en révulsifs [ventouses scarifiées, pointes de feu, stypage et réfrigération (sac de glace)] sur la région précordiale. Les badigeonnages iodés, les pulvérisations d'éther sur la colonne vertébrale complètent le traitement.

L'électrisation faradique des pneumogastriques et la compression des artères carotides ont été préconisées également (Oliver).

Dans l'intervalle des accès, le calme, le repos absolu, l'absence de toute préoccupation morale ou de tout effort physique sont indiqués absolument; d'un autre côté, on proscrira tout ce qui est susceptible d'exciter le cœur : tabac, café, alcool. L'arsenic paraît modifier l'état général d'une façon heureuse; quant à la diminution de la tension, si fréquente dans la maladie, elle sera combattue par la noix vomique et par l'association de la quinine et de l'ergotine (Huchard).

Contre les accidents cardiaques et la tachycardie de la maladie de Basedow, on a proposé divers moyens : le bromure de potassium, qui produit presque toujours une sédation assez marquée; à l'étranger, quelques médecins ont proposé le bromure de zinc (Hammond). La digitale a été recommandée très vivement par Trousseau, mais son action paraît plutôt nuisible qu'utile, au début et pendant la période d'état de la maladie; en effet, elle diminue à peine le nombre des pulsations et augmente fâcheusement la tension artérielle, d'où accroissement de travail pour le cœur; mais, plus tard, lorsqu'il survient des phases temporaires d'affaiblissement du cœur, de même que dans les accès d'asystolie passagère qui surviennent parfois (Debove, 1880) dans le cours du goître exophthalmique, ainsi que dans l'asystolie finale, la digitale peut rendre de réels services. Dans la période d'état, il est préférable de recourir à un dépresseur de la tension vasculaire, à l'aconit, par exemple, ou encore à la vératrine employée par Aran dans quelques circonstances. On pourrait recommander particulièrement la vératrine et surtout la teinture alcoolique de veratrum viride, qui, agissant comme la digitale, ralentirait les battements cardiaques, mais n'augmenterait pas, comme celle-ci, la tension vasculaire d'une façon exagérée, et posséderait, en plus, une action plus soutenue. G. Sée prescrit la teinture de veratrum viride (*helleborus americanus*) à la dose de 10, 15 et 20 gouttes, prise par doses fractionnées dans la journée, et cela pendant plusieurs mois. Sous cette influence, il a vu guérir définitivement trois malades ; plus récemment, avec ce même agent, Guyot a obtenu un beau succès.

Traitement du pouls lent permanent.

Adams, médecin de l'hôpital de Dublin, et Stokes ont décrit une affection grave : le pouls lent permanent appelé encore *Maladie de Stokes-Adams*, véritable bradycardie caractérisée par un ralentissement considérable et permanent du pouls (30, 20 et même 8 à 10 pulsations par minute) et par certains phénomènes paroxystiques contingents : syncopes, attaques épileptiformes, dans l'intervalle desquelles on a noté quelquefois de la stupeur, de la perte de la mémoire, et certaines perturbations intellectuelles.

La maladie survient, en général, à un âge avancé, coïncide quelquefois avec des lésions organiques du cœur ; mais, le plus souvent, le cœur reste sain et ne présente que des lésions banales dues à la sénilité ; elle a pu survenir quelquefois à la suite de la syphilis, des traumatismes cérébraux, des coups ou des contusions de la région stomacale (Potain), enfin après certaines affections du larynx. La maladie s'accompagne de troubles nerveux graves : des vertiges, des étourdissements, des attaques syncopales, apoplectiformes, enfin des accès épileptiformes. On observe encore des vomissements et de la dyspnée d'origine bulbaire. Cette affection, quoique persistant pendant de longues années, est fort grave et se termine par la mort, soit à la suite de syncope, d'attaque comateuse ou épileptiforme. Ainsi qu'il résulte des recherches de Charcot et d'Hutchinson, confirmatives de celles de Stokes, la maladie a une origine bulbaire (traumatisme, anémie, compression etc.); c'est du moins à la participation du bulbe qu'il faut rapporter le ralentissement du pouls, ce phénomène ayant été observé dans des traumatismes cérébraux d'origine expérimentale pratiqués par Duret (1878). Quant aux attaques épileptiformes, on a pu les rapporter souvent à des troubles urémiques secondaires.

Quoi qu'il en soit, la maladie de Stokes-Adams ne pardonne point, et la thérapeutique est jusqu'ici absolument désarmée en face d'elle. Le clinicien devra se borner à une intervention toute palliative. Pour atténuer les attaques syncopales, on aura recours aux inhalations de nitrite d'amyle ou d'iodure d'éthyle. La noix vomique, la strychnine, la trinitrine ont été quelquefois utiles, surtout les deux premières; quant aux crises épileptiformes et aux accès de dyspnée, accompagnés parfois de rythme de Cheyne-Stokes, leur origine souvent urémique les rend justiciables du régime lacté absolu. Ce dernier est d'autant plus indiqué que, chez certains malades, les troubles gastriques augmentent encore le ralentissement du pouls et qu'il est nécessaire de supprimer les réflexes gastriques, qui ont une importance si grande sur l'évolution de la maladie.

Le ralentissement permanent du pouls, un des symptômes capitaux de l'affection, persiste quoi qu'on fasse; l'électricité, la caféine, conseillées par plusieurs auteurs, n'ont point donné de résultats nets; je dois dire cependant que dans un cas récent, que j'ai suivi durant plusieurs semaines à l'hôpital Tenon, la caféine a relevé le pouls d'une façon très appréciable. G. Sée a proposé l'atropine et aurait vu, sous son action, les pulsations tripler de fréquence. A la période asystolique, la digitale et la caféine ont donné quelquefois une amélioration passagère.

Traitement de la syncope.

Le traitement de la syncope comporte nécessairement la connaissance de la cause qui l'a provoquée. Or l'étiologie de ce grave accident est très étendue. La syncope peut survenir par anémie profonde résultant d'une hémorrhagie abondante : saignée, blessures de guerre, traumatismes, accouchements, hémorrhagies internes, hémorrhoïdes, etc.; de même dans la convalescence d'une maladie longue et débilitante : telle est par exemple la syncope qui arrive dans la fièvre typhoïde, la première fois que le malade quitte son lit. C'est encore par anémie, suite du déplacement rapide d'une masse sanguine notable, que la syncope survient après l'évacuation trop rapide d'une ascite, d'un épanchement pleural ou après un accouchement trop brusquement terminé.

La syncope est une complication redoutable des maladies du cœur; on peut l'observer toutes les fois qu'un obstacle se présente contre le bon fonctionnement du cœur : telles sont surtout la péricardite, les affections aortiques, la rupture du cœur, dans laquelle l'hémopéricarde comprime fortement le muscle cardiaque. Signalons encore toutes les myocardites (maladies infectieuses, fièvre typhoïde, etc.), la sclérose cardiaque et la dégénérescence graisseuse. Viennent ensuite les causes nombreuses agissant sur le système nerveux : les impressions sensorielles, la vue du sang, d'objets, d'animaux produisant une impression d'horreur vive et soudaine (reptiles), le toucher de certains objets répulsifs, ou encore certaines odeurs. Il faut signaler encore les syncopes émotives : le coït, la peur, la colère, la joie excessive, les douleurs suraiguës, les coliques hépatiques et néphrétiques, le traumatisme violent à l'épigastre.

La syncope peut se montrer encore dans le cours de certaines affections des centres nerveux : la paralysie glosso-labio-laryngée, la sclérose latérale amyotrophique, au moment de l'envahissement de la région des noyaux du nerf pneumogastrique; de même dans la maladie de Stokes-Adams où la région bulbaire est intéressée.

Enfin la syncope peut naître encore sous l'influence d'un germe infectieux agissant sur le bulbe : accès pernicieux de l'impaludisme, grippe, etc., ou par le fait d'intoxication par les agents médicamenteux : digitale, aconit, vératrine, muscarine, les anesthésiques, le chloroforme, l'éther, le bromure d'éthyle.

La syncope étant due « à la cessation momentanée des fonctions cérébrales par suite de l'interruption de l'arrivée du sang artériel dans le cerveau » (Cl. Bernard), il résulte que, pour combattre la syncope, il faut favoriser l'afflux du sang vers le cerveau, en plaçant brusquement le malade à l'air frais dans le décubitus dorsal, la tête plus basse que le corps et les membres inférieurs un peu relevés. La poitrine et le cou seront débarrassés de toutes les entraves : corsets, ceintures, cols, cravates, et le patient sera soumis aux frictions excitantes, irritantes même : vinaigre, térébenthine, eau de Cologne, alcool camphré, liniment ammoniacal, ou encore aux lavements salés ou vinaigrés. On y joindra des aspersions d'eau froide sur la face, les tempes, la région épigastrique. On pourra encore frotter vigoureusement la paume des mains, la plante des pieds, et on excitera la muqueuse nasale et le fond de la gorge par une barbe de plume.

Si la syncope est le résultat d'une hémorrhagie très abondante, la compression de l'aorte, la ligature des membres, la bande d'Esmarch, les injections sous-cutanées d'ergotine et même la transfusion du sang seront employées souvent avec succès. Enfin le traitement pourra se compléter par la respiration artificielle, l'insufflation de bouche à bouche, et aussi par les tractions rythmées de la langue avec une pince hémostatique suivant la méthode de Laborde (1893). Celles-ci ont donné d'excellents résultats dans les syncopes chloroformiques.

Dès que le malade est revenu à lui, ce n'est que progressivement qu'on lui permettra de prendre la position assise et de faire quelques mouvements; si on ne prenait cette précaution, le malade pourrait être exposé à une nouvelle syncope peut-être mortelle; certains auteurs conseillent encore de faire boire au malade un verre d'eau fraîche; cette pratique empirique ne paraît point mauvaise.

Grisolle a prétendu que, outre l'asphyxie par submersion, les noyés pouvaient encore périr par syncope; cependant si elle se produit, c'est plutôt une circonstance heureuse, car, le cœur cessant de battre et la respiration se suspendant, les phénomènes d'asphyxie sont retardés ou n'ont pas lieu. Dans ces cas complexes, pour ramener le noyé à la vie, on essaiera, en plus des moyens stimulants généraux, le procédé de Marshal-Hall et de Sylvester qui consiste à exercer des pressions rythmiques à la base de la poitrine, et en même temps à élever et à abaisser alternativement les membres supérieurs. On pourra encore recourir au procédé de Laborde, dans le but de provoquer le réveil du réflexe respiratoire. Cependant il ne faut pas oublier que ces moyens s'adressent plutôt à l'asphyxie par immersion qu'à l'état syncopal lui-même.

Traitement de la cyanose.

La cyanose ou maladie bleue est liée à des malformations congénitales du cœur ou à des anomalies dans la disposition et le calibre des troncs artériels ; par cela même, le traitement de cette maladie doit se borner aux seules médications symptomatiques.

Les malades doivent éviter les fatigues, les efforts prolongés, les émotions vives, les repas copieux : bref, tout ce qui peut être une cause d'excitation cardiaque. Dans le cours de la maladie, les accès de suffocation ne sont point rares : le repos complet est alors indiqué ; on aurait recours encore, suivant les cas particuliers, à la valériane, à l'opium, à l'acide cyanhydrique, et aux inhalations d'oxygène (A. Petit).

La dilatation aiguë du cœur et la gêne à la circulation de retour pourront trouver quelquefois un soulagement momentané dans la saignée et dans l'emploi des diurétiques et des drastiques ; plus tard, les accidents asystoliques seront combattus par la digitale, et ceux de parésie cardiaque par la caféine, les injections d'éther.

Traitement des accidents gravido-cardiaques.

Il a été indiqué avec grand soin par Peter. Ces accidents, nous l'avons vu déjà, reconnaissent pour cause : 1° l'augmentation physiologique de la masse du sang pendant la grossesse ; 2° l'hypertrophie du ventricule gauche consécutive à celle-ci. Cette dernière a pour conséquence, dans le cas d'insuffisance mitrale, par exemple, d'augmenter à chaque systole le courant rétrograde du sang, du ventricule dans l'oreillette gauche ; peu à peu, il s'établit de proche en proche une stase sanguine dans tout le système de la circulation pulmonaire ; d'où, « pléthore pulmonaire morbide récurrente s'ajoutant à la pléthore physiologique de la grossesse ». De là des accidents graves : hémoptysies gravidiques, congestion pulmonaire suraiguë, catarrhe suffocant, pouvant mettre en danger la vie de la mère et celle de l'enfant. Que faire en pareil cas ?

Pratiquer d'abord une large déplétion veineuse par une saignée copieuse, complétée par des révulsifs énergiques sur le thorax : ventouses sèches en grande quantité, cataplasmes sinapisés, etc. ; puis, si la dyspnée est extrême, prescrire après la saignée un vomitif énergique, sans craindre de provoquer des secousses et des efforts musculaires préjudiciables à l'état de gravidité de l'utérus.

Mais ces moyens peuvent cependant rester insuffisants, et si les accidents pulmonaires sont devenus très intenses, il se produit un avortement spontané, véritable « délivrance cardiaque » qui sauve souvent la femme. Dès lors, il y aurait lieu, souvent, de ne pas attendre trop longtemps et d'imiter la nature : quand les accidents deviennent périlleux, il faut « songer à l'accouchement artificiel, le proposer et le pratiquer ».

Dans une leçon récente, Tarnier (1894) a confirmé cette manière de voir; à cette question : Doit-on provoquer l'accouchement dans les cas d'asystolie menaçante et rebelle à tout traitement? il répond affirmativement. Sans doute, l'accouchement prématuré présente de redoutables éventualités, mais à tout prendre, il offre moins de dangers de mort que l'accouchement à terme.

CINQUIÈME PARTIE

TRAITEMENT DES MALADIES DE L'AORTE

Traitement des aortites.

Au point de vue clinique, les aortites sont divisées en *aortite aiguë* et en *aortite chronique*.

1° Aortite aiguë. — Elle est presque toujours consécutive à l'aortite chronique, ou plutôt les altérations préétablies de l'aorte la prédisposent à des poussées aiguës phlegmasiques, dont la cause occasionnelle est ordinairement d'origine infectieuse ou toxique.

L'aortite aiguë a été observée dans le cours de la variole (Brouardel), de la fièvre typhoïde, de la scarlatine et du rhumatisme articulaire aigu et quelquefois dans la rougeole. La tuberculose a été regardée également comme une cause d'aortite; le cas cependant ne paraît pas fréquent.

Il existe, en outre, une autre classe d'aortite aiguë, dite *primitive*, dont l'étiologie est très obscure. En dehors du traumatisme, de la grossesse et du surmenage, elle paraît succéder encore aux causes qui produisent habituellement l'athérome et l'artériosclérose : arthritis, goutte, diabète, etc. C'est une affection assez rare, peut-être moins cependant qu'on le prétend, car ses caractères cliniques sont silencieux et latents, et l'affection a besoin d'être dépistée.

Dès qu'elle est constituée, l'aortite aiguë, presque toujours apyrétique, est caractérisée surtout par deux troubles fonctionnels graves : de l'anxiété respiratoire angoissante, et de la constriction retro-sternale sous forme de crises qui peuvent simuler parfois les caractères de l'angine de poitrine : mais celle-ci s'en distingue, en ce que le calme renaît après que la crise est terminée, alors que, dans l'aortite aiguë, l'angoisse dyspnéique persiste après chaque accès. De la toux, des vomissements assez fréquents, de la dysphagie légère caractérisent encore cliniquement l'aortite aiguë. Au point de vue des signes physiques, la maladie fait reconnaître des signes d'hypertrophie et d'impulsion du cœur, dont les bruits cependant, et surtout le bruit diastolique, sont généralement sourds et éteints; de plus, la percussion indique nettement que l'aorte est généralement dilatée d'une façon appréciable.

Le traitement de cette maladie doit être dirigé d'abord dans le but de calmer la douleur angoissante : on aura recours aux ventouses scarifiées, aux pointes de feu répétées, aux cataplasmes sinapisés suivis de frictions ou d'onctions calmantes chloroformées, aux vésicatoires. A l'intérieur, on aura recours à l'opium, à la belladone, ou mieux encore aux injections sous-cutanées de chlorhydrate de morphine et aux inhalations de nitrite d'amyle. La crise étant terminée, les malades seront soumis à la médication iodurée pendant un temps fort long, suivant la méthode que nous avons indiquée (voir p. 156).

Pendant le cours de la maladie, le cœur présente parfois des signes d'éréthisme qui seront calmés par les bromures, l'éther et le valérianate d'ammoniaque; au contraire, la détresse cardiaque et les phénomènes d'hyposystolie, qui marquent souvent les dernières périodes de l'affection, seront enrayés par la digitale ou mieux encore par la caféine.

2° **Aortite chronique.** — Lorsqu'elle est localisée à l'aorte seule, elle n'est, le plus souvent, que la conséquence d'une aortite aiguë guérie incomplètement et ayant laissé après elle des lésions localisées, indélébiles. Les causes qui en paraissent bien établies sont, avant tout, la syphilis (Fournier, Vallin) et l'impaludisme (Féréol, Lancereaux). On a invoqué encore la maladie de Bassedow : mais si la coïncidence des deux affections a été notée, il est souvent difficile de préciser nettement laquelle des deux maladies a ouvert le processus morbide. Dans d'autres cas, les lésions aortiques ne sont que la localisation vers l'aorte de lésions atteignant tout le système artériel, dont les causes peuvent être rattachées à l'athérome ou à l'artériosclérose.

La sénilité est une des causes les plus importantes; il faut ensuite signaler l'action de tous les agents qui, par leur introduction, produisent sur l'organisme une action irritante ou toxique. Ce sont, par exemple, le saturnisme, l'abus de la bonne chère, l'alcoolisme (Lancereaux refuse, il est vrai, toute influence à l'alcoolisme sur la genèse de l'aortite chronique), le tabagisme. Viennent ensuite les maladies diathésiques : le rhumatisme chronique, la goutte et le diabète; enfin le surmenage, soit par travail intellectuel, soit par exercice musculaire exagéré.

L'aortite chronique s'accuse par une série de troubles, tantôt très nets, tantôt absolument latents, que nous ne pouvons que rappeler ici très brièvement, avant d'indiquer le traitement qui convient à la maladie.

Les accidents qui marquent la première phase de l'affection sont variables. Le plus fréquent est la dyspnée intermittente à l'occasion des mouvements ou des efforts (dyspnée d'effort), et qui diminue au repos ou cesse même tout à fait. Quelquefois les troubles respiratoires présentent la forme de véritables crises d'orthopnée, principalement la nuit, ressemblant un peu à l'asthme, mais en différant par l'absence d'expectoration critique à la fin de la crise. Cette dyspnée, accompagnée quelquefois de toux sèche un peu quinteuse, marche souvent de pair avec une sensation de gêne douloureuse ou de pesanteur dans la région rétro-sternale ou entre les deux épaules et remontant un peu vers le cou; ce sont là les *accès pseudo-angineux* (Bucquoy), mais on peut aussi constater des crises d'angine de poitrine vraie avec ses caractères habituels. Enfin on rencontre aussi des troubles de la circulation cérébrale assez importants : le vertige, les bourdonnements d'oreille et même les menaces de syncope.

Les signes physiques consistent surtout dans un pouls dur, brusque, avec bondissement très marqué des artères de la région cervicale et des signes fréquents de dilatation de la crosse aortique (soulèvement de l'artère sous-clavière droite, augmentation de la matité aortique rétro-sternale, convexité de la crosse accessible au toucher, en arrière de la fourchette sternale, etc.).

L'auscultation est fort variable; on trouve assez souvent, au foyer des bruits aortiques, un souffle systolique, indice de la présence de rugosités et de rétrécissement relatif de l'orifice aortique : quelquefois il existe aussi un souffle diastolique d'insuffisance des sigmoïdes aortiques. Ces derniers peuvent manquer et on ne trouve le plus souvent qu'un éclat tympanique, d'ailleurs tout particulier, du bruit diastolique, comparé très justement à un bruit de tôle (Peter).

L'aortite chronique, dont le pronostic est grave, présente une évolution lente et peut persister durant plusieurs années, présentant des périodes d'amélioration et d'aggravation ; on pourrait noter parfois dans le premier cas, d'après Potain, la disparition plus ou moins complète des troubles fonctionnels, alors que les signes physiques n'auraient point changé. Quoi qu'il en soit, la maladie peut se compliquer d'affections habituellement liées à l'artériosclérose : néphrite interstitielle ou myocardite scléreuse, ou encore de phénomènes graves du côté des voies respiratoires : congestion pulmonaire, œdème aigu du poumon (Andral), hémoptysies, apoplexie pulmonaire, avec ou sans pleurésie consécutive. La mort peut survenir encore à la suite d'une attaque d'angine de poitrine.

Contre une affection de si longue durée, et d'un pronostic si sévère, le traitement consiste avant tout dans une hygiène rigoureuse et un régime alimentaire sur lesquels nous sommes déjà revenu plusieurs fois. Les boissons excitantes, le thé, le café, l'alcool, les liqueurs, les vins mousseux, les mets épicés et les aliments trop azotés sont proscrits de la table du malade; le tabac est interdit d'une façon absolue. Les laitages, les œufs, les légumes, les herbes cuites, les viandes blanches très cuites, les poissons bouillis (à condition qu'il n'y ait point d'albumine dans les urines), les fruits, l'eau pure aux repas ou additionnée d'un peu de vin blanc léger, voilà le régime alimentaire auquel devront s'astreindre les malades.

La vie à la campagne, au grand air, dans un climat tempéré, à l'abri des vents et des perturbations atmosphériques, sera excellente pour les aortiques qui éviteront, d'autre part, la fatigue musculaire et le travail intellectuel assidu. Des marches et des promenades graduées sur un terrain plat et peu montueux, des frictions sèches ou aromatiques sur les membres et sur le rachis, des repas peu copieux et réguliers, la surveillance la plus rigoureuse des fonctions digestives, la régularité des garde-robes, voilà en quelques mots le *modus vivendi* des malades atteints d'aortite chronique. Il va sans dire que l'absence de toute préoccupation et de tout souci d'ordre moral est nécessaire pour la réussite du traitement.

Quant aux agents médicamenteux, c'est à la médication iodurée qu'il faut s'adresser. Les iodures et surtout l'iodure de sodium, seul ou associé à l'arséniate de soude ou à une faible quantité d'opium, sera prescrit sans se lasser pendant plusieurs années consécutives, avec intervalles de repos réguliers. On le prescrira sous une des formes indiquées précédemment.

Les complications qui peuvent survenir dans le cours de cette affection si longue réclament une médication spéciale pour chacune d'elles : congestion pulmonaire, œdème aigu du poumon, pleurésie, etc.

Traitement des anévrysmes de l'aorte.

En face de la gravité des anévrysmes de l'aorte et de leur évolution pour ainsi dire fatale (1), le traite-

(1) On a cité cependant quelques cas de guérison totale d'anévrysme de l'aorte : Hodgson ; Thorens, *Soc. anat.*, 1873.

ment ne peut guère être que palliatif et se borner à combattre les symptômes et les accidents graves, qui peuvent survenir dans le cours de leur longue évolution. Cependant, frappés de la guérison spontanée (bien rare, il est vrai) de certains anévrysmes par la formation de caillots dans le sac anévrysmal, plusieurs auteurs ont proposé certaines méthodes capables d'imiter la nature et de produire dans la cavité artérielle des caillots oblitérants.

a) **Méthode d'Albertini et de Valsalva.** — C'est la plus ancienne de toutes. Elle se proposait par l'association d'un régime très sévère, du repos absolu au lit pendant 40 jours en moyenne, et par l'usage de saignées copieuses plus ou moins répétées, d'amener le malade à une sorte d'état de cachexie artificielle, susceptible de provoquer le ralentissement circulatoire et la coagulation de la fibrine, par le mécanisme désigné autrefois sous le nom d'inopexie. Le malade, soumis à une diète presque complète, ou plus exactement à « un régime tellement sévère qu'il ne prend d'aliment que juste autant qu'il en faut pour soutenir la vie » (125 grammes d'aliments et 250 grammes d'eau par jour), ne tardait pas, épuisé encore par des saignées abondantes, à présenter un amaigrissement considérable, au point d'être à peine capable de mouvement. Valsalva aurait remporté un succès complet avec cette méthode, et plus tard il en aurait été de même pour Corvisart, Pelletan, Chomel et d'autres, et notamment pour Hope qui n'hésitait pas à pratiquer pendant seize jours une saignée quotidienne de 300 grammes environ. Mais ce système de saignées copieuses et répétées, loin de ralentir la circulation, ne fait au contraire que l'accélérer; c'est pourquoi ce traitement trop rigoureux fut amendé dans la suite par plusieurs auteurs. Kirby, puis Stokes conseillaient le régime fortifiant, avec réduction des liquides, et espéraient augmenter la plasticité du sang par une alimentation généreuse. Waters (1856) relate un succès par l'application mitigée de la méthode de Valsalva : le malade fut condamné au repos absolu au lit, dans le décubitus dorsal, durant un mois ; son régime alimentaire consistait en sept onces de pain (214 gr. 158), 3 onces de viande et 8 onces de liquide (245 grammes environ) ; il pouvait sucer quelques morceaux de glace et fumer une pipe de tabac. Cette façon de faire a été suivie encore récemment par d'autres médecins anglais : Tuffnell et Douglas Powell (1889). Le premier auteur supprime les saignées, mais prescrit le repos absolu : il réduit le régime alimentaire et restreint au minimum la quantité des boissons. Il tolère : pain et beurre 60 grammes, lait 60 grammes pour le déjeuner. Le dîner se compose de 90 grammes de viande, de la même quantité de pain et de pommes de terre : vin de Bordeaux coupé d'eau 120 grammes ; enfin pour le souper : 60 grammes de pain et beurre, et 60 grammes de thé. Simpson proscrit absolument le vin et le remplace par du lait. Douglas Powell adopte aussi le traitement de Tuffnell : repos abs 300 grammes d'aliments solides et surtout de substances grasses, qui jouiraient de propriétés coagulantes particulières, et 240 grammes de liquide, pu des laxatifs répétés et des calmants ; le tout sera suivi durant trois à six mois. Ce régime, associé à l'iodure de potassium, a donné d'excellents résultats entre les mains de Broadbent.

Le traitement de Valsalva est maintenant complètement abandonné en France ; il a été parfaitement apprécié par Grisolle (*Trait. de Path. int.*, t. II, p. 207, 9e édit. 1869). « Ce traitement presque barbare, dit-il, qu'il faut continuer des mois et même des années, répugne au médecin comme au malade, et rarement il est permis de l'employer jusqu'au bout. D'ailleurs, je ne pense pas qu'il ait jamais guéri personne, et souvent il a hâté la mort, aussi croyons-nous qu'il est prudent de s'en abstenir. »

La *glace* (Goupil) en application locale, durant des semaines et même des mois, n'a donné aucun résultat, elle paraît même assez mal supportée par certains malades.

b) **Médication interne.** — Les médicaments employés ou plutôt proposés sont assez nombreux : l'*acétate de plomb* (Dupuytren, Laënnec, Bertin), à la dose de 15 centigrammes à 1 gramme, puis l'alun, la grande consoude mélangée à l'eau de Rabel et le sirop de coings (Pelletan). On leur prêtait une action coagulante du sang qui n'a pas été établie, aussi sont-ils maintenant abandonnés de tous. Les injections sous-cutanées d'*ergotine* (Langenbeck) sont restées sans résultat. On a proposé encore la *digitale*, dans le but de ralentir les battements de la poche, et favoriser par cette action la coagulation du sang, mais on a fait remarquer avec raison que la digitale ainsi que l'ergot de seigle, proposé également, élèvent la tension artérielle. Or, sous l'influence de la digitale, on augmente l'énergie de la force contractile du cœur et, en accroissant la tension artérielle, on favorise la rupture de la poche anévrysmale. C'est donc une médication à réserver ; cependant, si on cherche à diminuer l'énergie des battements du cœur, on pourrait donner l'aconitine ou la vératrine (Mohamed). Dans le traitement des anévrysmes de l'aorte, l'indication principale est, au contraire, de diminuer la tension artérielle. Dans ce but, Mohamed (*Brit. Med. Journal*, 1878) propose un régime peu azoté, des purgations répétées, et des transpirations provoquées par les bains d'air chaud, et même le jaborandi. Nous avons déjà dit que ces derniers moyens ne pouvaient être employés qu'avec la plus grande réserve. Il propose encore le nitrite d'amyle et le chloroforme qui agiraient en relâchant la tunique musculaire des artères, diminueraient leur plénitude et par suite donneraient plus d'espace pour le sang qu'elles contiennent.

Mais de tous les médicaments prescrits dans le traitement des anévrysmes de l'aorte, le seul qui jusqu'ici ait donné des résultats réels et durables est l'*iodure de potassium*. Proposé d'abord par Bouillaud dès 1859, il a été surtout mis en œuvre par Chuckerbutty, médecin à l'hôpital du collège de Calcutta (1862), qui obtenait d'excellents résultats en donnant 25 centigrammes d'iodure de potassium, trois fois par jour, à ses malades. Plus tard, W. Balfour (1868 et 1872) a publié douze observations dans lesquelles l'iodure de potassium a fourni d'excellents résultats, de même Byrom Bramwell (1878) a vu deux malades qui, avec ce traitement, avaient éprouvé, à deux reprises différentes, une amélioration notable. En France, Potain a obtenu par ce moyen la guérison presque totale d'un anévrysme de la crosse de l'aorte. C. Paul, Dujardin-Beaumetz et Bucquoy ont cité, chacun de leur côté, des faits probants, considérablement améliorés par la médication iodurée. La preuve thérapeutique est donc faite, mais comment agit l'iodure de potassium en pareil cas? La réponse est difficile à donner et on a fait à ce sujet de nombreuses hypothèses. D'abord, comme il est incontestable qu'un assez grand nombre d'anévrysmes ont une origine syphilitique, on a prétendu expliquer ainsi le succès de l'iodure de potassium, mais cette origine spécifique ne peut s'appliquer à tous les cas. On a prétendu alors, avec Anderson et Balfour, que l'iodure agit en diminuant la pression artérielle dans la poche anévrysmale ; on a dit encore que l'iodure agit comme dépresseur de la circulation générale en abaissant la tension ; ou bien invoquant une action toute chimique de l'iodure, on a dit encore, avec Chuckerbutty et Grawitz, que cet agent produit la coagulation du sang dans la poche. Or, dans un cas de Balfour, le malade ayant succombé à une affection intercurrente, on ne trouva pas le sac oblitéré par des caillots, mais une rétraction considérable de la poche artérielle. Depuis, d'autres faits ont appuyé celui-ci ; il est donc probable que l'iodure de potassium ne possède aucune action coagulante, qu'il n'agit pas sur le contenu de la poche mais sur la paroi même de celle-ci ; cette opinion est soutenue également par Potain. De même, Dujardin-Beaumetz s'y rangerait volontiers, cependant il croit que l'iodure agit moins sur les anévrysmes avec poche véritable que sur les cas d'aortite avec dilatation du vaisseau.

Quoi qu'il en soit, les heureux effets de la médication iodurée, dans le traitement des anévrysmes de l'aorte, sont indiscutables. On donnera la préférence à l'iodure de sodium sur l'iodure de potassium pour les raisons que nous avons données déjà. La dose quotidienne sera de 60 centigrammes à un 1 gramme sans qu'il soit nécessaire, en général, d'atteindre les doses massives de 5 à 6 grammes prescrites par quelques auteurs, comme Dreschfeld et d'autres. Ces doses élevées provoquent des accidents gastro-intestinaux, sont mal tolérées et ne produisent point de résultats thérapeutiques meilleurs (Potain). Ce traitement sera continué pendant longtemps; bien plus, la rétrocession de l'anévrysme ne doit point faire suspendre définitivement la médication iodurée, car le malade reste encore soumis à des altérations ultérieures qui pourraient être graves. Pendant cette longue période de traitement, il faudra surveiller les effets du médicament, en observer la tolérance, et remédier aux accidents d'iodisme qui pourraient se produire.

Si la digitale ne doit être prescrite qu'avec la plus grande prudence, durant la période d'état, il n'en est plus de même dans les stades avancés de la maladie, lorsque se manifestent des signes d'asthénie cardio-vasculaire. A ce moment, la digitale trouve son indication de la même manière que dans les cardiopathies valvulaires en imminence d'asystolie.

C. **Traitement chirurgical.** — Il comprend des moyens nombreux de valeur diverse.

Compression. — La *compression* des artères, si utile dans le cas d'anévrysme des membres, est peu applicable aux anévrysmes de l'aorte thoracique, à moins qu'il y ait danger de rupture; dans ce cas on pourrait soutenir la paroi avec une lame métallique de plomb, par-dessus une bande de flanelle, comme l'a fait Pelletan, ou encore par application de plusieurs couches superposées de collodion. La compression cependant ne peut être employée qu'avec de grandes précautions, car, malgré quelques succès de Woirhaye, dans le traitement de l'anévrysme de l'aorte abdominale, on a observé des accidents sérieux en comprimant la tumeur : dans un cas de Tillaux (1873), le malade au moment de la compression fut frappé brusquement d'aphasie avec paralysie des membres supérieurs; ces accidents persistèrent durant une semaine.

Introduction de corps étrangers. — Acupuncture. C'est Velpeau qui, le premier (1830), eut l'idée d'introduire des corps étrangers dans les anévrysmes : il enfonça des aiguilles dans un anévrysme poplité et les y laissa durant huit jours. Le résultat d'ailleurs fut malheureux, et le malade mourut de gangrène après ligature de la fémorale rendue nécessaire par une hémorrhagie abondante. Plus tard, Moore (1864) substitua aux aiguilles des fils de fer : il introduisit, dans un cas d'anévrysme de l'aorte, une petite canule pointue et y fit passer des fils de fer doux. La tumeur diminua de volume, les battements disparurent en partie, mais le malade mourut cinq jours après; à l'autopsie, la poche était remplie par un coagulum fibrineux adhérant aux fils de fer. Plus tard encore, R. Dewis, de Philadelphie (1873), fit pénétrer 8 mètres de crin dans un anévrysme de l'artère sous-clavière. et constata que la tumeur avait diminué de volume, et un mois après, les battements avaient cessé dans la poche. La même année, en Italie, Montenovesi, après avoir fait une ponction capillaire dans la poche anévrysmale, introduisit un fin ressort de montre; la tumeur diminua de volume et ses battements furent moins amples; le malade mourut néanmoins le vingt-cinquième jour après l'opération.

En 1878, C. Paul introduit dans une tumeur anévrysmale une série d'aiguilles d'or, fines comme des cheveux (aiguilles japonaises), à la distance de 1 centimètre l'une de l'autre. Le passage à travers la peau n'est pas douloureux, et l'opération n'est suivie d'aucune sorte d'accident; cependant, quand on vient à traverser la poche, on provoque un peu de douleur qui cesse même avant qu'on ait retiré les aiguilles. Celles-ci furent laissées un quart d'heure en place. Ce qui se passa en pareille circonstance, ce ne fut point la formation de caillots passifs, mais sous l'influence de la piqûre, la poche subit une certaine inflammation, elle s'épaissit et on nota la production de caillots actifs. A chaque nouvelle acupuncture, on éprouvait une résistance plus grande à traverser la poche, et, à la fin, l'introduction était devenue impossible. Cette tentative fut suivie d'une opération du même genre due à Healt (1880), dans un anévrysme de l'artère sous-clavière; les aiguilles étaient assez grosses, et furent laissées quatre jours en place. La tumeur se solidifia et les battements disparurent.

Cependant, c'est à Baccelli (*Congr. Méd. int.*, Genève, 1877) qui, adoptant le procédé de Montenovesi avec les ressorts de montre, fit la première application de la méthode aux anévrysmes de l'aorte. Après avoir lavé la peau au savon et au sublimé, on introduit dans l'anévrysme, au moyen d'un fin trocart ou bien directement, un ressort de montre dont l'extrémité est terminée en pointe fine pour en faciliter la pénétration. Ses dimensions sont variables, sa longueur varie de 20 à 50 centimètres, et sa largeur de quelques millimètres. Dans un cas, Baccelli fit pénétrer une longueur totale de 1 m. 10 de ressort. Les deux malades traités de cette façon moururent quelques mois après l'opération, et on constata que des caillots s'étaient déposés autour de ces spirales. Cette opération est délicate, et presque toujours on est obligé de sectionner les derniers centimètres du ressort métallique ; il faut que celui-ci pénètre bien dans la poche, car sans cette condition, l'extrémité externe pourrait produire une petite ulcération.

On a remplacé le ressort de montre par d'autres corps étrangers, comme des fils d'argent (Hulke) ou des crins de Florence ; dans un cas, Lépine put introduire, avec une aiguille de Pravaz, 15 crins de Florence de 30 centimètres de long.

Malgré ces faits relativement assez nombreux, il faut reconnaître que les résultats ne sont guère encourageants, car, ainsi que l'a fait remarquer Verneuil à l'Académie de médecine, sur 34 observations connues, on relève 30 cas de mort survenue dans le courant de l'année même de l'opération.

Electropuncture. — L'application de l'électricité au traitement des anévrysmes, entrevue par Pravaz, a été mise en œuvre pour la première fois par Pétrequin, vers 1845 ; dans un cas d'anévrysme de l'artère temporale, il cherchait à obtenir la coagulation du sang en faisant passer un courant électrique par une aiguille plongée dans la tumeur. De même, Piedagnel (1849) plongea deux aiguilles dans un volumineux anévrysme de l'aorte, et fit passer un courant interrompu. Cependant, c'est Ciniselli, de Crémone (1846), qui a posé le premier les règles méthodiques de ce traitement appliqué aux anévrysmes aortiques. Elles s'appuient sur une série d'expériences entreprises par Strambio, établissant que les courants électriques ont une action marquée sur la formation des caillots sanguins, mais alors que les courants positifs amènent une coagulation rapide, les courants négatifs ne la produiraient pas.

Voici comment on procédera, en tenant compte des modifications apportées par Dujardin-Beaumetz

(1880) à la méthode de Ciniselli : on enfonce perpendiculairement dans la tumeur une série de petites aiguilles en acier, quatre à six environ, à la distance de 1 centimètre l'une de l'autre. Les aiguilles ont 7 centimètres de long sur 5 à 6 dixièmes de millimètre de diamètre.

La plaque métallique humide, représentant l'électrode négative, est appliquée sur la cuisse ou sur le bras, en ayant soin de l'humecter souvent, afin d'éviter la brûlure des téguments.

Puis on met en contact le pôle positif de l'appareil galvanique avec la première des aiguilles, et le circuit est ainsi fermé. Au bout de cinq minutes environ on déplace le courant, et la première aiguille, devenue oxydée, est mise en communication avec le pôle négatif, alors qu'on place le pôle positif sur l'aiguille voisine qui n'a pas été encore employée. D'après Ciniselli, par cette double application du courant, on favoriserait activement la coagulation, et de plus on éviterait la formation des escarres que détermine le courant positif autour de l'aiguille. Les aiguilles employées doivent être fines et en fer doux; en outre pour éviter l'action caustique du pôle positif, on les enveloppe d'un enduit protecteur à leur partie supérieure. On reconnaît qu'elles ont pénétré dans la tumeur à ce qu'elles sont soulevées d'une manière rythmique et isochrone aux systoles cardiaques. Ces aiguilles doivent être introduites lentement par pression et par un léger mouvement de rotation. Leur extraction est douloureuse, car elles ressortent souvent oxydées et raboteuses, et exposeraient à une rupture de la paroi avec hémorrhagie si on les retirait brusquement et sans précaution; on les enlèvera donc lentement en ayant soin de ne pas les ébranler, et de n'exercer aucune pression sur la tumeur. On recommande ensuite à l'opéré de rester le plus longtemps possible dans l'immobilité. Après l'opération, les piqûres déterminent parfois un peu de chaleur et d'inflammation dans la tumeur. On combattra ces ébauches d'artérite par des compresses d'eau boriquée fraîche et elles disparaissent rapidement. Cependant les battements de la tumeur deviennent moindres, celle-ci s'affaisse, et il se produit un retrait de la poche et une induration de son contenu. Plusieurs séances d'électropuncture sont nécessaires, elles devront être séparées par un intervalle d'un mois, en moyenne. Les aiguilles ne devront pas être replacées dans les mêmes points d'implantation pour ne pas déplacer le caillot déjà formé. Par cette méthode, on calme, dès les premières heures, la dyspnée et les crises douloureuses qui accompagnent généralement l'anévrysme (L. Robin, *th.* Paris 1880).

Ce traitement ne peut être appliqué à tous les cas, et d'après Ciniselli, il faut que l'anévrysme forme une poche véritable appendue à l'aorte et communique avec elle par un orifice variable. En outre plus l'anévrysme sera récent et petit, plus les chances de guérison seront grandes. Enfin le pronostic sera meilleur quand l'intégrité du cœur sera plus grande, l'état général du malade favorable, et l'âge peu avancé.

Telle est en quelques mots, la méthode de Ciniselli ; sur 38 cas d'opération d'électropuncture, dans 11 cas seulement l'opération n'a pas donné de résultats, dans 11 autres cas il y eut guérison temporaire durant depuis 4 ans, 27, 23 et 21 mois ou jusqu'à 6, 4, 1 mois seulement. Acceptée dans son intégrité en

Italie, en Angleterre (Anderson), en Allemagne (Fischer), elle a été employée en France par Dujardin-Beaumetz, par Proust, par Bucquoy et d'autres. Dujardin-Beaumetz a insisté beaucoup sur ce fait qu'Anderson avait déjà indiqué, que le courant négatif ne joue aucun rôle dans la formation du coagulum et que son action ne peut être que nuisible, car à l'extrémité de son aiguille il se produit un dégagement de gaz considérable, capable de passer dans le torrent sanguin pour aller former des embolies gazeuses, ou de s'accumuler dans la poche au risque de la faire éclater. C'est pourquoi un grand nombre d'auteurs sont d'avis de n'introduire dans la tumeur que le pôle positif seul, afin d'obtenir un caillot résistant et ferme.

Reste enfin une question très importante : Comment agit l'électricité dans le traitement de l'anévrysme? On semble aujourd'hui admettre que le courant électrique ne détermine pas directement la coagulation autour des aiguilles, car il se produirait, dans la suite, des embolies presque inévitables ; au contraire on peut croire plus justement, que l'électrolyse développe une inflammation de la paroi anévrysmale, point de départ d'une coagulation consécutive.

Quoi qu'il en soit, cette méthode, accueillie au début avec une grande faveur, n'a point répondu à toutes les espérances, et jusqu'ici la méthode de Ciniselli n'a fourni aucun cas de guérison absolue et définitive, et la médication iodurée longtemps prolongée, associée au régime, a donné des résultats plus satisfaisants; telle sera notre conclusion. L'électrolyse ne saurait cependant être condamnée à tout jamais, elle pourra, sans doute, rendre de réels services dans les anévrysmes de l'aorte superficiels et volumineux.

d) **Traitement des complications.** — Il est exclusivement symptomatique. On calmera la *douleur* par l'antipyrine, l'opium et mieux par les injections de chlorhydrate de morphine. Lorsque la tumeur exerce une forte pression sur la clavicule, on voit quelquefois la douleur cesser lorsqu'il se fait une subluxation de l'articulation sterno-claviculaire. Stokes (*loc. cit.*) se demande si on ne pourrait pas obtenir le même résultat, en diminuant la compression, par la section des ligaments qui unissent la clavicule et le sternum.

Le *spasme de la glotte* a été quelquefois noté dans le cours des anévrysmes de la crosse aortique, et a réclamé la trachéotomie.

Les *hémoptysies* céderont à l'emploi des astringents, de l'ergotine et des révulsifs cutanés.

La *tuberculose pulmonaire* qui coïncide avec l'anévrysme aortique dans la proportion de 23 pour 100 environ (Hanot), réclame la thérapeutique habituellement employée en pareil cas.

TABLE DES MATIÈRES

PREMIÈRE PARTIE

LES MÉDICAMENTS CARDIAQUES

I. TONIQUES DU CŒUR

II. MODÉRATEURS DU CŒUR

III. DÉPRESSEURS DE LA TENSION ARTÉRIELLE

IV. MÉDICAMENTS DIURÉTIQUES

V. MÉDICAMENTS CARDIAQUES NOUVEAUX OU ENCORE A L'ÉTUDE

DEUXIÈME PARTIE

HYGIÈNE DES CARDIAQUES

TROISIÈME PARTIE

THÉRAPEUTIQUE GÉNÉRALE DES MALADIES DU CŒUR

QUATRIÈME PARTIE

TRAITEMENT DES MALADIES DU CŒUR EN PARTICULIER

I. MALADIES ORGANIQUES

II. TROUBLES FONCTIONNELS

CINQUIÈME PARTIE

TRAITEMENT DES MALADIES DE L'AORTE

PARIS. — IMPRIMERIE F. LEVÉ, RUE CASSETTE, 17.

www.ingramcontent.com/pod-product-compliance
Ingram Content Group UK Ltd.
Pitfield, Milton Keynes, MK11 3LW, UK
UKHW012004240726
13965UKWH00001B/145

9 782012 859173